스테로이드 사용법

-요령과 함정-

Pitfalls & Knack

신흥메드싸이언스

스테로이드 사용법

-요령과 함정-

2008년 발행

지 은 이 : YUTAKA MIZUSHIMA
옮 긴 이 : 이 상 화
발 행 인 : 홍 성 혁
발 행 처 : **신흥메드싸이언스**
편　　집 : 박 혜 림
디 자 인 : 최 선 화

주　　소 : 서울시 영등포구 양평동3가 15-1번지
월드메르디앙 비즈센터 501호
등록번호 : 제318-2007-000077호
전　　화 : 02) 2165-8670~4
팩　　스 : 02) 2165-8675
홈페이지 : www.shmed.co.kr

I S B N : 978-89-90933-69-0　93510
정　　가 : 40,000원

스테로이드 사용법

-요령과 함정-

이 상 화 옮김

YUTAKA MIZUSHIMA

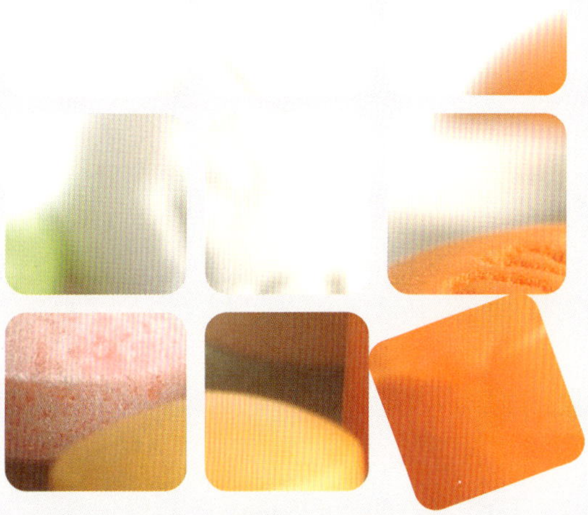

신흥메드싸이언스

역자 서문

스테로이드는 염증성질환 및 면역 질환에 극적인 효과를 보이면서 가장 중요한 약제 중 하나가 되었다. 그러나 부작용이 다방면에 걸쳐 있으며, 그 중에는 위중한 것이나 질병의 전체적인 경과에 악영향을 미치는 것도 있어 사용 시에 요령과 함정이 있다. 전신 투여에 비해 국소 투여의 경우는 비교적 문제가 적어 기관지 천식의 흡입요법, 피부 외용요법 등에 있어서는 스테로이드의 진가를 유감없이 발휘하고 있다.

이와 같이 스테로이드는 '양날의 칼'에 비유되는 만큼 임상가는 그 기초 임상을 숙지하고 사용하는 것이 중요하다. 본서는 단지 이론적으로만 말하는 것이 아니라, 많은 전문가들이 스테로이드를 어떻게 생각하며 임상에서 어떻게 사용하고 있는지 등을 말하고 있다.

본서는, 전반부는 「약리 작용 · 종류 · 제제」, 「적응증과 사용법」으로 구성되어 있다. 올바른 적응 예를 선택하여 사용하면 스테로이드의 효과를 높이고 부작용을 줄일 수가 있으므로 이러한 의미에서도 많은 참고가 될 것이다. 그리고 단지 류마티스 질환뿐만 아니라 여러 가지 내분비질환, 호흡기질환, 염증성 장염, 간질환, 심장질환, 악성 종양 그리고 스테로이드 보충요법 등에 대해서도 폭넓게 기술되어 있다.

「연구가 필요한 케이스」에서는, 특히 이 분야의 전문가가 자신의 경험을 기초로 기술하였기 때문에 임상에서 많은 도움이 될 것이다. 마지막으로 스테로이드 사용에 있어서 가장 주의해야 할 것이 「부작용과 대책」이며, 특히 많이 발생하는 골다공증에 대해서도 자세하게 기술되어 있다. 본서가 당장 내일부터의 진료에 충분히 도움이 되기를 바란다.

이 책을 번역하면서 많은 도움을 준 이화의대 가정의학과 의국원들과 (주)신흥메드싸이언스 출판사 관계자 여러분에게 심심한 감사를 보낸다.

2007년 11월

이 상 화

이상화 교수

학력
연세대학교 의과대학 의학과
연세대학교 대학원 의학과(석사)
연세대학교 대학원 의학과(박사)

경력
미국노인병학회 정회원
대한가정의학회 평의원
대한임상노인의학회 학술이사
대한노화방지연합회 이사
대한가정의학회 학술의원

1984. 3 ~ 1987. 2 세브란스병원 가정의학과 전공의
1990. 3 ~ 1992. 2 세브란스병원 가정의학교실 연구강사
1992. 3 ~ 1993. 6 강동카톨릭병원 가정의학과장
1993. 7 ~ 2001. 8 이대동대문병원 가정의학과장
2001. 9 ~ 2005. 2 이대목동병원 가정의학과 교수
2004. 2 ~ 2005. 2 캐나다 McGill(맥길) 의과대학 노인병센터 교환교수
2005. 2 ~ 현 재 이대목동병원 가정의학과장, 가정의학교실 주임교수 진료협력센터소장

저서 『가정의학』,『임상증례로 본 노인대학』,『임상노인학』,『노화방지의학』

Contents_

연구가 필요한 증례

부작용과 대책

약리 작용 · 종류 · 제제

1 스테로이드의 선택과 종류의 변경 – 효과와 이탈을 생각한 치료

많은 질환에서 대량으로 스테로이드요법을 실시하는 경우, 보통 프레드니솔론(PSL, 프레드닌)이 선택된다. 그러나 대량의 스테로이드 투여에도 불구하고 효과가 부족한 경우나 병이 다시 심해졌을 경우, 또 스테로이드를 증량해도 효과가 부족한 경우에 다른 스테로이드로 변경하여 효과를 보는 경우가 있다. 한편, 스테로이드를 중지하려고 하는 경우에는 투여법의 변경이나 다른 스테로이드로의 변경이 필요하게 된다.

스테로이드를 구분하여 사용한다

프레드니솔론은 코르티손 C1과 C2의 사이에 이중 결합을 넣어 항염증 효과를 약 5배로 증강시키고, 미네랄코르티코이드의 작용은 약간 약하게 한 것이다. 그 후, 여러 가지 경구 합성 스테로이드가 개발되었다. C6에 메틸기, C9에 불소, C16에 수산기 등이 도입되어 덱사메타손 등의 약제가 등장했다. 이러한 약제는 현재에도 사용되지만 그 사용의 구분은 각 임상가의 경험에 따라 차이가 있다. 프레드니솔론이 가장 널리 사용된다. 그러나 일부 환자에서는 항염증 · 면역 억제 효과를 충분히 얻지 못해, 다른 스테로이드로 변경함으로써 효과를 얻을 수 있던 예가 있다.

각 스테로이드에 대해 가장 고려해야 할 것은 생물학적 반감기와 혈장 중 반감기이다. 혈장 중 반감기는 각 약제 간에 200~300분으로 큰 차이는 없지만, 생물학적 반감기는 차이가 있다. 뇌하수체 억제 작용을 지표로 하는 생물학적 반감기는 히드로코르티손이 8~12시간, 중간형 프레드니솔론, 메틸프레드니솔론은 12~36시간, 트리암시놀론은 24~48시간, 덱사메타손, 베타메타손은 장시간 작용형으로 36~54시간이다. 또, 덱사메타손, 베타메타손은 수용체와 결합도 강하다. 따라서 프레드니솔론으로 효과가 불충분한 경우, 장시간 작용형의 동일한 생물학적 역가의 약제로 바꾸면 효과를 나타내는 경우가 있다. 프레드니솔론 투여로 혈중 코르티손이나 ACTH가 충분히 억제되지 않는 경우에 덱사메타손이나 베타메타손으로 바꾸는 것으로 뇌하수체 부신계 기능 억제 및 항염증 · 면역 억제 효과가 나타나는 경우가 있다. 예를 들어 PSL 50mg으로 효과가 없는 경우, 동등한 생물학적 역치의 베타메타손 8mg이나 덱사메타손 8mg으로 바꾸어 투여하는 것으로 효과를 나타내는 경우가 있다(1-1).

장시간 작용의 약제는 뇌하수체 부신계 기능의 억제가 강하다. 또, 지속이 길기 때문에 부작용도 일어나기 쉽다. 부작용에 대해 프레드니솔론은 코르티솔에 비해 염류 대사가 적고 고혈압, 심부전 등 부작용은 적다. 덱사메타손이나 트리암시놀론은 혈압 항진이나 정신 증상, 식욕 항진 등이 일어나기 어렵다.

각 스테로이드는 보통 1정 중에 히드로코르티손 20mg(성인 부신의 1일의 분비량에 해당)에 해당하는 용량을 함유하고 있지만 미량 조제를 목적으로 프레드니솔론 1mg정(錠)도 발매되고 있다. 1mg정의 함량은 작지만 정제의 크기가 크고, 색도 다르기 때문에 투여 변경 시 환자에게 설명해야 한다. 또, 히드로코르티손은 반감기가 짧아 쇼크 등에 사용되는 경우가 많지만 계속적으로 사용되는 경우는 적다.

스테로이드로부터의 이탈은 끈기 있게 천천히 시행한다

장기간 스테로이드요법을 받고 있던 환자에서는 원질환의 여하에 관계없이 스테로이드를 감량했을 경우에 다양한 증상이 나타나는 경우가 많다. 이 증상은 스테로이드 금단증후군이라 불린다. 주의 깊게 감량한 경우에서도 다소 경험된다. 그 주된 증상은 식욕부진, 졸음, 전신 권태, 구역 등인데 대부분은 일과성이다. 장기 스테로

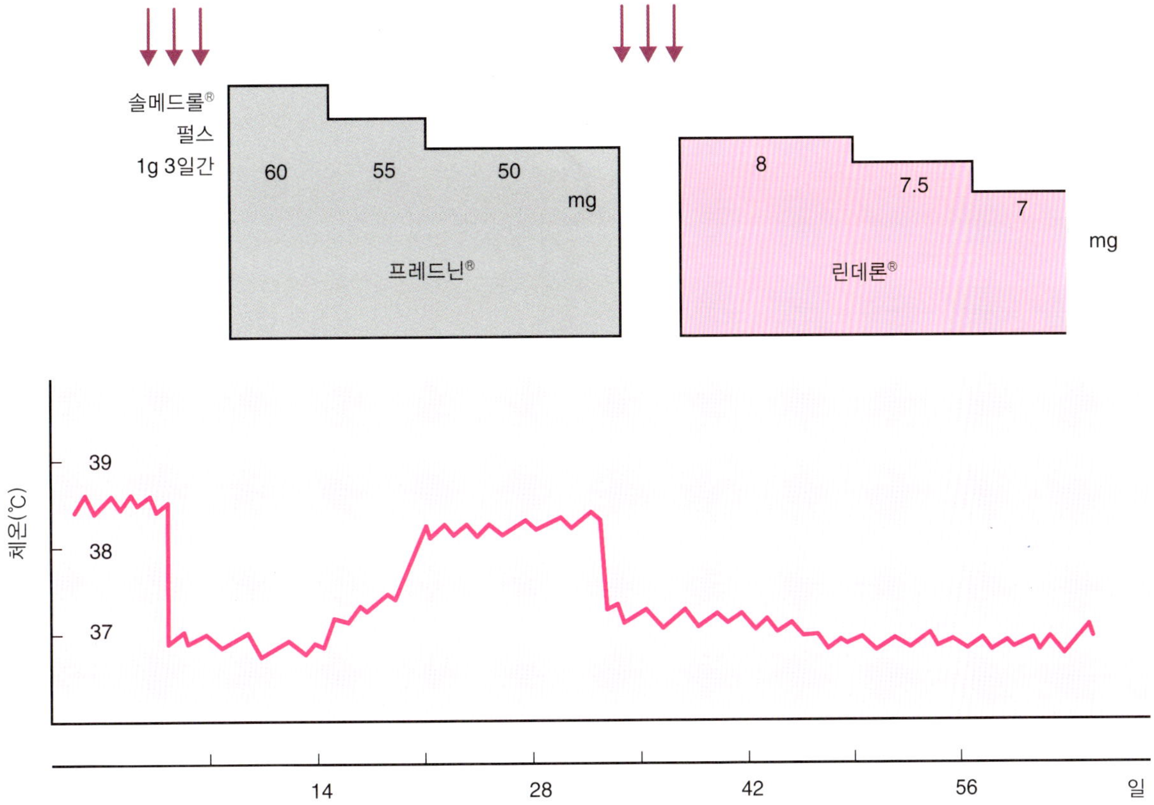

약품명	약제 역가	혈중 반감기(분)	생물학적 반감기(시간)
[단기간 작용형]			
히드로코르티손(코트릴®)	1	70	8~12
[중간형]			
프레드니솔론(프레드닌®)	4	150	12~36
메틸프레드니솔론(솔 메드롤®)	5	150	12~36
트리암시놀론(케나콜트-A®)	5	200	24~48
[장시간 작용형]			
베타메타손(린데론®)	25	200	36~54
덱사메타손(데카드론®)	25	200	36~54

1-1 발열을 수반한 SLE 증례
프레드닌® 효과는 불충분하고 린데론® 효과가 뚜렷한 증례

이드의 투여는 뇌하수체 부신계 기능 저하에 의해 내인성 코르티솔 분비 부전을 일으켜 상대적 호르몬 부족을 일으키고 있다. 스테로이드는 염증, 면역에 관여하는 병태의 억제를 하고 있기 때문에 스테로이드로부터의 이탈은 모든 질환에서 가능하다고는 할 수 없다. 병상이 안정되어 스테로이드를 중지했던 환자의 병이 다시 심해지는 일이 있다. 따라서 이탈은 신속하게, 끈기 있고 차분하게 실시해야 하는 것이다. 감량과 이탈도 증례에 따라 다르며 일정한 방식이 있는 것은 아니다.

스테로이드요법을 장기간 실시했을 경우, 감량은 천천히 소량씩, 이탈은 신중하게 실시해야 한다. 이탈한 후에도 정기적으로 경과 관찰을 충분히 실시해야 한다. 스테로이드를 수일에서 1주일 이내로 투여하면 그 양에 관계없이 부신 기능은 중지 후 수일 이내에 회복한다. 증상의 안정을 보면서 감량한다. 일반적으로 초기에 대량으로 투여하고 나서 감량해 나가는 경우에는 양이 많아도 상관없지만, 투여량이 소량이라면 역시 한 번에 소량씩 시간을 들여 감량하는 것이 원칙이다. 예를 들어 프레드니솔론 50mg까지는 한 번에 10mg 이상씩 감량하는 것이 가능하지만 50mg 정도부터는 5mg씩, 그리고 20~30mg에서는 2.5mg씩 감량하고, 10mg부터는 1mg씩 차츰 줄여간다. 1개월에 1mg씩 감량하면 1일 코르티솔 레벨도 거의 정상 수준으로 회복하는 경우도 있는데, 그 이하가 되면 점감해 투여해 나가는 사이에 부신 기능도 서서히 회복해 오고 이탈의 단계에서는 거의 정상적으로 회복한다. 즉 1일 5mg까지 감량할 수 있으면 부신 기능은 상당히 회복되고 있다고 말할 수 있다. 또, 1일 10mg을 2회로 나누어 투여하고 있는 증례보다 10mg를 1일 1회 투여하는 편이 뇌하수체 부신계는 더 잘 유지되고 있다. 한편, 장시간 작용형의 베타메타손은 같은 1정(0.5mg)은 동리가(同利價)의 프레드니솔론보다 활성은 나빠, 베타메타손 0.25mg이 프레드니솔론 5mg과 동등하다. 부신 기능을 지표로 서서히 감량해 이탈하는 것이 가능하다. 그 때, 단시간 작용형의 약제로 종류를 바꾸는 것, 아침 1회의 투여로 전환하는 것이 중요하다.

이탈 후에는 rapid ACTH 테스트로 부신기능의 회복을 확인

장기간 스테로이드 치료를 받은 환자가 스테로이드로부터의 이탈 후 뇌하수체 부신계 기능이 완전하게 정상화하기 위해서는 약 9개월이 필요하다. 이탈 후 처음 2개월에 ACTH 생성이 회복하고 혈중 ACTH 레벨도 기초치의 5배 정도로 상승한다. 그 ACTH의 작용을 받아 부신 기능이 회복된다고 하지만, 이것은 어디까지나 기초 분비 조절기구의 회복이다. 스트레스가 가해졌을 경우의 뇌하수체 부신계 기능의 회복은 여기에 한정되지 않고, 감염증이나 수술 등의 스트레스로 급성 부신 부전 유발의 가능성이 남아 있다. 이탈 후 1년간은 부신 부전의 가능성을 생각하여 대응해야 한다. 부신 기능 회복의 지표로서 혈중 코르티솔 치가 간편함 때문에 자주 이용되지만, 기초치는 일내 변동이 매우 뚜렷하고 격차가 있으므로 rapid ACTH 테스트를 실시해 부신 반응을 확인하는 것이 좋다.

[Endo Hitoshi]

2 스테로이드 분무제 사용 시 문제점 – 잘 사용할 수 있는가?

2005년 봄의 삼나무 꽃가루 비산은 전국적으로 많고, 환자의 중증도도 높은 경향을 나타냈다. 특히 3월 초순의 추위로 꽃가루 비산 개시가 늦추어져 단번에 꽃가루 비산이 피크를 맞아 중증도가 높아진 것으로 약물요법에 있어서의 치료제의 선택이 문제가 되었다. 삼나무 꽃가루 알레르기 증상의 정도는 환경에 존재하는 꽃가루의 양에 의해 규정된다. 그러나 연속적으로 꽃가루 비산이 생기면 코 점막의 과민성이나 불가역적 변화가 생기는 것이 알려져 있다. 간단하게 정리하면 꽃가루 알레르기에서는 초기 치료에 의해 시즌 중의 중증도가 급격하게 오르는 것을 막는 것이 중요하다. 또, 시즌에 접어들어도 가능한 한 시급하게 증상을 관해시켜 유지 치료로 이행하는 것이 목표가 된다. 이 점이 집 먼지를 대상으로 하는 통년성 알레르기비염과 크게 다르다.

본고에서는 삼나무 꽃가루 알레르기를 중심으로 스테로이드 치료, 그 중에서도 코 분무 스테로이드 사용의 요령과 함정을 논한다.

화분증(花粉症)에 있어서의 스테로이드의 범용성은 매우 높다

스테로이드는 염증에 대한 작용이 강하기 때문에 알레르기비염에 있어서의 범용성이 매우 높아, 경구나 국소 분무의 형태로 이용된다. 그러나 전신 투여에서 부작용이 비교적 쉽게 생기기 때문에, 계절성 알레르기비염에 있어서의 코 분무 스테로이드(국소 스테로이드)의 요구는 높다. 특히 항히스타민제에 저항하는 경향이 있는 코막힘에 대해, 연속 외용으로 뚜렷한 효과를 나타내는 것이 알려져 있다.

서양에 있어서의 몇 개의 플라세보 대조 이중 맹검법에 따른 꽃가루 알레르기를 대상으로 한 경구 항히스타민제와의 비교에서는, 4주간 투여에 의해 코 증상 점수를 의미 있게 낮추는 것이 알려져 있다(Berkowitz RB, et al : Allergy 1999 ; 54 : 64-69/ Selner CJ et al : Clin Ther 1995 ; 17 : 1099-11 09/ Graft D, et al : J Allergy Clin Immuno1 1996 ; 98 : 724-731).

역설적으로는 단기간 투여로 양자에 유의차가 없게 된다. 경험적으로는 국소 스테로이드의 즉효성은 일본 가이드라인에서도 나타나지 않았다. 따라서 국소 스테로이드의 꽃가루 알레르기에 대한 사용은 비산 시기(시즌 초기인가, 극기인가)가 포인트가 된다. 전자에서는 코 증상이 경증인 동안에 사용하기 시작하고, 그 밖의 약물은 불필요하지만 후자에서는 급속히 관해에 도입할 필요가 있으므로 많은 약제를 동시에 사용한다. 가장 많은 조합제는 경구 항히스타민제이다.

국소 스테로이드의 특징

스테로이드의 전신 투여에 의한 부작용은 감염성, 부신 기능 억제, 골다공증, 위궤양, 고혈압, 고지혈증 등이 알려져 있다. 꽃가루 비산 시기를 통한 경구 스테로이드의 투여는 위험하다. 만약 가능해도 3~4일의 연속 외용에 그쳐야 할 것이다. 국소 스테로이드는 전신적인 부작용의 빈도가 매우 낮아 사용하기 쉽다는 것이 인식되고 있다(Boner AL : J Allergy Clin Immunol 2001 : 108 ; S32-S39). 또, 항염증 작용이 강한 프로피온산 플루티카손, 프로피온산 베클로메타손, 플루니솔리드에서는 코막힘을 중심으로 한 코 증상 전반의 개선도는 높다.

한편, 국소 스테로이드 사용의 어려움은 현실적으로 존재하고 있다. 임상 현장에서는 다음과 같은 문제점이 있다.

① 스스로 분무기를 사용할 수 있는가 : 기법과 용법의 이해가 필요하다. 소아나 고령자에서는 눈앞에서 실제로 분무를 실시해 분무된 수증기의 확대나 강도를 실제로 느끼게 한다. 엄마 등 보조자가 필요한 경우

는 특히 주의한다. 분무할 때에는 호흡 방법(흡입)에 충분한 설명이 필요하다. 또, 사용에 따라 약액이 감소해, 분무압이 떨어지는 경우에는 그 뜻을 설명한다. 이러한 문제점을 극복하려면, 약제사나 간호사의 협력이 불가결하다. 특히 병원 외 처방에서는 세심한 설명을 할 수 있는 약제사와의 협조에 유의한다. 또, 꽃가루 비산 극기에는 환자가 많이 몰려, 충분한 설명, 동의, 납득이 이루어질 수 없는 경우가 있으므로 문서나 화상 등의 방법 고안에 유의해야 한다. 개인적으로는 스스로 분무기의 사용이 곤란한 환자나 아동에게는 처방을 피하고 있다.

② 정량으로 사용해야 효과가 있는 것을 설명한다. 이미 혈관 수축제 등 다른 분무제나 점비약을 사용하고 있던 환자에게는 정해진 용량 용법을 지킬 것을 설명한다. 효과 발현에는 수일에서 1주일 정도 걸리는 것을 이해시키는 일도 중요하다. 꽃가루 알레르기에서는 소정의 효과가 나타날 때까지 빼먹지 않고 연속 외용할 수 있는지가 포인트가 된다. 특히 1일 2회의 사용에 대해 충분한 설명이 필요하다. 횟수를 늘이면 효과가 오른다고 생각하는 증례도 자주 경험한다.

③ 분무할 때의 사용감이 문제 : 냄새나 자극이 신경이 쓰이지 않는가. 자극성, 특히 분무제의 자극에 의한 통증, 대량의 콧물이 나온다는 불평이 있다. 분무 시의 냄새가 싫고, 기분이 나쁘다는 등의 호소가 있다. 그 외의 사용감에서의 문제는 인두로 넘어가거나 전비공에 흐르는 것 등이 있다. 모두 충분한 설명과 확실한 증상 개선으로 없앨 수 있지만 순응도가 낮은 것의 원인이 되는 경우가 있어 진찰할 때 환자에게 물어 볼 필요가 있다.

실제 사용법의 주의

많이 사용되고 있는 수용성 국소 스테로이드 환자의 설명 포인트를 정리한다.

① 처음 개봉했을 때 약액이 분출할 때까지 허공에 대고 누른다.

② 사용 직전에 코를 푼다.

③ 용기를 잘 흔든다.

④ 얼굴을 약간 아래로 숙이고, 다른 한쪽의 코의 구멍을 막는다.

⑤ 분무하는 콧구멍에 용기를 확실히 고정할 수 있을 때까지 누른다.

⑥ 분무 후에는 고개를 뒤로 젖히고 천천히 코로 호흡한다.

연속 외용으로도 효과가 불충분한 경우 : 사용법을 준수하지 않은 경우 등

국소 스테로이드의 유효성은 70~80%에 달해, 임상평가는 높다. 비산량이 중간 정도이면 삼나무 꽃가루 알레르기에서도 1주일간의 연속 외용으로 효과가 나타난다. 그러나 치료에 저항하는 경우가 있는데, 최대의 이유는 앞서 말한 사용 방법이 준수되고 있지 않는 것이다. 다음으로 비중격 만곡증이나 고도의 점막 부종 때문에 분무가 충분히 이루어지지 않는 것을 들 수 있다. 이비인후과의 진찰에서는 쉽게 체크되지만, 비(鼻)내 소견이 충분히 파악되지 않는 시설에서 1주일 후의 청취는 필수이다.

사용법의 요령은 환자로부터 자세한 사용 상황을 듣는 것

사용법의 요령은 가능한 한 환자에게 자세한 사용 상황을 듣는 것이 제일이다. 가끔 환자가 필요 이상으로 분무를 바라거나 하면 부적절한 사용이 없는지 확인하는 것이 중요하다. 필자는 분무제를 점비했던 고령자를 경험한 적이 있다. 눈앞에서 실제로 사용하게 하는 것도 효과적이다. 반대로 환자가 작성한 알레르기 일기 등을 그대로 믿으면 전혀 사용하지 않고 있다는 것을 눈치 채지 못하는 경우도 있다. 전문의로서는 증례 마다 꽃가루 비산 수에 맞춘 복약 지도를 실시하는 것을 권장하고 있다.

[Takenaka Hiroshi]

3 기관지천식 환자에 있어서의 흡입 스테로이드요법의 포인트

스테로이드는 잘못 사용하지만 않으면 만병통치약

약리 작용과 종류

스테로이드는 잘못 사용하지만 않으면 만병통치약이라고 할 수 있다. 모든 병에 대해서 재빠르게 반응해, 뛰어난 효과를 나타낼 수 있다. 스테로이드는 세포막을 따라 핵내로 이행해 리포코르틴의 합성이나 NF-KB를 비활성화하여 뛰어난 항염증 · 항알레르기 작용을 나타낸다. 주된 약효로서 ① 항염증성 단백의 생산, ② 히스타민이나 류코트리엔 등의 화학매개체나 사이토카인의 유리를 억제, ③ 화학 매개체나 사이토카인의 작용을 수용하는 세포의 억제등을 들 수 있다. 그 종류에는 경구, 점적주입, 흡입 등이 있지만, 모두 그 항염증 효과의 크기에 따라 분류되어 구분하여 사용할 수 있다. 이전에는 항염증성 단백의 합성에 대체로 3시간 걸린다고 말해지고 있었지만, 현재는 nongenomic 작용으로 조기부터 효과가 나타난다고 알려져 있다.

경구 스테로이드

경구 스테로이드의 작용 발현은 임상적으로는 내복 후 약 1시간 정도에서 시작된다. 천식 증상이 새벽에 강한 것을 고려하면, 보다 소량으로 이 천식의 morning dip을 조절하려면 일반적인 아침 식사 후의 투여로는 효과 지속이 불충분하고, 다음날 새벽까지의 약 24시간 동안 효과를 지속시키는 것은 어렵다고 할 수 있다. 그러므로 취침 전의 투여가 보다 효과적이며, 비교적 소량의 스테로이드로 보다 강한 증상 조절이 가능하다고 할 수 있다. 스테로이드는 아침 투여가 생리학적으로 적합하다는 보고가 일반적이지만, 천식의 치료에 관해서는 취침 전의 투여 쪽이 보다 효과적이며, 또 같은 1정이면 아침에 투여하는지 밤에 투여하는지 의한 부신의 억제에 관해서는 차이가 없다는 보고도 있다.

경구 스테로이드는 원칙으로서 1일 1정까지로 하고, 중증 난치 예가 되었을 경우에서도 2정으로 제한해, 흡입 스테로이드를 포함한 다른 치료법을 궁리해야 한다.

점적 스테로이드

천식 발작 시의 점적주입에 의한 스테로이드의 종류나 양은 그 발작의 정도에 따라 여러 가지로 달라진다. 경증 발작에서는 스테로이드는 거의 필요하지 않고, 중등증이나 중증에 필요한데, 일반적으로 그 스테로이드는 속효성의 히드로코르티손이나 메틸프레드니솔론이 표준적으로 이용된다. 그 충분한 양으로 효과를 얻을 수 없는 경우에 프레드니솔론, 베타메타손으로 변경하는 것에 의해 효과를 얻을 수 있는 경우도 많다. 그 1회의 투여량은 일반적으로 히드로코르티손 100mg으로부터 시작하여 중등증에서는 300mg, 중증이 되면 500mg, 대발작이 되면 1,000mg을 사용한다. 그리고 메틸프레드니솔론에서는 40~80mg를 4~6시간마다 투여하고 있는데, 그 첫 회 투여량은 125mg, 250~500mg으로 그 중증도에 따라 변화한다. 장시간에 걸쳐 점적주입하는 경우에는 효과의 정도가 작고 급성기의 강한 발작에 늦는 경우가 있으므로, 처음은 물론이고 이후의 투여에 대해서도 단시간(약 60분 이내)에 스테로이드를 가속 점적주입하는 것이 중요하다.

이러한 증상이 안정기에 접어들면 중등증 발작까지는 비교적 신속하게 감량 가능하다. 그렇지만 중증 발작을 긴 기간 지연시킨 사람에서는 개선의 속도도 늦고, 그러한 경우에는 스테로이드의 감량도 비교적 천천히 실시할 필요가 있어 PEF(peal flow 치)나 $FEV_{1.0}$(1초량) 또는 강제 호출시킨 등(背)의 청진음 등 객관적인 지표를 근거로 해야 한다.

증상이 개선되면 발작 악화에 이르게 된 원인을 잘 감안해 외래 치료의 재검토를 실시할 필요가 있으며, 그러기 위해서는 흡입 스테로이드의 증량이나 경구 스테로이드의 투여를 고려함과 함께, PEF나 천식 일지로 제대로 관리를 실시하는 것이 중요하다.

흡입 스테로이드

호흡기 질환, 특히 기관지천식에 대해 흡입 스테로이드는 필수이다. 흡입 스테로이드는 피 속으로 들어오면 간장을 1회 통과하는 것에 의해 90% 이상이 비활화한다. 그러므로 전신성의 부작용이 매우 적은 약제로서 기대되고 있으며, 스테로이드라고 해도 흡입 스테로이드는 폐의 국소에 작용하는 별도의 유용한 약제라고 생각해야 하는 것이다.

흡입 스테로이드요법에서는 중증도를 지켜보는 것이 중요

흡입 스테로이드를 사용하는 경우에 있어서의 임상상의 중요한 포인트는 우선 효과를 내는 것이므로 부작용이 적고, 또 순응도 좋게 오래 지속시키는 것이다. 흡입 스테로이드는 내복약과 달리 흡입 기술이 필요하고 그것을 능숙하게 지도하지 않으면 효과가 나타나기 어렵고, 또 그 중증도보다 조금 위의 용량을 사용하지 않으면 충분한 효과도 얻을 수 없다. 따라서 환자의 중증도를 판별하는 것이 중요하다.

중증도를 판별하는 방법으로서는 야간의 환자 증상, 폐기량 곡선(spirogram)에 있어서의 $FEV_{1.0}$, $\dot{V}25$의 저하, 또 기도 과민성의 값, 환자가 밤에 잘 깨는지, 또는 그 상태가 며칠간 계속되어 잘 수 없는 상태가 되고, 그것이 낮에도 일어나고 있다는 증상 등으로 감별하여 환자의 중증도를 파악한다. 중증도를 파악하면 그 중증도부터 조금 위의 용량의 흡입 스테로이드를 처방하고, 나아가 환자에게 올바른 흡입의 방법을 각 개인에 맞게 철저히 가르치는 것이 중요하다. 올바른 흡입 방법이란 숨을 가볍게 내뱉고, 흡입제가 폐의 약 80%까지 들어가도록 조금 강하게 깊게 들이마신 후, 거기서 숨 멈춤을 5초 이상 실시하는 것이다. 만약, 코로 공기가 들어가 잘 못할 것 같은 환자에게는 코를 잡고 숨을 내쉬게 해 입으로 보내고 나서 깊게 들이 마시게 하면, 회로가 폐쇄된 형태가 되어 흡입한 약제가 충분히 폐에 들어와, 그대로 입을 다물고 5초 이상 숨을 멈추게 하면 약제가 폐 속에 제대로 침착해 약이 되게 된다. 코로 공기가 들어가고 있는 사람은 꽤 많으며, 특히 코가 조금 들린 사람에게 잘 나타난다. 코로부터 흡입 시에 공기가 들어가 버리면 입으로부터의 약제의 흡입이 그만큼 적어지므로, 그 점에 주의하면 보다 효과적이다.

환자는 일단 좋아지면 괴로웠을 때를 잊고, 자신이 다 나은 것으로 착각해 흡입을 그만두고 싶어한다. 특히 조석 2회 흡입의 번거로움도 있어 1일 1회 또는 2~3일에 1회 또는 나쁠 때에만 흡입을 하는 등 점차 소홀하게 되어 가는 환자가 꽤 존재한다. 이러한 환자에게는 흡입 스테로이드는 계속 아침저녁으로 실시해야 효과가 있다는 것을 인식시킬 필요가 있다. 흡입을 열심히 함으로써 호흡 기능이 개선되어 기도 과민성을 개선함과 함께 나아가 환자의 삶의 질이 현저히 개선되므로, 그 항염증 · 항알레르기 효과의 중요성을 충분히 알려주어야 한다. 거기에는 객관적 지표로서 호흡 기능의 값을 나타내 환자 자신의 현재 상태가 어느 정도의 위치에 있는지를 나타낸다. 목표로서는 기도 과민성은 20,000μg/mL, 폐기능에서는 $FEV_{1.0}$, $\dot{V}25$는 정상인을 100%로 했을 때, 그에 비해 얼마나 뒤떨어져 있는지를 나타내 노력하게 한다. 기관지천식은 객관적 지표에 근거한 지도가 매우 중요한 질환이다. 이 흡입 지도를 제대로 설명해도 잘 하지 못하는 환자가 존재하므로 몇 번이고 반복해 실시하는 데에 환자 지도의 의미가 있다고 생각한다. 단 한 번의 설명으로 이후에 환자가 그대로 할 수 있다고 생각하는 것은 큰 실수이다. 고혈압의 혈압치, 당뇨병 등의 혈당치의 수치와 같이 천식에 대해 $FEV_{1.0}$, $\dot{V}25$ 또는 기도 과민성, peak flow meter 등의 객관적 수치로 나타내, 그것들이 정상인의 값과 얼마나 동떨어져 있는지를 나타내는 것이 환자가 가장 이해하기 쉽다. 환자가 흡입을 게을리하고 있는지 아닌지를 체크하려면 이 객관적인 지표로부터 판단하도록 하는 것이 좋다.

흡입지도를 반복해 순응도를 양호하게 유지한다

흡입 스테로이드를 오랫동안 하고 있는 베테랑 환자

에서도 일어날 수 있는 것인데, 우리도 열심히 하고 있다고 생각하고 본인도 열심히 하고 있다고 믿고 있지만, 실제로 의사의 눈앞에서 흡입을 시켜보면 전혀 되있지 않은 환자가 존재한다. 강하고 얕은 흡입을 하고, 그대로 숨 멈춤을 하지 않고 곧바로 내뱉어 버리는 환자를 종종 본다. 폐 속에 들어가 더욱 폐에 침착해야만 약이 된다는 것을 반복해 가르쳐 줌과 동시에, 객관적 지표가 나쁜 경우에는 의사의 눈앞에서 어떻게 흡입하고 있는지를 실제로 체크해 보면 좋다. 그 자리에서 실수를 지적해 시정함과 함께, 환자 본인에게 적합한 흡입 방법으로 바꾸어 실시하도록 하는데, 그것을 반복해 철저하게 하려면 상당한 시간이 걸린다. 이와 같이 환자에게 작은 실수는 수없이 존재하는데 예를 들어 코로부터 공기가 들어오기 때문에 약제의 흡입량이 적거나, 흡입은 강하지만 숨 멈춤을 하지 않는다거나, 전체적으로 약하고 힘이 없는 흡입 방법을 하고 있는 등 여러 가지가 존재한다. 그러므로 흡입 스테로이드의 사용 개수를 체크함과 함께, 어떤 흡입을 하루에 몇 회 하고 있는지를 항상 물어 그 수치가 합치하도록 순응도를 양호하게 유지하는 것이 중요하다. 그 외에 잘못된 자기 판단으로 경구 스테로이드와 흡입 스테로이드를 혼동하여 부작용을 우려해 자기 판단으로 그만두어 버리거나, 임신했다고 그만두어 버리거나, 또는 약을 연속 외용하는 것은 무섭고 좋지 않다고 생각하여 그만두어 버리고, 또 올바르게 흡입하지 않아 효과가 나타나지 않음에도 불구하고 효과가 없기 때문에 그만두어 버린다. 곧바로 효과가 나타나지 않기 때문에 그만두어 버리거나, 증상이 나쁘다고 흐느끼거나 하므로 약이 맞지 않는다고 생각해 그만두어 버리는 등 잘못된 자기 판단이 많이 있으므로 항상 환자가 사용하고 있는 흡입 개수를 체크해 객관적 지표와 비교하여 이상하다고 생각했을 때에는 흡입 스테로이드를 재차 눈앞에서 실연하게 해 체크하는 것이 중요하다.

[Takenaka Hiroshi]

4 아토피 피부염에 있어서의 외용제 사용법과 환자에게의 설명

아토피 피부염(AD)은 악화 · 완화를 반복하고 가려움이 있는 습진을 주 병변으로 하는 질환으로 스테로이드 외용제가 치료의 주체이다. 본고에서는 아토피 피부염 치료에 있어서의 스테로이드 외용제의 사용구분과 환자(가족)에의 설명에 대해 필자가 실제로 시행하고 있는 방법을 진찰 시의 순서에 따라 말한다.

아토피 피부염의 병태에 대해 설명

아토피 피부염 환자와 그 가족 중에는 아토피 피부염이 체질 이상에 기인하며 그것을 개선하면 낫는다고 믿어, 표준적 치료법인 스테로이드 외용요법을 받아들이지 않는 사람이 있다. 따라서 처음에 아토피 피부염 환자가 갖는 아토피의 소인은 아직 명확하지 않았지만 아마 어떠한 유전자 이상에 기초를 두고 있어 치료에 의해 개변될 수 없는 것이므로 치료의 목표를 피부염의 조절에 두고 능숙하게 치료하면 완화 또는 그에 가까운 상태가 될 수 있는 것을 설명한다.

스테로이드 외용제의 부작용에 대한 설명

아토피 피부염 환자가 스테로이드 외용요법을 받아들이지 않는 경우는 스테로이드 외용제의 부작용에 대한 불안에 의한 것이 많다. 그에 대해, 스테로이드 외용제에서는 내복 스테로이드와 달리 전신적인 부작용은 거의 생기지 않는 것, 있다면 도포 부위의 피부 위축이나 피부 감염증이 악화되는 것이지만, 그것은 피부의 증상을 관찰하면 조기에 발견해 대처할 수 있다는 것을 설명해 스테로이드 외용제의 사용에 동의를 얻는다.

초진 시 외용제 처방

당원에서도, 적절한 치료를 받지 않아 병세가 현저하게 악화된 상대의 아도피 피부엄 환자를 자수 진찰한다. 경험 예(4-1)를 제시해 스테로이드 외용제 사용법의 포인트를 말한다.

첫 회 치료 시에는 약간 강하게 스테로이드 외용제를 처방한다.

아토피 피부염의 치료에 대해 처음에 증상을 충분히 조절하는 것이 중요하다. 무치료에서 중증 아토피 피부염에 대해서, 필자는 안면 · 경부에 strong class, 체간 · 사지에 very very strong class의 스테로이드 외용제를 이용해 치료를 시작하는 경우가 많다. 하지의 양진(痒疹) 결절이나 발바닥의 비후각화성 병변에는 strong-est class 외용제를 이용하는 경우가 있다. 이 시점에서 강한 듯한 스테로이드 외용제의 부작용을 걱정하는 환자가 있지만, 염증을 충분히 조절한 후에 스테로이드 외용제를 약하게 해 사용량도 줄일 수가 있다는 것을 설명한다. 또, 염증을 억제하는 데 불충분한 강도의 스테로이드 외용제를 사용하고 있으면 증상이 개선되지 않을 뿐만 아니라 스테로이드 외용제의 등급(rank)도 떨어뜨릴 수 없기 때문에, 강한 듯 한 스테로이드 외용제를 이용해 조절하는 것보다도 오히려 스테로이드 외용제의 총사용량(강도×약의 양)이 많아진다고 설명해 납득하는 경우도 있다.

첫 회에는 세세하게 구분하여 바르는 것은 지시하지 않는다.

초기 치료는 환자의 가려움과 피진에 의한 고통을 신속하게 완화시키는 것을 목적으로 한다. 그러기 위해서는 환자가 자택에서 제대로 연고 처치를 실시할 수 있는 것이 중요하므로, 약의 종류를 가능한 한 간단하게 지시하도록 유의하고 있다.

첫 회에는 외래에서 연고 처치를 받고 오도록 한다.

연고 바르는 방법을 기억하게 하는 데 유용하다.

부위마다 도포하는 외용제를 메모하여 건네준다.

최근에는 약통에 도포 부위가 인쇄되고, 약제 정보 팸플릿을 건네받는 경우가 많아졌다. 그러나 이러한 정보만으로는 환자에게 지시가 정확하게 전해지지 않는 경우도 있으므로, 부위와 약제명을 대응시킨 자필 메모를 환자의 앞에서 작성해 건네주고 있다. 혼합 외용제를 처방하는 경우에도, 혼합한 약제명을 명기해 환자가 치료 내용을 이해할 수 있도록 배려하고 있다.

재진 시 스테로이드 외용제의 조절

이 치료의 초기에는 재진 간격을 짧게 한다.

중증의 환자는 입원하게 하여 치료하는 것이 바람직하다. 그러나 학업이나 일의 사정으로 외래 치료를 해야만 하는 경우도 있다. 그 경우, 치료 개시 1주일 경에는 효과의 확인과 부작용을 체크하여 그것에 근거하여 치료제의 조절을 실시해야 하는 것이다. 그 후에도 당분간은 치료에 의해 증상이 변화하므로, 짧은 간격으로 진찰받는다. 또 치료의 초기에는 약의 사용법, 부작용 등에 대해서 환자에게 질문 받는 일도 많기 때문에 거기에 대답하기 위해서도 재진 간격은 짧은 편이 좋다.

부위에 따라 약을 구분하여 바르는 것을 서서히 진행한다.

초기의 강한 스테로이드 외용제에 의해 피부 증상은 개선 경향을 나타내지만, 한결같이 좋아지는 것은 아니다. 좋아진 부위에 대해서는 스테로이드 외용제를 약하

4-1 증례

환 자	19세 여성, 대학생
현병력	소아기부터 아토피 피부염으로 외용 치료를 받고 있었다. 13세 경부터 민간요법을 시도하고 있었다. 10일 전에 가까운 병원에서 백색 바셀린을 처방받았다. 전신의 피진과 강한 가려움이 개선되지 않아 당과에 소개되었다.
초진 시 현증	이마 · 볼에 광범위하게 인설(鱗屑)이 부착된 홍반, 경부에 강한 태선화(苔癬化)가 있고 체간 · 사지에 미만성의 홍조와 낙설(落屑)이 나타나며, 전액와, 주와, 요부에 강한 태선화가 나타났다.
설 명	환자는 스테로이드 외용에 대해 저항감을 갖고 있었지만, 병태와 스테로이드 외용제의 필요성에 대해 설명해 아래와 같은 처방과 처치를 실시했다
초진 시의 처치	① 안면 · 경부에 길초산 초산 프레드니솔론(리도멕스®, strong class) 연고 ② 체간 · 사지에 difluprednate(마이더®, very strong class) 연고, 습윤한 부분이나 인설 가피가 부착된 부분에는 아연화단(亞鉛華單) 연고를 중층 도포
초진 시의 처방	① 염산 세티리진(지르텍®) 1정 아침 식사 후×7일분 ② d-마레인산 클로르페니라민(포라라민®) 1정 취침 전×7일분 ③ 길초산 초산 프레드니솔론 연고(안면 · 경부, 1일 1~2회 도포) ④ difluprednate 연고(체간 · 사지, 1일 1~2회 도포) ⑤ 아연화단 연고(습윤한 부분 등에 중층, 1일 1~2회 도포)
재진 1	(초진 1주 후) 전신의 인설이나 가려움이 뚜렷이 감소하고, 안면에는 침윤도 경감했다. 안면의 외용제는 낙산 클로베타손(Kindavate®, midium class) 연고로 변경
재진 2	(재진 1의 2주 후) 체간 · 사지의 홍반 · 태선화 꽤 경감. 피부건조증에는 헤파린 유사물질(히루도이드 소프트® 연고)을 도포
재진 3	(재진 2의 3주 후) 안면에 타크로리무스(프로트픽크®) 연고를 도포했지만 자극감 때문에 중지. 체간 · 사지에서 피부의 비후가 제거된 부분은 길초산 초산 프레드니솔론 연고 외용으로 피진과 가려움이 증악하지 않게 되었다. 그 후 1개월 마다 진찰받아, 외용제의 강도와 도포 횟수, 도포 부위를 서서히 줄였다.
재진 3의 5개월 후	이 무렵에는 체간 · 사지의 가려움이 생긴 부위에 길초산 초산 프레드니솔론 연고를 도포, 안면 · 경부에는 초산 클로베타손 연고를 가끔 도포하는 것만으로 증상을 조절할 수 있게 되었다.

게 전환한다. 반대로 난치성 부분에 대해서는 스테로이드 외용제를 강하게 하는 것을 검토한다. 동일 부위내에서도, 예를 들어 이마에 태선화가 남거나 종아리에 부분적으로 마진 결절이 남거나 하는 등 중증도가 다른 병변이 혼재하는 일도 있으므로, 부위 및 피진마다 도포하는 약제를 메모하여 설명한다. 재진일마다 이러한 설명법을 반복해 가면 환자가 자신의 증상에 맞는 외용제를 선택할 수 있게 되는 것도 기대할 수 있다.

스테로이드 외용제의 등급(rank)을 낮추는 것을 서두르지 않는다.

스테로이드 외용제의 부작용을 경감하기 위해서는 피부 증상의 개선에 따라 외용제를 약하게 하는 것이 원칙이다. 그러나 예를 들어 가려움과 홍반이 소실하더라도, 태선화나 결절이 남은 상태에서 강력한 스테로이드 외용제를 중지하자 곧바로 피부염이 병세가 악화되어 결국 장기간의 치료를 필요로 하는 것을 경험한다. 따라서 스테로이드 외용제의 등급을 낮추는 것은 신중하게 실시해야 하는 것이다. 또 통원 간격을 길게 할 수 있게 된 환자에게 스테로이드 외용제의 조절을 맡겼을 경우, 증상이 조금 개선하자마자 스테로이드 외용제를 약하게 하거나 중지하거나 하는 경향이 있다. 그 경우, 피부염의 재연을 불러 환자가 치료법으로 불안을 초래할 우려가 있다. 따라서 필자는 환자에게 좋아졌다고 생각해도 수일에서 1주일은 전의 등급의 외용제를 도포하고, 그 후에 약한 것으로 변경하도록 지도하고 있다.

연고, 크림, 로션, 테이프제로 구분하여 사용하기

아토피 피부염의 피부는 장벽(barrier) 장애에 의해 건조되어 있으므로, 로션제를 사용하는 두부 이외의 부위에는 원칙으로서 연고제를 사용한다. 크림제는 연고의 끈적임을 매우 싫어하는 환자에게 한정해 사용하고 있다. 손발 및 손가락의 균열이나 결절성 양진(痒疹)에는 테이프제를 사용하는 경우가 있다.

혼합 스테로이드 외용제의 사용은 가끔 유용

스테로이드 연고와 다른 약제의 혼합에 대해서는 실시해서는 안 된다고 하는 의견이 있다. 그러나 실제로는 많은 시설에서 바셀린이나 보습제와의 혼합제가 사용되고 있다. 아토피 피부염 환자의 체간 · 사지에 가려움을 수반하는 붉은 빛이 적은 건조성 피진이 자주 나타난다. 이 피진에 헤파린 유사 물질이나 요소 연고를 도포해도 효과가 적고, 스테로이드 외용제와 보습제와의 혼합제가 효과하는 것을 경험한다. 아마 이 피진의 병태에는, 피부의 건조 이외에 피부염도 더해지고 있기 때문에 치료에 스테로이드 외용제를 필요로 할 것이라고 생각된다.

[Inaoki Makoto]

5 튜브로부터 나오지 않는 한, 스테로이드 외용제는 효과가 없다

피부과 영역에서의「튜브로부터 나오지 않는 한 스테로이드 외용제는 효과가 없다」라는 말은 오래전부터 사용되고 있다. 이전에는 외용요법은 끈기 있게 계속하지 않으면 충분한 효과를 얻을 수 없다고 하는 취지의 말이었지만, 최근에는 스테로이드 외용제가 충분한 효과를 발휘하고 있지 않다고 느껴지면 필요한 양이 발라지고 있는지 어떤지 실제 현장에서 확인할 필요가 있다는 의미로 바뀌어 오고 있다. 특히 이러한 풍조는 아토피 피부염 의료의 혼란을 배경으로 한 1990년대 이후의 스테로이드 강타(steroid bashing) 이후 강해지고 있다.

스테로이드 외용제가 충분한 효과가 없다고 호소하는 경우

증상에 맞는 등급의 스테로이드 외용제가 처방되고 있는가?

태선화, 미란, 침윤, 결절성 양진 등의 중증피진에 대해서는 very strong 또는 strong 등급의 외용제를 사용하지 않는 한, 충분한 효과가 발휘되지 않는다.

충분한 양이 사용되고 있는가?

문진뿐만 아니라, 충분한 양이 사용되고 있는지 실제

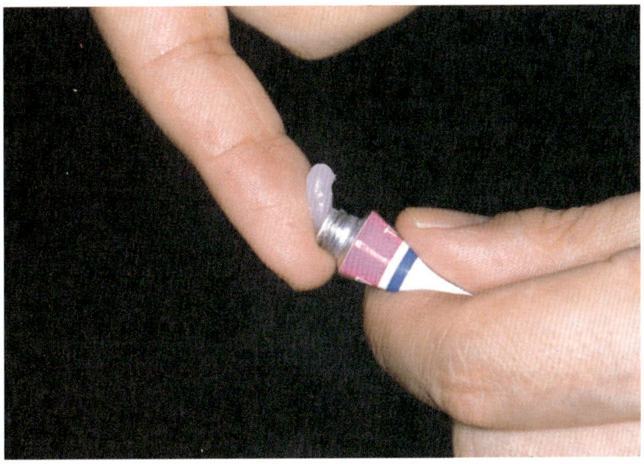

① 튜브로부터 짠다.

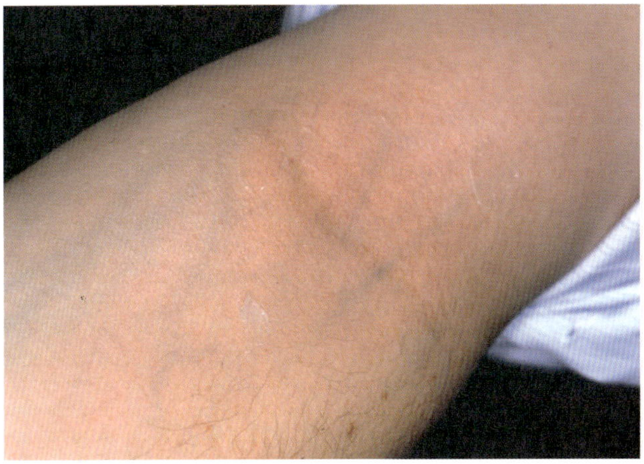

② 병변부에 올린다.

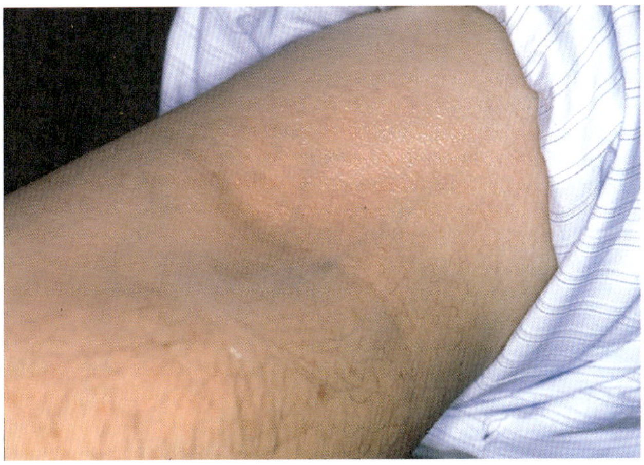

③ 부드럽게 펴 바른다(너무 많이 문지르지 않는다).

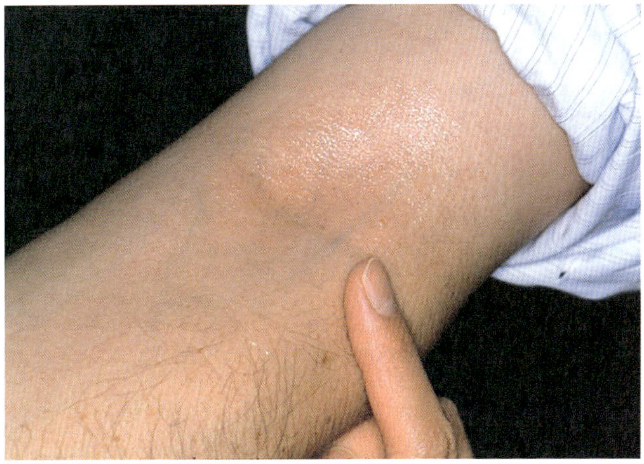

④ 실제로 발라보게 한다.

5-1 외용제의 도포방법 지도의 실제
1/3의 환자는 「이렇게 많이 바릅니까?」라며 놀란다.

로 지도해 확인할 필요가 있다(뒤에서 다시 설명함).

중지해야 하는 시기가 적절한가?

환자로부터 「2~3일 만에 나았지만 중지하자마자 재발했다」는 호소가 있는 경우에는 보통 환자 측에서 생각하는 「나았다」라고 하는 상태는 어느 정도 증상이 경감한 정도에 지나지 않는 경우가 많다. 1주일간 연속해 외용하게 한 후, 정말로 치유되었는지 어떤지를 진찰하여 확인할 필요가 있다.

외용해도 바로 약이 닦여버리지 않는가?

영아의 안면에 사용했을 때 등에는 외용 후 1분 이내에 엄마의 옷 등에 약이 지워져 버려 효과가 나타나지 않는 예가 적지 않다.

증례

1세, 여아. 아토피 피부염 난치 예로서 소아과에서 소개. Very strong 등급의 스테로이드 외용제를 2주일간 사용해도 충분히 개선하지 않는다는 점에서, 외용제에 대한 접촉성 피부염, 항알레르기제에 의한 약진(藥疹) 등이 의심된 환자였다. 그러나 실제의 증상은 전신에 소파(搔爬)흔, 태선화를 수반하는 홍피증 상태로, 중증화한 아토피 피부염으로 밖에 진단할 수 없는 것이었다. 아래에 환아의 엄마와의 대화를 재현해 본다.

Doctor 강한 등급의 스테로이드 연고를 2주간 사용했는데, 전혀 좋아지지 않은 것 같네요. 매일 바르고 있나요?

Patient 1일 2회, 2주일 동안 확실히 발랐습니다.

Doctor 아주 조금 발라서, 닦여져 버린 경우는 없지요?

Patient 정말로 매회 충분히 바르고 있어요.

Doctor 이상한데……. 무언가 좋아지지 않는 원인이 있을 텐데. 그런데 전신에 충분히 발라 2주 동안 5g 튜브를 몇 개 사용했죠?

Patient 1개째의 튜브가 조금 패였을 뿐입니다.

Doctor 아, 그렇게 조금 밖에 안 줄었어요? 제대로라면 하루에 1개 정도 사용하는데. 자, 어머님의 「충분히」라고 하는 것은, 어떤 「충분히」이죠?

Patient 그러니까, 손가락 끝에 1회의 약을 약간 묻혀, 그걸로 전신에 펴 바릅니다.

Doctor 그거, 피부에 분명하게 약이 발라지지 않았어요. 피부과에서는 이런 상황을 먼 옛날부터 「튜브로부터 나오지 않는 한, 바르는 약은 효과가 없다」라고 말해요. 올바른 도포 방법을 보여드릴 테니 보세요.

Patient 우와, 그렇게 대량으로 바릅니까?

Doctor 스테로이드 연고가 효과가 없는 이유를 아셨죠? 약은 병을 개선시키기 위해서 사용하는 것이니까, 올바른 사용법을 기억하세요.

올바른 도포방법의 지도를 전례에 실시한다

상기의 경험을 통해 필자는 환자 측에 대해 전례에 올바른 도포 방법 및 불충분한 도포 방법을 지도하게 되었다.

올바른 도포법(주먹만 한 크기의 피진에 대해(5-1))

① 튜브의 앞에서 부터 3mm 정도 짜기 시작해
② 병변부에 일단 연고를 올리고
③ 손가락 끝으로 부드럽게 넓히듯이 펴 발라간다.
④ 실제로 환자 및 그 가족이 만져보게 한다.

불충분한 도포법

① 튜브의 앞에서 0.5mm 정도 손끝에 묻힌 채,
② 비교적 넓은 병변부에 「문질러 발라 간다」.

처방 시 의사는 부정적인 사용법의 지도를 하지 않는다

스테로이드 외용제는 본래 충분한 지식과 경험을 가진 전문가에 의해서만 사용되어야 하는 것이 당연하지만, 자신 없는 의사의 한마디가 환자에게 더욱 불안을 주고 「튜브로부터 나오지 않아 효과가 없다고 평가되는 스테로이드 외용제」를 만들어 내는 것이다.

① 부정적인 사용법의 지도를 하지 않는다 : 「심할 때가 아니면 이 약은 이용해서는 안된다」가 아니라, 「심해지면 이 약을 사용하도록」이라고 지도한다.
② 원칙으로서 타제와 혼합하거나 엷게 하거나 하지 않는다.
③ 사용해도 좋은 날짜를 한정하지 않는다(예 : 3일 이상 발라서는 안 된다). 며칠 정도에 대략 치유가 될지를 예상해, 그 기간 동안 바르게 한다.

[Takehara Kazuhiko]

6 스테로이드 외용요법 – 순응도를 높이기 위한 연구와 주의점

다양한 피부 질환의 치료에 있어서 스테로이드 외용요법은 매우 중요한 위치를 차지한다. 일반적으로 아토피 피부염이나 접촉 피부염 등의 습진군, 건선이나 편평태선 등의 염증성 각화증, 전신홍반루푸스나 피부근육염 등의 교원병에서는 스테로이드 외용요법은 기본적인 치료 수단이 된다. 그러나 스테로이드의 부작용에 대한 공포감이나 기피감이 일반적으로 퍼져 있는 현재 상태로서는, 단지 그 유용성을 강조하는 것만으로는 환자의 순응도는 오르지 않는다. 그 사용법이나 사용량에 대해서 보다 구체적이고 알기 쉬운 설명을 실시하는 것이 매우 중요해진다. 아토피 피부염의 치료는 영아기부터 성인기까지 폭넓은 연령을 대상으로 하며 환자수도 많아, 환자뿐만 아니라 가족의 삶의 질까지 포함한 충분한 설명이 필요하다. 아토피 피부염의 치료에 관한 EBM은 http : //www.kyudai-derm.org/atopy_ebm/index.html 에 게재되어 있다. 또, 환자 전용 사이트로는「아토피 피

6-1 스테로이드 외용제의 등급

등급	제제
strongest	0.05% 프로피온산 클로베타솔(데모베이트®) 0.05% 초산 디플로라손(디프랄®, 다이아 코트®)
very strong	0.1% mometasone furoate(후르메타®) 0.05% 초산 프로피온산 베타메타손(안테베이트®) 0.05% 플루오시노나이드(토푸민®) 0.064% 디프로피온산 베타메타손(인데론-DP®) 0.05% 디플루프레드나트(마이더®) 0.1% 암시노니드(비스담®) 0.1% 길초산 디플루코르톨론(텍스메텐®, 네리조나®) 0.1% 낙산 프로피온산 히드로코르티손(판델®)
strong	0.3% 프로피온산 데프로돈(에크라®) 0.1% 프로피온산 덱사메타손(메사데룸®) 0.12% 길초산 덱사메타손(보아라®, 자룩스®) 0.1% 할시노니드(아드코르틴®) 0.12% 길초산 베타메타손(베트네베이트®, 린데론V®) 0.025% 프로피온산 베크로메타손(프로파데룸®) 0.025% 플루오시노론아세토니드(풀코트®)
medium	0.3% 길초산 프레드니솔론(리드멕스®) 0.1% 트리암시놀론아세토니드(레다코트®, 케나콜트-A®) 0.02% 피발산 플루메타손(테스토겐®) 0.1% 프로피온산 알크로메타손(알메타®) 0.05% 낙산 클로베타손(킨다베이트®) 0.1% 낙산 히드로코르티손(로코이드®) 0.1% 덱사메타손(오이라존 D®)
weak	0.5% 프레드니솔론(프레드니솔론®) 1% 초산(酢酸) 히드로코르티손(콜테스®)

부염에 대해 함께 생각해 봅시다」(http : //www.kyu-dai-derm.org/atopy/)를 참조하기 바란다.

다채로운 약리 작용에 의해 항염증 작용을 발휘한다

스테로이드는 혈관 수축 작용을 포함하고 다채로운 약리 작용에 의해 항염증 작용을 발휘한다. 피부염의 경우, 상피세포 · 섬유아세포 · 비만세포 등 염증을 구성하는 조직세포뿐만이 아니라 침윤해 온 염증성 면역 세포(T세포, 단구, 호중 공, 호산구등)의 활성화나 여러 가지 사이토카인의 생산을 억제하는 것에 의해 염증의 지체화를 억제한다고 생각된다. 특히 T세포의 활성화를 억제하는 이른바 면역 억제 작용이 다양한 염증성 피부 질환에 유효성을 나타내는 이유라고 생각된다.

스테로이드 외용제의 등급 및 제제를 구분하여 사용한다

많은 사람들에 의해 다소 다른 등급 분류가 제창되어 왔지만, 현재는 일본 피부과학회 아토피 피부염 치료 가이드라인에 이용되고 있는 5등급 분류가 가장 많이 사용되고 있다(6-1)(http : //web.kanazawa-u.ac.jp/~med24/atopy/therapy.html). 중요한 것은 ① 피진의 중증도에 맞게 스테로이드 외용제의 등급을 선택하는 것, ② 등급이 강할수록 효과도 높지만 부작용도 일으키기 쉬운 것, ③ 사용량을 반드시 모니터하는 것, ④ 치료 효과가 없는 경우에는 반드시 피부과 전문의에게 상담하는 것이다.

약제의 경피 흡수율은 부위에 따라 다르다. 특히, 안면이나 간찰부(액와 · 서경 · 음부)에서는 높은 약제 흡수율을 고려해, 원칙으로서 medium class 이하의 스테로이드 외용제를 사용한다. 그 경우에서도 1일 2회의 외용은 1주일 정도에 그치고, 간헐 투여로 이행해 휴약 기간을 두고 사용한다. 연고, 크림, 로션, 테이프제 등의 제형의 선택은 병변의 성질과 상태, 부위 등을 고려해 선택한다. 습윤이 강한 피진에서는 크림은 피한다. 로션은 피발두부(被髮頭部)에의 적응이 높지만 연고의 끈적임을 싫어하는 환자에서는 몸통 · 팔다리에의 외용도 순응도의 향상에 기여한다. 양진이나 태선화가 강한 피진에는 테이프가 유용하다.

외용제의 적정량 : 「손 면적으로 ○개 분」

제2손가락의 끝에서부터 원위 지절관절부까지의 연고량으로 체표 면적의 대략 2%(수장면적의 2배에 상당한다)에 외용할 수 있다. 5g 튜브로는 체표 면적의 20% 즉 손의 면적으로 20개분을 덮을 수 있다. 외용의 적당량을 환자에게 설명할 경우에 편리한 기준이다. 전신에 빈틈없이 외용하면 성인에서는 25g, 유 · 소아에서는 약 15g, 영아에서는 약 10g이 필요하다. 이하에 아토피 피부염 환아의 엄마에게 설명하는 것의 일례를 나타낸다.

「엄마의 손으로 5개분의 피부 증상이 있으면, 1일 1회 바르는 것으로 하여 4일에 1개를 사용해 주세요. 바르기 시작하고 나서 3~4일 안에 붉은 빛이나 가려움은 안정됩니다. 붉은 빛이 사라져도, 손가락으로 만져 아직 딱딱한 곳은 부드러워질 때까지 10일에서 2주일 정도는 계속해 주세요. 2주일 정도 하면 바르는 양은 상당히 적어지게 됩니다. 예를 들어 엄마의 손으로 2개분 정도로 바르는 부위가 좁아지면 10일에 1개입니다. 좋아지면 스테로이드 연고를 바르는 날과 보습제를 바르는 날을 1일 교대로 해 봅니다. 격일 외용으로 잘되는 것 같으면 스테로이드 연고를 3일에 1회, 4일에 1회로 줄여 갑니다. 붉은 빛이 재발한 부위에는 스테로이드 연고를 제대로 바르도록 해 주세요. 이렇게 하면 결과적으로 적은 사용량으로 양호한 조절이 가능하게 됩니다.」

1일 2회 외용도, 1회 외용도 4주일 후의 완화 비율을 평가하면 유의차를 나타내지 않는 경우가 많다. 외용 횟수가 적으면 부작용이 적다는 것을 고려하면 급성으로 증악한 피진에는 1일 2회 외용해 완화를 빠르게 하고, 완화하면 1일 1회 외용하도록 하는 것이 좋다.

외용제의 부작용으로는 피주 선조에 주의

일본의 일상 진찰에서는 1개월간의 사용량은 체중 10kg당 15g 이내가 대부분이다. 이러한 사용량의 범위 내에서는 전신성의 부작용은 발생하지 않는다. 덧붙여서 0.12% 길초산 베타메타손 연고(strong rank)에서는 10g의 밀봉 외용요법, 20g의 단순 도포가 부신 기능 억제를 발생시킬 수 있는 1일 외용량이라고 한다. 또, 베타메타손 0.5mg/일 내복은, 0.05% 프로피온산 클로베타솔 연고(strongest rank) 10g/일 단순 도포에 상당하지만, 그 40g/일 단순도포는 베타메타손 1mg/일 내복 이하에 상당한다.

한편, 외용부 국소에는 누적 도포량(횟수)에 비례해 6-2와 같은 국소성 부작용이 발생하기 쉽다. 아토피 피부염 등의 재발을 반복하는 난치성 질환에서는 1년여의 외용이 필요하지만, 부작용의 발생 빈도는 영아기에는 1% 이하이며, 사춘기 · 성인기의 환자에서는 매우 경도인 부작용도 포함해 30% 이하이다. 피부 위축 · 혈관 확장 · 다모 등의 부작용은 가역성의 부작용으로, 외용량이 적어지면 6개월 사이에 대체로 반감한다. 그러나 피부 선조(線條)는 불가역성이며, 발생하지 않도록 항상 외용량을 모니터하지 않으면 안 된다.

외용제에 의한 안병변 : 녹내장의 발증에는 유의한다

스테로이드의 전신 투여나 스테로이드 점안제에 의한 백내장이나 녹내장의 유발은 잘 알려져 있다. 백내장은 국소 투여보다 전신 투여에 의해, 반대로 녹내장은 전신 투여보다 국소 투여에 의해 고빈도로 유발된다. 아토피 피부염에서는 백내장이 자주 합병해, 스테로이드 외용제의 부작용이라고 안이하게 진단되는 일이 있다. 그러나 아토피 피부염의 약 10%에 청년성 백내장이 함께 발생하는 것이 밝혀진 것은 1936년의 일이며, 스테로이드 외용제가 처음으로 임상 응용되었던 것이 1952년인 것을 고려해도, 아토피 백내장은 확고한 독립 질환으로서 대처하지 않으면 안 된다. 한편, 안검에 스테로이드를 외용하고 있는 경우에는 녹내장의 발증에 충분히 유의할 필요가 있다.

[Furue Masutaka]

6-2 **스테로이드 외용에 따른 부작용의 분류**

I. 상피의 증식이나 진피의 섬유 신생 억제 작용에 근거하는 것
1. 피부위축, 피부위축 선조, 성상 위반흔 2. 스테로이드 자반(紫斑) 3. 모세혈관 확장, 스테로이드 홍조 4. 건피증 5. 비립종, 교양(膠樣)비립종 6. 색소 이탈
II. 호르몬 작용에 의한 것
1. 스테로이드 좌창 2. 다모 3. 장미여드름(rosacea) 모양의 피부염
III. 면역 억제 작용에 의한 것
1. 감염증(세균, 진균, 바이러스 감염증)의 유발 및 악화
IV. 경피 흡수에 의한 전신성 부작용
V. 스테로이드 외용제에 의한 접촉 피부염

(Koda, Takeda의 간략화)

7 안과 영역에서의 트리암시놀론 국소 투여

최근, 안과 영역에서 비수용성의 스테로이드의 일종인 트리암시놀론의 국소 투여(초자체 주사 또는 테논낭 주사)가 많이 이용되고 있다. 이 방법은 기법이 매우 간편해 비교적 좋은 치료 성적을 얻을 수 있지만, 안압 상승 등의 부작용을 일으키는 예도 있다.

국소 투여에는 근육주사용 케나콜트-A®

필자들이 트리암시놀론이라고 부르며 치료에 이용하고 있는 것은 트리암시놀론 아세토니드(triamcinolone acetonide/TA)이다. 화학명은 9-fluoro-11β, 21-dihydroxy-16α, 17-isopropylidenedioxypregna-1, 4-diene-3, 20-dione이며, 분자식은 $C_{24}H_{31}FO_6$이다. 분자량은 434.5이다. 백색의 분말로 물에 거의 녹지 않는다. 필자들은 Bristol-Myers사의 근육주사용 케나콜트-A®를 이용한다. 이것은 TA 40mg/mL를 함유하는 백색의 수성 현탁액이다. pH는 5~7이며, 첨가물로서 벤젠 알코올 등을 함유하고 있다.

투여 방법은 초자체와 후부 테논낭 주사가 있다

근육주사용 케나콜트-A®를 잘 흔들어 균일한 액이 되게 한 후에 초자체내에 투여하는 경우는 0.1mL(4mg)를 1mL의 주사통에 넣고, 27G 바늘을 이용해 모양체 편평부로부터 주입한다. 유수정체 안에서는 수정체를 건드리지 않도록 충분히 주의한다. 출혈을 일으키기 쉽기 때문에 직근의 부착부는 피하는 편이 좋다. 테논낭내에 투여하는 경우는 점안 마취한 후 결막에 소절개를 실시해 강막을 노출하고 나서 경결막구 후 주사용 곡둔침을 이용해 안구벽에 따르게 하도록 후부 테논낭 아래까지 바늘을 진행시켜 스테로이드를 주입한다(7-1). 이 방법들은 신중하게 조작을 실시하면 할수록 곤란하다거나 위험하지 않으며, 시간도 몇 분 내에 끝난다. 이러한 방법은 국소에 대량의 스테로이드를 투여해 전신적인 부작용을 줄이면서 국소의 효과를 얻을 수 있도록 하는 것 외에 비수용성의 TA가 투여된 장소에 머물러 일종의 서방성의 효과를 가지는 것이라고 생각된다.

황반부종에 대한 TA 국소 투여의 효과

TA 국소 투여는 다양한 안질환에 이용되어 그 효과가 보고되고 있다. 포도막염에 대한 효과는 이전부터 알려져 있었지만, 최근에는 특히 여러 가지 원인으로부터 일어나는 황반부종에 대한 효과가 주목되고 있다. 아래에 그 주요한 것을 든다.

당뇨병 황반부종

Jonas 등은 당뇨병 황반부종에 대해 TA 250mg를 초자체내에 투여해 21 증례 중 17안에 대해 투여 후 4주 후에 시력 개선이 나타난 것을 보고했다. 또, Martidis 등은 격자형 망막광응고가 무효한 당뇨병 황반부종에 대해서 TA 4mg를 초자체내에 투여해 광간섭 단층계(OCT)에 의한 망막의 두께 측정으로 부종의 매우 분명한 개선을 보고했다. 그 후, 국내외에서 같은 보고가 많이 이루어지고 있다. 필자의 시설에서도 TA를 투여한 22안 중 12안에서 2단계 이상의 시력 개선을 얻을 수 있었다. 대표적인 증례의 안저 사진, OCT상을 7-2에 나타낸다.

망막정맥폐색증에 의한 황반부종

Park 등의 망막중심정맥폐색증(CRVO) 10안에서의 연구에서는 TA 4mg의 초자체 주사에 의해 의미가 있게 황반부종의 개선, 시력의 향상이 나타났다. 그 밖에도 TA 초자체 주사에 의한 황반부종의 개선 예는 다수 보고되고 있다. 또, 망막정맥분지폐색증(BRVO)에 대해서도 TA 초자체 주사에 의한 황반부종의 개선이 나타나고 있다. 필자들의 시설에서의 연구 결과에서도 TA 투여는 CRVO, BRVO의 황반부종에 유효했다. 특히 청년자의 BRVO에서는 TA 초자체 주사만으로도 매우 좋은 결과를 얻을 수 있었다.

포도막염에 의한 황반부종, 초자체 혼탁

Tanner 등에 의하면 TA 40mg의 후부 테논낭 주사에 의해 28안 중 25안에서 시력 개선이 나타났다. Okada 등의 보고에서는 TA 테논낭 주사에 의해 51안 중 82%에서 유낭포 황반부종(cmE)이 개선했다. 또, Antcliff 등에 의하면, TA 초자체 주사를 실시한 6안 중 5안에서 OCT상 황반부종이 완전하게 소실되었다.

기타

백내장 수술 후의 황반부종, 맥락막 신생 혈관에 의한 혈관 신생 황반증(가령 황반변성을 포함)에 대해서도 효과가 있다고 여겨지고 있다.

합병증 : 안압상승이 잘 나타난다

스테로이드 투여의 합병증으로서는 안압 상승이 가장 잘 나타난다. 보통 안압 상승은 일과성으로 안압 강하제의 점안이나 내복에 의해 치료가 가능하지만, 가끔 높은 안압이 지체화하여 녹내장 수술이 필요하게 될 수도 있다. 또, 지금까지는 별로 경험하고 있지 않지만, 유수정체 안에서 백내장의 진행은 가능성이 높은 합병증이다.

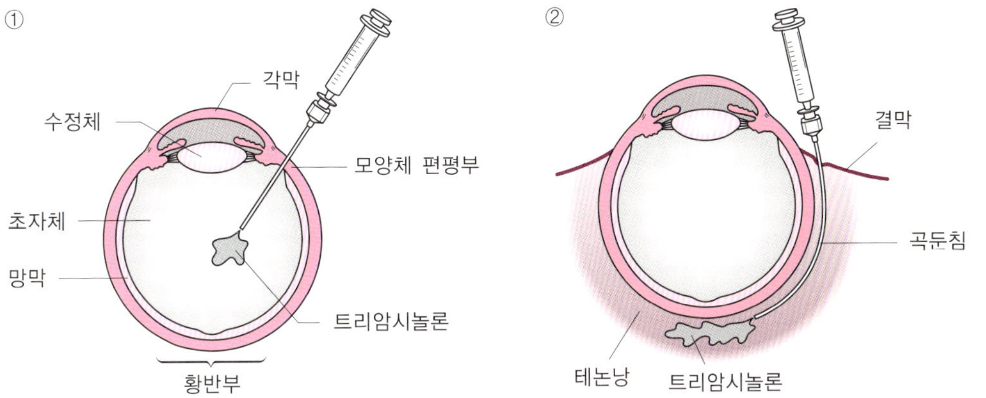

7-1 스테로이드의 투여 방법
① 초자체 주사 : 모양체 편평부로부터 트리암시놀론(케나콜트-A®) 0.1mL를 27G침으로 초자체내에 주입한다.
② 후부 테논낭 주사 : 결막 소절개부위로부터 곡둔침을 이용해 케나콜트-A® 0.5mL를 안구 후방 테논낭 아래에 주입한다.

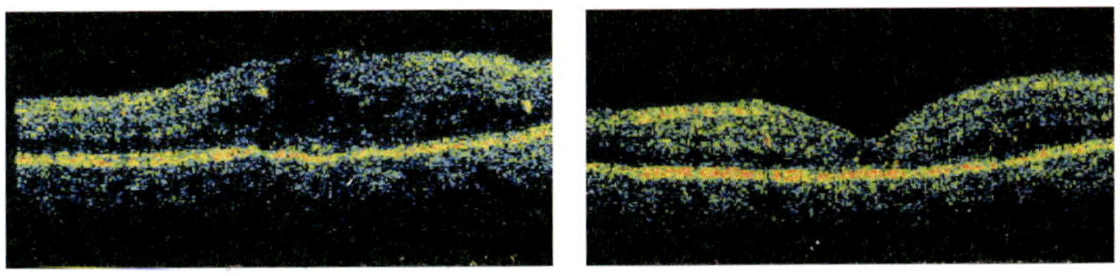

7-2 트리암시놀론 투여 전후의 황반부종의 변화
증례는 당뇨병 황반부종의 55세, 여성. 트리암시놀론 투여 1개월 후에는 황반부종의 뚜렷한 감소가 나타났다. 시력은 0.15에서 0.5로 개선했다.
① 트리암시놀론 투여 전의 광간섭 단층계(OCT)를 이용한 황반부 망막의 단층상. 부종에 의해 망막의 두께가 증가하고 있다.
② 트리암시놀론 투여 후의 OCT상. 부종은 경감하였고 중심와(窩)의 함요도 나타난다.

물론 수정체에 주사바늘이 닿으면 급속히 강한 백내장을 일으킨다. 필자의 시설에서도 1예 경험했다. 초자체내로의 주입에서는, 감염성의 안내염 · 망막 박리라고 하는 위독한 합병증을 유발할 가능성도 있다. 그 때문에, 필자는 초자체내 주입을 실시하는 경우에는 반드시 수술실에서 하며, 내안수술과 동등의 청결도에 유의하여 예방적인 항생 물질 투여도 실시하고 있다. 다행히 지금까지 이러한 합병증은 경험하지 않았다. 또, 안내에 TA 주입 후에 무균성 안내염(眼內炎)을 일으킨다는 보고가 있지만, 이것은 TA 그 자체의 영향이 아니라 첨가물이 원인이라고 생각되고 있다. 테논낭에의 주입에서는 사용하는 스테로이드의 양이 많기 때문에 전신에의 영향, 특히 혈당 조절에의 영향이 염려되지만 지금까지 문제없는 것으로 보고되고 있다.

유용성, 안전성 등을 잘 검토해 신중하게 투여한다

안과 영역에서의 스테로이드 국소 치료는 매우 유용한 치료임은 틀림없을 것이다. 스테로이드의 단독 투여 이외에도 초자체 수술과의 조합이나 광선 역학적 요법과의 조합 등, 다른 치료의 보조요법으로서도 효과적이라고 말해지고 있다. 그러나 이 방법에는 문제점도 많이 존재한다. 문제점으로서는, 그다지 유효하지 않은 증례도 많이 있는 것, 효과가 수개월 정도 밖에 지속되지 않는 것, 비교적 합병증이 많이 나타나는 것을 들 수 있다. 또, 이 방법은 근육주사용 약제를 다른 투여 방법으로 투여하고 있으므로 엄밀하게 말하면 적응외 사용이다.

마지막으로, 이 방법은 기법이 간편한 점도 있어 상당한 기세로 보급되고 있다고 생각되지만, 실제로는 유용성, 안전성에 관한 결론은 아직 앞으로의 연구 결과를 기다릴 필요가 있다. 현 단계에서 이 치료를 실시할 때에는, 기대할 수 있는 치료 효과나 안전성 등의 문제점을 잘 검토한 후에 신중하게 실시할 필요가 있다.

[Yoshida Shutoku]

8 스테로이드 수용체, 전사 조절로부터 본 스테로이드 치료의 요령

스테로이드는 염증과 관련된 전사 인자의 활성화를 저해

부신피질 호르몬(코르티솔)은, 시상하부-뇌하수체로부터의 자극에 의해 분비되는 호르몬으로, 상태(常態) 유지에는 반드시 필요하다. Selye의 스트레스 학설과 같이, 스트레스가 생기면 분비되어 생체의 항상성을 유지한다. 평상시의 상태에서는, 하루에 십 수 mg(프레드니솔론<PSL>환산 약 2~2.5mg에 상당)의 코르티솔이 분비된다.

합성 당질 코르티코이드를 스테로이드라고 호칭한다. 코르티솔과 스테로이드는 거의 모든 세포에 발현하는 당질 코르티코이드 수용체(GRα)에 결합한다(8-1). GR은 코르티솔이 결합하면, 입체 구조가 변화해 핵내로 이행해, 전사 공역 인자로 작용해, 전사 조절부위(GRE)를 가지는 다양한 유전자에 결합한다. 그 결과, 당 · 지방질 · 뼈 등의 대사를 조절하는 유전자의 전사를 유도해, 생체의 항상성을 유지한다.

스테로이드도 GR에 결합해, 핵내로 이행한 GR은 AP-1이나 NF-κB 등의 전사 인자의 활성화를 저해한다. 이

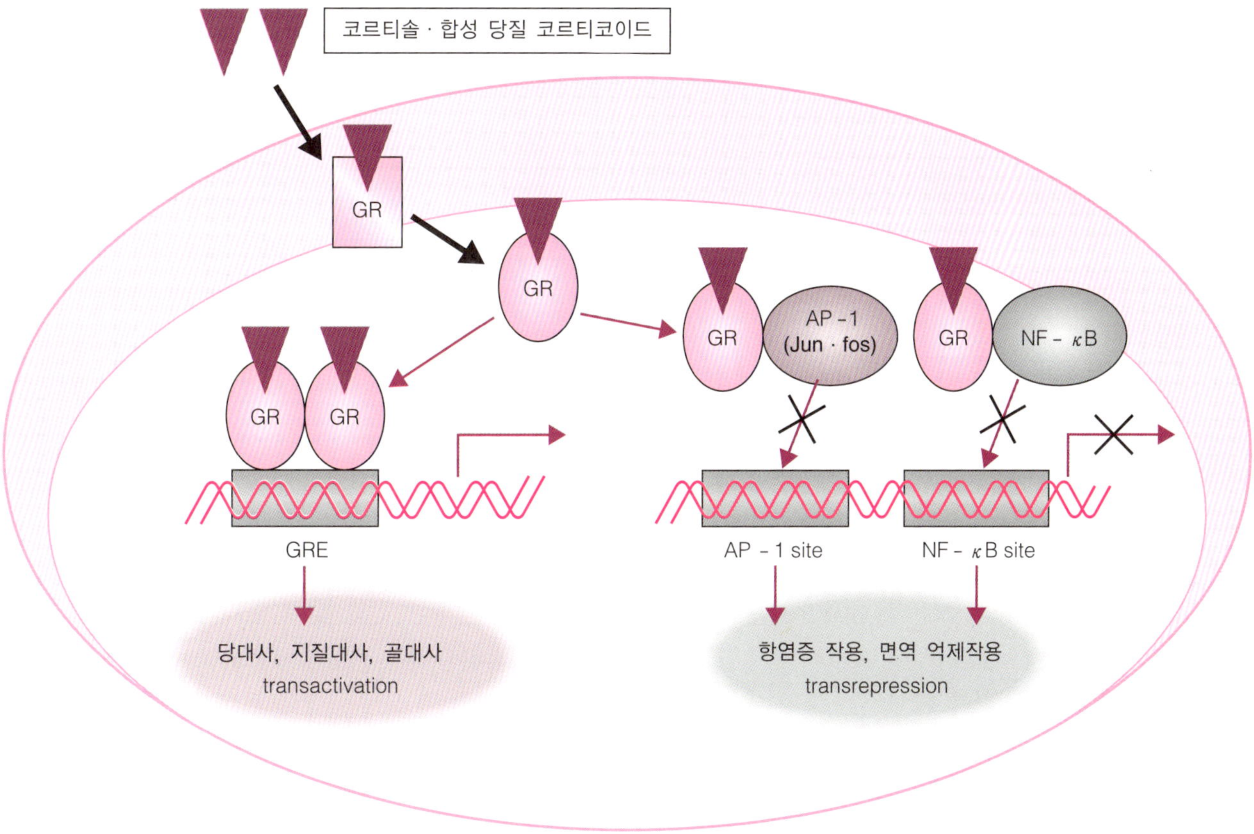

8-1 코르티솔과 합성 당질 코르티코이드(스테로이드)의 작용 기구

스테로이드 소량요법

프레드니솔론(PSL) 0.1mg/kg
혈중농도 1×10^{-8}M
항염증 작용(RA 급성기 등의 단기간 사용)

스테로이드 대량요법

PSL 1mg/kg
혈중농도 1×10^{-7}M
면역 억제 작용(림프구의 GR를 점거 : 장기 장애, 생명적 예후)

스테로이드 펄스요법

메틸프레드니솔론 1,000mg/일(3)
혈중농도 3×10^{-6}M (100mg/mL)
급성 순환부전, 성인 호흡곤란증후군 등(함GR 비의존성 작용)

8-2 스테로이드요법의 용량과 그 사용 목적

RA : 류마티스관절염

러한 전사 인자는 TNF-α 등의 사이토카인, 케모카인, 접착 분자, 사이클로옥시게나아제(COX)-2 등의 염증 병태 형성과 강한 관련이 있는 유전자의 전사를 유도한다. 즉, 스테로이드의 약리 작용은, 이러한 전사 저해를 통한 항염증 작용, 그리고 면역 억제 작용이다.

투여량은 소량 · 대량 · 펄스요법으로 분류할 수 있다

스테로이드의 투여량을, 그 GR의 발현량, 발현 세포 등으로부터 이론적으로 분류하는 것이 가능하다. 스테로이드의 투여량은 소량요법(PSL 환산 0.1mg/kg/일), 대량요법(1mg/kg/일), 펄스요법으로 대별된다(8-2). 교원병의 치료에서는, 「상용량의 PSL 30mg/일을 사용」 등으로 기술되어 있지만, 이 수치는 경험적인 용량이며 이론적 근거는 거의 없다.

스테로이드는, 염증 형성에 관여하는 조직 매크로 살균 바이러스 등에 많이 발현하는 GR과 결합해 앞서 말한 전사 인자의 활성화를 저해하여, Il-1, TNF-, COX-2 (PGE_2) 등의 생산을 제어하고, 항염증 작용을 발휘한다. 따라서, 항염증 작용이나 해열진통 작용을 기대하려면 매크로 살균 바이러스 등에 발현하는 GR를 통해 스테로이드 소량요법(PSL 환산 0.1mg/kg/일 : 체중 50kg의 경우는 5mg=PSL 1정)으로 충분한 작용을 발휘한다.

면역 억제를 목적으로 한 스테로이드 투여에서는, 림프구를 중심으로 한 면역 담당 세포상의 GR를 표적으로 한다. 림프구는, 생체내를 상시 재순환해 GR 해리 정수가 높은 것 등의 특성을 가진다. 따라서 계산상은 PSL 환산 1~1.5mg/kg/일, 즉, 60kg의 환자에서는 60mg 이상의 대량 투여에 의해 점차 생체내 림프구 등의 GR의 95% 이상이 일정 시간 포화되어 면역 억제 효과가 초래된다.

스테로이드 펄스요법에서는, 메틸프레드니솔론 점적 정맥주사 1,000mg/일을 3일간 연속으로 사용한다. 이 양에서는, 24시간 40μg/dL 이상의 혈중농도를 유지해 생체내의 GR의 거의 모든 구획을 포화할 수 있다. 그러나 실제는 효과, 역효과 모두 GR만으로는 설명할 수 없고, GR 이외의 스테로이드 희귀 수용체의 개재가 시사된다. 또 이러한 대량에서는, GR을 통하지 않는 세포막이나 핵막, 세포질내의 오르가넬라에의 직접 작용이 생각된다. 예를 들어 항종양 효과를 기대한 사용법에서는 이러한 직접적인 세포 장애 작용의 관여를 추측할 수 있다.

부작용 : 기회감염(opportunistic infection)이나 대사이상 등이 생긴다

스테로이드의 위독한 부작용으로서는, 감염증, 소화성 궤양, 정신 증상, 혈전 · 색전, 부신피질기능부전 등을 들 수 있다. 스테로이드 대량요법이나 펄스요법에서는 림프구의 GR를 거의 완전하게 포화하기 때문에 세포성 면역 기능이 저하해, 결핵을 포함한 세균, 폐포자충(Pneumocystis)을 포함한 진균류, 바이러스, 기생충 등의 기회감염증의 기반을 만든다.

한편, 앞서 말한 것과 같이 코르티솔은 GR과 결합한 후 GRE를 갖는 당 · 지방질 · 골대사 등을 조절하는 유전자의 전사를 유도해 항상성을 유지한다. 그러나 생리량 이상의 스테로이드를 투여하면 GRE 영역을 통해 당 · 지방질 · 뼈 등의 대사이상, 즉, 내당능 이상/당뇨병, 고지혈증, 골다공증을 일으킨다. 예를 들어, 스테로이드 골다공증은 PSL 0.071mg의 투여에서도 3개월 이상 사용하면 발증한다고 여겨진다. 즉, 스테로이드에 의한 대사이상에 관해서 「소량이라면 괜찮다」라고 하는 신화는 이론적으로 부정된다.

이론이나 근거에 기초한 적응기준이나 치료지침의 작성이 필요

이상 스테로이드는 기회감염증과 같은 중대한 부작용이나 골다공증과 같은 대사 이상을 일으키는 것을 염두에 두고 안이한 스테로이드요법의 선택이나 어중간한 치료는 회피하는 것으로, 이론이나 근거에 기초를 둔 적응 기준과 치료 지침의 작성의 필요성이 재인식된다. 한편, ORE를 거치지 않고, NF-κB 나 AP-1을 통한 전사만을 제어하는 선택적 GR 모듈레이터(SGRM), 그리고 하류의 시그널 전달만을 선택적으로 제어하는 저해제의 개발이 기대된다.

[Tanaka Yoshiya]

9 합성 당질 코르티코이드의 알도스테론 작용

약리량의 합성 당질 코르티코이드를 치료에 이용하는 경우, 골다공증, 감염증 등의 부작용이 문제가 되는 경우가 많다. 한편, 합성 당질 코르티코이드가 수분전해질 밸런스에 미치는 알도스테론 작용은 매우 적다고 여겨져 임상적으로도 문제로 되는 것은 거의 없다. 그러나 최근, 심장이나 대혈관, 뇌 등의 장기에서는 당질 코르티코이드도 알도스테론의 수용체에 결합할 가능성이 높은 것이 밝혀져 스테로이드요법의 심혈관계 부작용을 다시 볼 필요성도 지적되고 있다.

당질 코르티코이드와 알도스테론 작용

모든 호르몬은 부신피질로부터 분비되어 각각 표적 장기에 존재하는 당질 코르티코이드 수용체(GR), 미네랄 코르티코이드 수용체(MR)에 결합해 독자적인 작용을 나타낸다. GR은 거의 모든 세포에 존재하지만, MR는 신장 뇨세관, 대장 점막, 그리고 뇌, 심장 · 대혈관 등 비교적 한정된 분포를 나타낸다. 여기서, 생화학적으로는 이러한 스테로이드는 어느 수용체에도 결합할 수 있는 등, 당질 코르티코이드와 미네랄 코르티코이드, GR과 MR의 관계는 매우 잉여적(redundant)이며, 각 조직에 있어서의 상세한 작용 기구는 해명되지 않았다. 또, 혈액 중에는 생리적으로는 알도스테론에 비해 1,000배의 당질 코르티코이드가 존재해, MR 발현 조직에도 GR는 존재하기 때문에 이론적으로는 당질 코르티코이드가 GR뿐만 아니라 MR의 리간드(ligand)로서 기능할 것이다. 다만, 신뇨세관 등에서는 내인성 당질 코르티코이드인 코르티솔은 11β hydroxysteroid dehydrogenase type 2(11β HSD2)에 의해 비활성형의 코르티손에 대사되어 알도스테론이 선택적으로 MR에 결합한다. 뇌, 심장 · 대혈관에서는 11β HSD2는 존재하지 않고, GR뿐만 아니라 MR에도 당질 코르티코이드가 결합한다고 생각된다.

알도스테론과 심부전

알도스테론은 나트륨 저류나 마그네슘 및 칼륨 상실을 일으키는 것 이외에 교감신경의 활성화나 부교감 신경의 억제, 심근 및 혈관의 섬유화, 압수용체의 기능부전 및 혈관 장애의 촉진, 동맥 탄성의 장애에 관여해, 심부전의 병태 생리에 대해도 중요한 역할을 담당하고 있다. 이러한 작용의 상당수는 MR을 통한 것이라고 생각되고 있다. 최근, Randomized Aldactone Evaluation Study(RALES)에 있어 알도스테론 길항제인 스피로노락톤에 의해 중증 심부전 환자의 사망률이 저하하는 것이 보고되었다(Bertram Pitt, et al : N Engl J Med 1999 ; 341 : 709~717). 즉, MR 과잉 활성화는 심부전의 악화 인자라고도 할 수 있다. 스피로노락톤의 경우, 수용체 선택성이 낮은 것으로부터, 여성화 유방 등의 부작용도 문제가 된다. 에프레네론 등 보다 MR 선택성이 높은 약제도 이미 임상에 이용되고 있다.

합성 당질 코르티코이드 장기 투여하에 있어서는, 특히 심혈관계에 대해 MR 과잉 활성화에 수반하는 조직 장애가 축적할 가능성도 있는 것은 부정할 수 없다. 앞으로 임상가는 스테로이드요법 중에 심혈관계의 것보다 상세한 평가를 실시하는 등 말하자면 잠재적인 부작용의 검증을 실시할 필요도 있다. 그 여하에서는, MR에는 결합하지 않고 GR에 매우 선택성이 높은 합성 당질 코르티코이드를 개발 · 도입하는 것도 고려되어야 하는 것이다.

[Tanaka Hirotoshi]

적응증과 사용법

1 스테로이드 사용의 원칙

필요충분량을 적정 기간 사용하는 것이 요령

당질 코르티코이드(GC, 부신피질스테로이드)는, 용량과 사용 후의 시간 경과에 따라, 실로 다양한 효과를 나타낸다. 또, 환자의 정신적 · 신체적 상태에 따라 개개의 증례에 있어서의 필요량 · 충분량이 크게 변화한다.

'스테로이드 사용의 원칙'은 '필요충분량을 적정 기간 이용하는 것'이지만, 상기의 사정에 의해 그것이 반드시 쉬운 것은 아니다.

작용에 따라 효과 발현량 · 시간이 다르다

1-1에 GC 스테로이드의 각종 작용과 그 작용을 발현하는데 필요한 투여량, 작용을 발현하는 데 필요한 투여량, 작용 발현에 필요한 시간의 개략을 나타낸다.

호르몬 작용

GC 스테로이드 호르몬 작용이 저하하면 Addison병의 증상과 유사한 증상이 나타난다. 이것을 1-2에 나타낸다. 전신 탈진감, 발열이 거의 전례에 나타나 소화기, 근육 · 관절증이 80~90%, 정신 신경 증상은 약 70%로 출현 빈도가 높다. 이 때문에, 초기 증상은 감기로 오인할 가능성이 있다. 스테로이드 이탈 후 오랫동안 비특이적 증상을 호소하는 경우가 있지만, 일반적으로 비교적 소량의 GC 스테로이드의 재투여로 대처가 가능하다.

항쇼크 작용

큰 부상, 대수술, 중증 감염 등의 신체적, 또는 거기에 더해 정신적인 고도의 스트레스에 노출되면 급속히 소화성 궤양이나 급격한 혈압 저하, 의식 장애 등의 쇼크 증상을 초래해 사망하는 경우도 있다. 이러한 경우에는, 급속한 GC 스테로이드의 보급이 필요 불가결하다. 예를 들어, GC 스테로이드 투여를 받고 있는 기관지천식환자가 대수술을 받을 때 등에, GC 스테로이드는 감염을 초래하거나, 상처의 치료를 늦추는 등의 염려 때문에 의사로부터 GC 스테로이드를 휴약하라는 지시가 나오는 경우가 있다. 그러나 강한 스트레스는 GC 스테로이드 호르몬의 수요를 높이므로, 오히려 수술 수일 전부터 GC 스테로이드를 증량해 두는 편이 안전하다. 물론, 수술 후 2~3일 문제가 없으면, GC 스테로이드 투여량은 원래대로 되돌려도 문제는 없다.

항염증 작용

기관지천식이나 아토피 피부염 등의 병태에는, 알레르기성 염증(호산구성 염증)이 크게 관여하고 있다고 생각되고 있다. 아토피성 질환에 있어서의 GC 스테로이드의 작용 기전은 오랫동안 불명으로 여겨져 왔지만, 현재는 GC 스테로이드의 항염증 작용에 의한다고 생각되고 있다. 이러한 경우, GC 스테로이드의 효과는 프레드니솔론(PSL) 환산 수 mg/일로 매우 분명하게 나타나 10mg/일 정도까지 용량 의존적으로 효과가 증강해, 그 이상으로 증량해도 추가적 효과는 나타나지 않고, 오히려 부작용을 증강한다. 그 때문에 이러한 경우에는, GC 스테로이드의 증량 투여는 부적당하다고 생각되고 있다.

또, 많은 류마티스 질환에서도 GC 스테로이드는 유효하지만, 그 효과의 일부는 항염증 작용에 의하는 것이라고 생각된다. 그 근거의 하나로서 예를 들어 강피증에서는 일반적으로 CRP의 상승이 나타나지 않고, GC 스테로이드는 뚜렷한 효과를 나타내는 것은 적지만, CRP가 상승하고 있는 예에서는 비교적 소량의 PSL로 급성기 증상(발열 등)의 개선이 나타나는경우가 많다. 또 류마티스관절염이 많은 예에서는, 수 mg/일의 PSL로 증상이 매우 분명하게 개선해 증량에 따라 효과가 15mg/일 정도까지 증강하지만, 15mg/일 정도 이상의 증량에서는 추가 효과를 거의 기대할 수 없다. 이상과 같은 경험으로부터, 20mg 미만의 PSL은 주로 항염증 효과를 기반으

1-1 GC 스테로이드의 작용과 효과 발현량, 효과 발현 시간

	효과 발현량(개략) (PSL 환산)	효과 발현 시간
호르몬 작용	수 mg/일	수 분
항쇼크 작용	100~1,000mg/시	수 분~수 시간
항염증 작용	<20mg/일	수 시간
조직구축개변작용(리모델링)	30~60mg/일	수 일~수 주간

1-2 GC 스테로이드 호르몬 저하증의 임상 증상

1. 전신 증상 : 탈력감, 이피로감, 발열, 체중감소
2. 소화기 증상 : 식욕부진, 구역, 구토, 복통
3. 근육 · 관절 증상 : 근육통, 관절통
4. 정신 신경 증상 : 두통, 불안, 불면, 경련, 의식장애
5. 기타 : 저혈압, 공복 시 저혈당, 저나트륨혈증, 고칼슘 혈증

DNA → 메신저(m) RNA → 단백질

전사(transcription) 번역(translation)

1-3 DNA 정보 전달계

로 갖는다고 생각된다.

조직 구축 개변작용

류마티스 질환 중 전신홍반루푸스(Systemic Lupus Erythematosus, SLE)나 다발근육염 · 피부근육염(PM/DM)의 급성기의 치료에는 보통 초기량 30mg/일을 넘는 PSL가 필요하게 된다. 게다가 대량의 PSL로 증상의 개선이 나타나도, 4주 정도는 「전념하여」 투여를 하고 그 후 PSL의 단계적 감량을 개시하지 않으면 다시 심해질 가능성이 강하다고 여겨지고 있다.

대량을 필요로 하는 PSL의 작용 기전은 아직도 명확하지 않지만, 상기의 항염증 작용과 다른 점은 대량을 장기간 사용할 필요가 있다고 하는 점으로, 전자가 말하자면 기능적 작용인 데 비해, 후자는 기질적 작용 기전일 것이라고 추측되는 것이다. GC 스테로이드 작용의 대부분은 다양한 단백의 합성 기구를 통해 발현한다고 생각되고 있다. 더욱 상세하게 말하면, 각종 단백질의 합성을 코드하는 DNA 정보의 전사 과정을 저해해, 그 결과 단백질을 저해하는 것에 기초를 둔다고 생각된다(1-3 참조). 각종 단백질의 스테로이드에의 감수성은 각각 달라, 상기 항염증 작용과의 차이 중 일부는 그것을 반영하고 있을지도 모른다.

[Okudaira Hirokazu]

2 류마티스관절염에 있어서의 스테로이드 치료법

류마티스관절염(RA)은 면역학적 기전에 의해 일어나는 만성 염증성 질환이다. 염증은 주로 관절에서 일어나지만, 가끔 관절 외 증상으로서 간질성 폐렴, 흉막염이나 혈관염에 의한 제 증상을 초래한다. 만성적으로 염증이 지속하는 결과, 각 장기에 아밀로이드증을 일으키는 경우도 있다. RA에 대해서 소량의 스테로이드는 강한 항염증 작용을 나타낸다. 또 관절 외 증상에 대해서는 중등~대량 스테로이드가 필요한 경우가 많다. 그러나 스테로이드의 투여에 있어서는, 치료 효과와 부작용의 밸런스를 고려해야 한다. 가능한 한 저용량의 사용에 그쳐 항상 감량을 유의해야 하는 것이다.

RA에의 스테로이드 사용은 보조적이지만 유용성은 높다

최근 RA의 치료법은, 면역억제제와 함께 생물학적 제제의 등장에 의해 비약적으로 진보했다. 이 때문에 RA에 있어서의 스테로이드 사용은 이전보다 더 보조적인 배후사정을 강하게 갖게 되었다. 그러나 여전히 그 유용성은 높고, 특히 질환 활동성이 높을 때에 그 활동성을 억누르기 위해서나 질환 수식성 항 류마티스제(DMARDs)가 효과를 발현할 때까지의 사이의 중개로서 사용된다.

임상효과 : 자각 증상의 뚜렷한 개선

RA에 대해 스테로이드는 소량으로 강한 항염증 작용, 프레드니솔론(PSL) 환산 30mg/일 이상에서 면역 억제 작용을 기대할 수 있다. 환자에게 스테로이드를 투여하면, 다음날에는 아침의 경직, 관절통 등의 자각 증상이 개선하는 등 비교적 신속하게 그 효과가 발현하는 경우가 많다. 또, 관절 종창, 열기, 압통관절, 혈침, CRP 등의 검사 소견도 개선한다. 자각 증상의 매우 분명한 개선이 나타나는 경우가 많기 때문에, 미리 충분한 설명을 실시해 스테로이드의 유용성 및 일어날 수 있는 부작용에 대해 설명해 두지 않으면 환자가 스테로이드에 의존하게 되어 감량이 곤란하게 되는 일이 있으므로 주의를 필요로 한다.

스테로이드 소량 투여는 플라세보 또는 DMARDs 투여에 비해 골미란의 진전 억제 효과가 우수한 경우도 몇몇 연구에 의해 보고되고 있다.

스테로이드의 적응은 병태, 개인적 · 사회적 요인을 고려

최근 RA는 조절이 불량하면 관절기능 뿐만 아니라 생명 예후를 좌우하는 질환이며, 환자의 ADL 저하에 의해 경제적으로도 악영향이 있는 것이 보고되고 있다. 따라서 스테로이드의 적응은 병태, 개인적 요인, 사회적 요인 등을 포함해 생각할 필요가 있다.

절대적 적응으로서 질환 활동성이 매우 높은 경우, 발열, 체중 감소, 빈혈 등의 전신 증상을 수반하는 경우, 관절 외의 장기 장애가 있는 경우(간질성 폐렴, 흉막염 등), 혈관염을 수반하는 경우(악성 류마티스관절염), 다제 내성으로 질환 활동성이 높은 경우, 타제가 부작용 때문에 사용할 수 없는 경우 등이 있다.

상대적 적응으로서 염증이 격렬한 RA에 DMARDs의 효과가 나타날 때까지의 브릿징으로서 사용하는 경우, 임신 희망 시, 임신 시에 DMARDs, 면역억제제나 비스테로이드 항염증제(NSAIDs)를 중지했을 경우, 여행이나 관혼상제 시의 즉흥적인 사용의 경우, 고령자, 간 · 신기능 장애인 등에서 질환 활동성이 높음에도 불구하고 DMARDs의 사용이 곤란한 경우 등을 생각해야 한다(2-1).

투여에서는 DMARDs 및 PSL의 적응을 잘 검토한다

최근 RA의 치료는 종래의 피라미드 방식에서, 조기부터 적극적으로 유효한 치료를 실시하고 질환 활동성을 조절하는 것으로 골파괴의 진전을 일으키지 않도록 하고, 완화되면 치료를 가볍게 해 적절한 유지요법을 실시하는 것으로 바뀌었다. 스테로이드의 사용도 그 일환으로서 볼 수 있다. 관절 증상이 주체이고 질환 활동성이 매우 높은 RA에 대해(이 경우 입원, 진단, 치료를 하는 경우가 많음), 중등량 이상의 PSL을 투여해 그 반응을 확인한 후 수일에 걸쳐 신속하게 점감해 10mg/일 이하로 하는 방법이나, 히드로코르티손 100mg/일을 3일간 투여하는 스테로이드 미니 펄스요법을 실시해, 그 후 PSL 10mg 이하의 투여를 계속하는 방법 등은 DMARDs의 효과 발현까지의 도입, 브릿징을 실현해 신속한 질환 활동성 조절에 공헌하는 경우가 있다. 또, 외래로 조절가능한 중등도까지의 질환 활동성 RA 환자에 대해서 DMARDs의 처방을 개시하는 것과 동시에 5~10mg/일의 PSL을 추가하는 경우도 있다. 이 때 중요한 것은 DMARDs 및 PSL의 적응을 우선 잘 검토하고 효과, 부작용에 대해 충분히 설명하는 것이다. 부작용의 유무를 신중하게 모니터 해 대응할 수 있으면, PSL의 효과가 조기에 나타나 환자로부터 신뢰를 얻을 수 있다. 일반적으로 부작용의 발현을 억제해 내인성 스테로이드 분비 기능을 유지하기 위해, 저녁의 스테로이드 내복은 피해야 하지만, 아침 증상이 강한 환자에서는 아침, 저녁으로 분배하면 극적으로 증상이 개선하는 일도 자주 경험한다. 단관절염으로 증상이 강할 때는 스테로이드 관절강내 주사를 실시하는 경우가 있지만, 이것은 어디까지나 일시적 조치이며 전신의 면역 이상을 조절하려는 생각을 가져야 하는 것이다.

관절 외 증상을 수반하는 경우, 스테로이드의 투여량은 각각의 병태에 의해 바뀌어 온다. 간질성 폐렴을 합병하고 있어도, 급성 경과인지, 진행성인지, 스테로이드에의 반응성이 양호한 조직상이 예상되는지 등에 따라 치료법, 스테로이드 투여량이 바뀐다. 흉막염의 경우 P0L 20mg/일 정도로 경과가 양호하다고 하는 것이 많다. 혈관염을 수반하는 악성 류마티스관절염의 경우는 PSL 40~60mg/일의 대량의 스테로이드나 스테로이드 펄스요법을 필요로 한다. 충분한 효과를 얻을 수 없는 경우나, 스테로이드 스페어링을 꾀하는 경우는 면역억제제를 병용한다.

2-1 RA에 대한 스테로이드의 적응과 PSL 용량

		PSL 용량(mg/일)
절대적 적응	질환 활동성이 매우 높음	20~40부터 수일 단위로 감량 스테로이드 미니 펄스(히드로코르티손 100mg/일×3일)
	관절 외 증상이 있음	
	발열	~20
	간질성 폐렴	경과, 활동성, 예상조직상에 따름. 경과관찰, 40~60, 펄스요법
	흉막염	20~40
	공막염, 홍채염	국소요법 또는 20~40
	혈관염을 수반함(악성 류마티스관절염)	40~60, 펄스요법
	다제 내성으로 질환활동이 높음	~15
	타제는 부작용 때문에 사용하지 않음	~15
상대적 적응	브릿징	5~10
	임신 희망, 임신 중	~15(30까지는 태아에게 영향을 주지 않는다)
	여행, 관혼상제	~10(일시적으로 추가)
	질환 활동성이 높은 초고령자	~15

부작용을 예방하고 적은 유지량까지 신중하게 감량해간다

스테로이드를 장기간 연속 외용한 경우, 어떻게 해도 피할 수 없는 부작용이 존재한다. 또, 급격한 감량에 의해 리바운드나 금단증후군, 그리고 갑자기 중지했을 경우에는 부신부전을 초래하는 경우가 있다. 따라서 감량은 질환 활동성이나 환자의 PSL 반응성을 고려해, 수 주간부터 수 개월 간격으로 10% 정도의 감량 폭으로 하여, 신중하게 실시한다. 또, 환자에게는 자기 판단에 따라 마음대로 중지하지 않도록 충분히 교육을 해야 한다. 당뇨병, 고혈압, 고지혈증, 소화성 궤양이 문제가 되는 경우가 있다. 특히 골다공증에 관해서는 환자의 ADL, 나아가서는 예후에도 영향을 줄지도 모르는 문제이기 때문에 확실한 예방이 필요하다. 최근, 비스포스포네이트(bisphosphonate) 제제의 등장에 의해 유효한 예방을 할 수 있을 가능성이 생겼다. 감염성에 대해서는 환자 배경, 제제, 투여량, 병용제에 따라서 다르지만 일반적으로 PSL 20mg/일 이하에서는 그 위험은 감소한다고 여겨진다. 어떤 부작용도 PSL 5~10mg/일 이하이면 꽤 적거나 위독하지 않은 경우가 많기 때문에 치료 대상, 목표를 명확하게 해 효과가 달성되었다면 가능한 한 적은 유지량으로 감량해 나가는 것을 유의해야 한다.

[Chino Yusuke, Tsutsumi Akihito, Sumita Takayuki]

3 류마티스관절염에 있어서의 스테로이드 치료

소량에서 강한 항염증 작용, 대량에서 면역 억제 효과가 있다

스테로이드는 소량으로 강한 항염증 작용을 가져, 프레드니솔론(PSL) 환산 40mg/일 이상의 대량에서는 면역 억제 효과를 나타낸다.

류마티스관절염(RA)의 원인은 불명하지만 유전적 소인에 감염 등의 외적 인자가 가세해 활성화 된 T세포가 관절 활막에 침윤하여 매크로 살균 바이러스를 활성화해 IL-1β, TNF-α 등의 사이토카인을 방출시킨다. 그것에 의해 더욱 활막세포, 혈관내피, 침윤 림프구에서 IL-6, IL-8 등의 염증성 사이토카인이 생산되어 혈관 신생이나 활막증식이 일어나 활막염이 진전한다. 사이토카인은 또 파골세포를 자극하여 골흡수를 촉진하고, 연골 세포에 작용해 연골을 파괴한다.

스테로이드는 매크로 살균 바이러스에 작용해, IL-1의 분비를 억제하는 작용을 가진다. IL-1은 T세포의 IL-2 생산을 자극해 항체 생산을 촉진하지만, 스테로이드는 IL-2의 분비도 억제한다. 그리고 항원 제시에 필요한 HLA-DR 항원의 발현을 억제하는 것으로부터 류마티스 인자의 생산 억제로 연결된다. 스테로이드에 의해 매크로 살균 바이러스, 호중구는 리포코르틴을 생산해, 그 포스포리파아제 A_2 저해 활성에 의해 프로스타그란딘(PG), 로이코트리엔(LT)의 원료가 되는 아라키돈산 생산을 저하시킨다. 또 스테로이드는 IL-1분비 억제를 통해, 활막세포, 연골세포, 섬유아세포로부터의 활성 산소, 콜라게나아제, 에라스타아제 등의 효소, PGE_2, LT-B_4 등의 화학 매개체의 분비를 억제해 항염증으로 작용한다. 그리고 스테로이드는 IL-1, PGE_2에 의한 파골세포의 활성화, IL-2 자극에 의한 T세포로부터의 파골세포 활성화 인자 생산을 억제해 골흡수를 억제한다.

소량의 스테로이드는 RA의 치료법으로서 유용

RA 환자에게 10mg/일 이하로 소량의 스테로이드를 투여하면 아침의 경직, 관절통은 다음날부터 개선하고, 타각적으로도 관절 소견 및 혈침, CRP, 빈혈 등의 검사 소견도 개선한다. Saag 등은 메타 해석에 의해, 약 7개월에서 스테로이드는 플라세보, active drug control에 비해, 관절염을 개선시켜 항류마티스제와 같은 효과를 가진다고 보고하고 있다. 그러나 Ichikawa(市川) 등은 PSL 1일 5mg, 10mg의 소량 투여로 혈침, 관절염에 관해서 의미가 있는 개선이 나타나지만, 6개월 이후는 효과가 지속하지 않는다고 하고 있다. 한편, Harris 등은 종래의 치료에 가세해 PSL 3mg과 플라세보와의 이중 맹검 시험을 24주간 실시해 PSL 투여군에서 6개월 후 골미란의 출현이 적고, 소량의 PSL은 NSAIDs와 질환 수식성 항류마티스제(DMARDs) 사이의 중개적 치료로서 유효하다고 되어 있다. Kirwan 등은 조기의 활동성 RA 128명에 대해, 무작위 삼중 맹검법으로 PSL 7.5mg과 플라세보의 비교 시험을 2년간 시행했다. 스테로이드 이외의 가능한 치료는 Lasen index이며 골미란의 진전을 의미 있게 억제했다고 보고하고 있다. 이러한 성적은 소량의 스테로이드가 RA의 치료제로서 유용한 것을 나타내고 있다.

스테로이드의 적응은 치료 효과와 부작용에 의해 결정된다

스테로이드의 RA에 대한 적응은 치료 효과와 각 투여량에 있어서의 부작용의 밸런스에 의해 결정하지 않으면 안 된다(3-1).

절대적 적응

발열, 체중 감소, 빈혈 등의 전신 증상이나, 관절 외의 장기(臟器) 증상을 가지는 증례에서는, 중등량 또는 대량을 사용한다.

고열을 수반하는 청년성 류마티스관절염(성인 발증을 포함)에 대해서는 PSL 30mg/일 전후를 1일 3~4회로 균등하게 나누어 복용시킨다. PSL은 반감기가 짧고, 약이 끊어지는 때에 발열하는 일이 있으므로, 균등하게 나누어 복용해 혈중농도를 일정하게 하는 것이 필요하다.

혈관염을 수반하는 악성 류마티스관절염에서는 40~60mg/일의 대량의 PSL을 필요로 한다. 고혈압 등의 부작용이 있으면 동역가의 메틸프레드니솔론으로 변경한다. 덱사메타손, 베타메타손은 가장 강력한 스테로이드이므로 PSL이 효과가 없는 경우, 변경하면 유효한 경우가 있다.

그렇게 해도 충분한 효과를 얻을 수 없는 경우 또는 감량을 꾀하는 경우는 면역억제제를 병용한다.

3-1 스테로이드의 적응

절대적	관절 외 증상(장기 장애)을 갖는 예 Still병(성인 발증) 악성 류마티스관절염(혈관염을 수반)
상대적	항류마티스제가 무효, 또는 부작용 때문에 사용할 수 없는 활동성, 행진성의 증례 진행성 증례 임신 시
사회적	생활 때문에
개인적	관혼상제, 여행 등

상대적 적응

다른 약물요법이 무효의 활동성으로 진행성의 RA나 타제는 부작용 때문에 사용할 수 없는 RA에 대해서는 상대적인 적응이 있다. RA의 골파괴를 막는 효과도 보고되고 있어 조기에 잘 사용하는 것에 의해 완화될 수도 있다. 염증이 격렬한 RA에, DMARDs 효과 발현까지의 시간을 버는 의미에서도 5~15mg/일의 스테로이드를 투여한다. 효과가 있으면 1mg/일 단위로 감량한다. 분말은 맛이 쓰기 때문에 1mg의 정제가 복용하기 쉽다.

내인성으로 부신에서 분비되는 당질 코르티코이드는 PSL 환산으로 약 4mg/일이다. 밖으로부터 5mg/일을 투여하면 내인성 스테로이드 분비는 1~2mg으로 억제되어 결국 2~3mg 증가하는데, 분명한 증상의 개선이 나타난다. 1일 10mg의 투여에서는 내인성 스테로이드는 완전하게 억제된다. 투여량을 불과 1mg 감량해도 4~5일은 매우 분명하게 관절통이 악화되어, 1~2주 만에 감량 이전으로 돌아온다. 스테로이드에 의해 억제되고 있던 염증 반응의 리바운드라고 생각된다. 감량은 1mg/일씩 실시하며 격일 투여나 간헐 투여는 비투여일에 증상이 악화되어 환자가 괴로우므로 실시하지 않는다. 병세가 악화되었을 때는 직전의 양보다 조금 많은 양으로 되돌린다.

임신 중, 또는 임신을 희망하는 여성에게는 최기성을 고려해 DMARDs나 면역억제제는 사용하지 못하고, 또 NSAIDs도 PG억제 작용에 의해 바람직하지 않기 때문에 소량의 스테로이드로 조절한다.

소량이어도 장기간 복용하고 있어 부신부전이 걱정스러운 경우에는 수술, 사고, 출산 당일은 3배로, 다음날은 2배로 증량하고, 그 후 원래의 양으로 되돌린다.

사회적 적응

경제적으로도 사회적으로도 일을 반드시 해야 하는 사람에게는 속효성을 기대해 사용한다. 투여법은 상대적 적응과 같다.

개인적 적응

관혼상제 등의 사회적 행사나 즐거움을 위한 외출 시에 돈용(頓用)으로 소량 투여한다. 그 경우에는 리메타손® 4mg의 정맥주사가 지속성이 있어 사용하기 쉽다.

관절내 주사

관절염이 1~2개의 대관절에 국한되어 있는 경우에는 덱사메타손(데카드론®)이나 트리암시놀론아세토니드(케나콜트-A®) 등 스테로이드의 관절내 주사도 유용하다. 그러나 여러 차례의 사용은 조심해야 한다.

장기 연속 외용으로 효과 감약, 이탈 곤란, 부작용을 발생시킨다

스테로이드를 장기 연속 외용하는 것에 의해 3-2와 같은 문제점이 발생할 수 있다.

급격한 감량은 원병의 재연(再燃)이나 금단증후군을 일으킨다. 스테로이드 투여에 의해 시상하부 뇌하수체 부신계는 억제되어, 스테로이드 중지 후에도 회복에 길게는 1년을 필요로 한다. 환자의 자기 판단 등으로 스테로이드를 갑자기 중지하면 부신부전 증상을 나타내므로, 복약 중인 환자에게는 부디 임의대로 중지, 감량하지 않도록 주의를 준다. 식후라고 지시받아 식사를 하지 않았으니 복용하지 않았다고 하는 예나 구토 때문에 약이 흡수되지 않고 부신부전 증상에 빠져 입원하는 예를

3-2 스테로이드 장기 연속 외용의 문제점

효과 감약	
이탈곤란	반동 현상, 금단증후군
부작용	골다공증, 당뇨병, 소화성 궤양, 감염성, 고지혈증, 동맥경화, 녹내장, 고혈압, 보름달형 얼굴

경험하는 경우가 있다. 또, 그 속효성 때문에 의존성이 생겨 이탈이 곤란해지는 경우가 있다. 그 때문에 부작용이 여러 사람에게 알려져, 반대로 스테로이드의 복용이 완고하게 거절되는 경우도 있다. 모두 스테로이드에 대한 올바른 지식을 교육할 필요가 있다.

스테로이드의 부작용은 투여량, 제제에 따라 다른데 위독한 부작용은 10% 이내이며 10mg/일 이하에서는 매우 적다. 부작용을 줄이기 위해 격일 투여를 하는 경우가 있지만 비투여일의 효과가 줄어들기 때문에, 현재는 연일 투여 쪽이 권장된다. 또, 소량에서도 RA의 경우는 1일 균등하게 3회, 또는 4회로 나누어 투여로 해 혈중농도를 일정하게 하는 것이 환자는 편하다. 부작용을 줄이려면 치료의 목적을 명확하게 해 필요 최소량을 투여하는 것으로, 효과가 나타나면 환자와 의사 모두 감량의 마음가짐을 갖는다.

[Hara Masako]

4 류마티스관절염에 있어서의 사용 목적

류마티스관절염(RA)에 스테로이드를 사용하는 목적은 통증을 포함한 증상의 경감과 질환 활동성의 억제이다. 또, 이러한 유효성이 조기에, 보통 1일 이내에 나타난다고 하는 장점을 가지고 있다. 스테로이드를 RA 환자에게 사용해야 할 것인지 어떤지에 관해서는, 부작용의 문제도 있어, 전문의 사이에 아직 완전한 의견의 일치는 보지 못했다. 그러나 다른 질환 수식성 항류마티스제(DMARDs)와 병용하면서, 유효성을 인정하는 최소용량을 사용하는 것으로 유용성을 이끌어 낼 수 있다. 실제의 임상 현장에서도 많은 환자에게 장기에 걸쳐 사용되고 있어 유용성을 실감하고 있는 전문의가 많다고 생각된다.

사용 목적 : 관절통 등의 증상 경감

RA에 스테로이드를 사용하는 목적은 질환 활동성이 높고 통증의 호소가 강한 경우에 조기에 증상을 경감해 일상생활에의 영향을 줄이는 것이다(4-1). 보통은 프레드니솔론 5mg 이하의 소량으로 이용한다. 관절통 등의 증상 경감 효과는 비스테로이드 항염증제(NSAIDs)보다 강하게 나타나는 경우가 많다. 또 스테로이드는 질환 활동성의 억제 효과도 갖는다. 그러나 스테로이드 단독으로 질환 활동성 억제를 목적으로 이용하는 것은 드물고, 보통은 다른 DMARDs에 병용하는 형태로 이용한다.

강력한 것은 아니지만 저용량 스테로이드의 골파괴 억제 효과는 존재한다

스테로이드에는 RA의 질환 활동성을 억제하는 작용이 있어, 당연히 골파괴도 억제하는 작용이 있는 것이 예상된다. 그러나 저용량 스테로이드의 골파괴 억제 효과를 임상시험을 통해 입증하는 것은 비교적 최근까지 행해지지 않았었다. 스테로이드의 RA에 있어서의 사용은 약 반세기 이상 전(1949년)에 처음으로 보고되어 다음 해 노벨상을 받았다. 그러나 당시 서양에서 이용되고 있던 투여량(20~40mg)에서는 장기 사용에 의한 부작용이 문제가 되어, 1950년대의 후반에는 대부분의 RA 환자에 있어 투여를 기다릴 수 있는 상황이 되었다. 1980년대에 들어 스테로이드의 효과에 대해 다시 보는 움직임이 일어나 1995년 영국의 Kirwan 등에 의해 처음으로 저용량의 프레드니솔론이 플라세보에 비해 의미가 있게 골파괴의 진행을 억제하는 것이 보고되었다(N Engl J Med 1995 ; 333 : 142). 그들이 이용한 투여량은 7.5mg이었다. 그 후, 네델란드의 Van Everdingen 등은 프레드니솔론 10mg 단독 투여 시험을 실시해, 골파괴의 억제 효과를 관찰하고 있다(Ann Inten Med 2002 ; 136 : 1). 한편, 다른 영국의 그룹은 7mg 의 프레드니솔론과 플라세보의 비교에서 X선 소견에 차이는 나타나지 않았다고 보고했다(Capell HA, et al : Ann Rheum Dis 2004 ; 63 : 797). 이와 같이 보고에 의해 결과에 차이가 나타나는 원인에는 시험 방법의 차이 등 다양한 요인을 생각할 수 있는데 저용량 스테로이드의 골파괴 억제 효과는 존재하지만, 강력한 것은 아니기 때문이라고 생각된다.

스테로이드는 DMARDs와 병용한다

스테로이드에는 질환 활동성의 억제 효과나 골파괴의 억제 효과도 어느 정도 나타나는 것으로부터 DMARDs의 요소가 있다고 생각된다. 스테로이드 단독으로는 충분한 질환 활동성의 조절은 얻을 수 없는 경우가 많고, 또 부작용의 문제도 있으므로 다른 DMARDs와 병용을 실시하는데, 임상 효과와 부작용을 평가하면서 환자 마다 최적의 조합과 투여량을 판단할 필요가 있다(4-2).

스테로이드에는 인타로이킨-1(IL-1), IL-2, IL-6, IL-8, 그리고 TNP-α의 생산을 억제하는 작용이 있고, 또 항원제시를 실시하는 MHC 클래스 I 및 클래스 II분자, 접착분자인 E-selectin, P-selectin, ICAM-1, VCAM-1의 발현 억제 작용이 있다. 저용량의 스테로이드 투여에 의해, 실제로 생체내에서 이러한 작용이 어느 정도 발현하고 있는지는 밝혀지지 않았지만 이러한 작용은 병용하는 DMARDs의 효과를 높이는 방향으로 작용할 것이라고 생각된다.

스테로이드는 투여 후 조기부터 질환 활동성 억제 효과가 투여 후 조기부터 나타나므로 질환 활동성이 높은 시기에 비교적 고용량으로 사용하고, 다른 DMARDs의 효과가 나오기 시작하는 시기에 소량의 투여로 전환해 가는 치료법도 생각할 수 있다. 특히 발증 조기는 예후에 중요한 영향을 미친다고 생각되고 있어 질환 활동성의 조절이 특히 중요하다(window of opportunity). 그러나 어느 정도의 스테로이드를 어느 정도의 기간 동안 사용하면 좋은 지에 대해 근거가 되는 임상시험은 보고되어 있지 않다.

NSAIDs에 비해 소량의 스테로이드는 위섬막 장애나 신장 장애, 간 장애는 적고, 보다 안전한 진통 작용을 기대할 수 있다. 스테로이드는 사이클로옥시게나아제-2(COX-2)의 발현 억제 작용도 가진다. 다만, 스테로이드에서는 골다공증의 위험이 생각되며 프레드니솔론 5mg 미만에서는 그 위험은 너무 크지는 않지만, 환자 중에는 폐경 후의 여성도 많으므로 항상 염두에 두어야 하는 것이다. 골밀도의 정기적인 측정이나 칼슘, 비타민 D 제제, 비스포스포네이트 제제의 사용은 고려해야 한다.

스테로이드 투여는 최소 용량으로 실시한다

RA에 있어서의 투여에서는 용량의 조절을 실시하기 쉽기 때문에 가능한 한 프레드니솔론 1mg 정을 이용해야 한다. 또 프레드니솔론의 반감기는 약 16시간이므로

4-1 류마티스관절염에 있어서 저용량 스테로이드의 사용 목적

사용의 조건*
질환 활동성이 높고, 관절이나 전신 증상의 호소가 강하다.

사용 목적
신속하게 증상과 질환 활동성을 감소시키는 것을 목표로 한다.

*이 외에 상부소화관 궤양의 합병 · 기왕이나 임신에 의해 다른 약제의 사용이 어려운 경우도 포함된다. 보통은 다른 DMARDs에 병용하여 사용된다

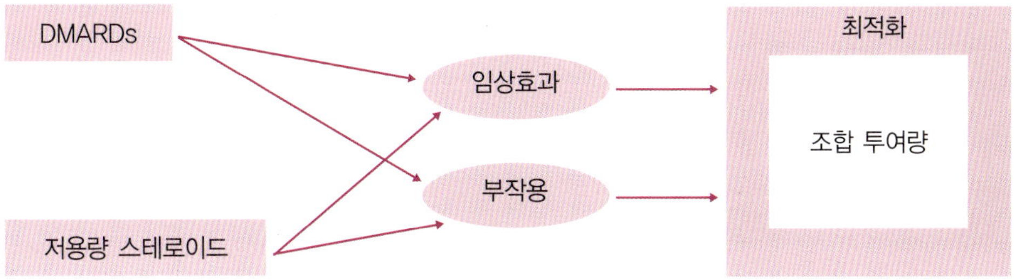

4-2 스테로이드의 RA 치료에 있어서의 위치
저용량 스테로이드는 DMARDs와 병용해 임상 효과와 부작용을 평가하면서 환자마다 최적의 편성과 투여량을 판단할 필요가 있다.

2회로 나누어 투여를 실시한다. 투여량은 질환 활동성을 상세하게 모니터하면서 세세하게 조정해 최소 용량을 이용해야 한다.

DMARDs의 효과가 나타나 질환 활동성이 저하하는 것과 동시에 스테로이드는 감량하고, 나아가 일반적으로는 중지를 고려해야 하는 것으로 되어있다. 그러나 저용량이면, 질환 활동성을 조절할 수 있는 최소 용량으로 계속하고 완전하게 중지할 필요는 없다고 하는 의견이 있다(Conn DL : Ann Rheum Dis 2001 ; 45 : 462). 필자도 이 의견에는 찬성이며, 프레드니솔론 1일량 2~3mg으로 질환 활동성이 조절되고 있으면 굳이 병용중인 DMARDs 증량이나 변경에 의해 반드시 스테로이드 중지를 목표로 할 필요는 없다고 생각한다. RA 환자에서는 시상하부 뇌하수체 부신계의 작용 부전이 시사되고 있어 환자에 따라서는 스테로이드의 사용에 의해 이러한 생리적 상황이 보완될 가능성도 있다. 프레드니솔론 5mg은 생리적으로 분비되는 스테로이드 호르몬의 1일 량에 해당한다.

소량의 스테로이드는 신중하게 사용하면 매우 유용하다

소량의 스테로이드는 NSAIDs형의 작용과 DMARDs형의 작용을 함께 가지고 있다고 할 수 있다. 그리고 효과의 발현이 빠르다는 장점을 가지고 있다. 또, 일반적으로 NSAIDs나 DMARDs보다 저렴하다. 남용하면 매우 위험하지만 질환 활동성을 세세하게 평가하고 부작용에 유의하면서 신중하게 이용하면 유용성이 높은 약제이다.

[Hakoda Masayuki]

5 류마티스관절염에 대한 스테로이드의 장단점

스테로이드의 질환 수식 작용이 주목되고 있다

Hench 등이 류마티스관절염(RA)에 대한 히드로코르티손의 극적인 효과를 보고한 지 50년 이상이 지났다. 당초, 스테로이드는 골파괴의 진행을 억제한다고 생각되었지만, 스테로이드의 장기 투여는 다양한 부작용을 가져왔다. 그리고 스테로이드의 RA에 대한 효과는 장기간 지속되지 않는 것도 밝혀졌다. 그러나 그 후, 소량 스테로이드의 골파괴 진행 억제 효과를 보고한 이래, 스테로이드의 질환 수식 작용이 주목받고 있다. RA에 대한 스테로이드요법의 시비는 아직 결론은 나지 않았지만 상당수의 환자가 스테로이드를 복용하고 있는 것이 현실이다. RA의 약물요법의

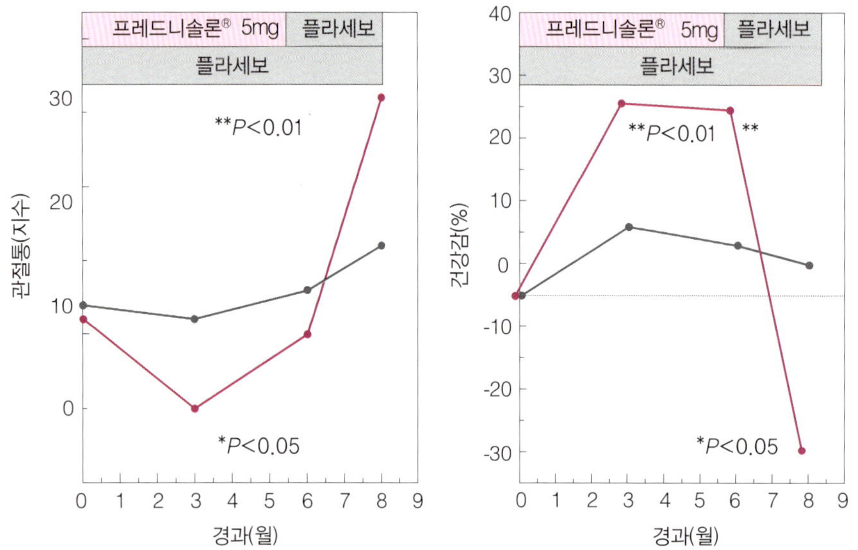

5-1 스테로이드요법 반동(rebound) 현상
(Harris ED, et al : J Rheumatol 1983 ; 10 : 713~721)

위험 인자	요추골밀도 감소	
	회귀계수(95% 신뢰구간)	*p*치
연령	0.010(−0.007, 0.028)	0.240
폐경	0.321(−0.032, 0.673)	0.070
RA 이병 기간	0.02(−0.009, 0.014)	0.685
상지 ADL	0.081(−0.056, 0.219)	0.239
하지 ADL	0.084(−0.059, 0.228)	0.240
골미란 진행	0.026(−0.039, 0.092)	0.417
혈청 CRP	−0.029(−0.063, 0.0057)	0.100
스테로이드 치료	0.543(0.269, 0.817)	0.0003
메토트렉세이트 치료	−0.088(−0.356, 0.179)	0.508

5-2 RA에 수반하는 골다공증의 위험 인자로서의 스테로이드

5-3 스테로이드의 골파괴 진행 억제 효과

	프레드니솔론	플라세보	*p*
평균 Larsen score (Larsen units)			
Year 0	2.65	6.23	0.479
Year 1	3.38(0.73)	9.86(3.63)	0.033(0.052)
Year 2	3.37(0.72)	11.60(5.17)	0.002(0.004)

괄호 안은 Year 0으로부터의 변화율

(Kirwan JR : N Engl J Med 1995 ; 333)

	프레드니솔론	플라세보	*p*
골미란을 나타낸 손의 X선 사진(%)			
Year 0	30.2	30.3	0.2498
Year 1	31.1	43.9	0.0420
Year 2	33.3	56.0	0.0003
Year 3	37.6	67.3	0.0000
평균 Larsen score (Larsen units)			
Year 0	1.39	1.57	0.7318
Year 1	1.57	2.18	0.0466
Year 2	1.72	4.48	0.0067
Year 3	2.39	7.13	0.0009

(Hickling P, Jacoby RK, Kirwan JR : Br J Rheumatol 1998 ; 37)

최종 목적은 관절 파괴의 진행 억제와 관절 기능 유지인 것이나, 매우 조기의 강력한 치료는 RA의 경과를 바꿀 가능성이 있는 것으로부터 RA 치료에 있어서의 스테로이드의 역할은 앞으로 변화해 나갈 가능성이 있다.

단점 : 효과의 감약과 반동 현상, 부작용

효과의 지속성과 반동 현상

RA에 대해서는 소량 투여가 원칙이다. 일반적으로 소량 스테로이드가 어느 정도의 양인지는 명확한 정의는 없다. 소량 스테로이드로서 임상시험이 시행되고 있는 것은 프레드니솔론(PSL) 환산 10mg/일 이하이다. PSL 10mg으로부터 개시해 3개월 이후 6mg을 투여한 군, 5mg으로부터 개시해 3개월 이후 3mg를 투여한 군, 3mg의 투여를 계속한 군을 비교 검토하면, 10mg, 5mg 군 모두 투여 1개월 후에는 의미 있게 관절 점수의 개선을 얻을 수 있었지만, 6개월 후에는 그 효과는 소실했다. PSL 3mg/일의 계속 투여에서는 관절 점수는 개선하지 않았다. PSL 5mg/일의 효과를 이중 맹검시험으로 검토한 Harris 등의 성적에서도 3개월 후에는 혈침치나 관절통의 개선이 의미가 있었지만 그 효과는 6개월 후에는 현저하게 감약하고 있었다. 그러나 6개월간 건강감의 개선은 지속되고 있었다. 따라서 프레드니솔론 5~10mg/일의 투여는 관절, 전신 증상을 개선시키지만 그 효과는 장기간 지속되지 않는 것을 의미한다.

Harris 등의 검토에서는 6개월 후에 이중 맹검 하에서 스테로이드를 중지했는데 관절통이나 건강감은 현저하게 악화되어 이른바 반동 현상이 나타났다(5-1). 스테로이드의 효과는 서서히 저하하지만 반동 현상을 피하기 위해 투여가 장기화하면 다양한 부작용이 문제가 된다.

RA에 대한 스테로이드요법의 부작용

일반적으로 RA에서는 소량의 스테로이드가 장기 투여되는 경우가 많다. 부작용으로서 문제가 되는 것은 골다공증, 동맥경화, 피부의 비박화, 백내장, 혈압 상승, 고혈당 등이다. Van Everdingen 등의 보고에서도 스테로이드군에서는 체중 증가, 고혈당, 척추 압박 골절이 많았다. 또, 스테로이드 복용 RA 환자에서는 관동맥경화와 관련된 심전도 이상의 빈도가 많았다고 하는 보고가 있다.

필자의 검토에서는 PSL 평균 6mg/일을 복용하고 있는 RA 환자에서 비복용자에 비해 요추골밀도가 감소하고 있는 증례가 많았다. RA는 2차성 골다공증을 초래하는 대표적 질환이지만, 요추 골다공증의 위험 인자를 다변량해석으로 해석하면 폐경과 스테로이드 치료가 위험 인자였다(5-2). 따라서 중년 여성에게 자주 발증 해, 일상 활동성이 제한되는 RA에서는 소량의 스테로이드도 골다공증을 유발한다고 생각된다.

장점 : 소량 병용 투여로 골파괴 진행을 억제

영국의 Medical Research Council가 실시한 다시설 공동시험에서는 PSL 20mg/일부터 점차 줄이면서 투여해 2년간 10mg/일 이상 계속했는데, 관절 X선상의 골미란 진행은 스테로이드군이 비스테로이드 항염증제군에 비해 의미있게 적었다. 그리고 1년간 10mg/일을 계속 투여하면 3년째의 효과는 약간 감약하지만, 여전히 유의차는 계속되었다. 골파괴 진행 억제 작용을 기대하려면 스테로이드 단독으로는 10mg/일 이상의 투여가 필요하고, 게다가 그 효과는 해마다 감약해 온다고 생각된다. 그러나 조기 RA 환자에 대해서, 소량 스테로이드를 DMARDs와 병용하면, 의미있게 골파괴 진행을 억제하는 것이 보고되고 있다. Kirwan은 발병 2년 이내의 RA 환자에서, DMARDs 등 다른 치료는 자유롭게 해 PSL 7.5mg/일과 플라세보의 이중맹검 비교 시험을 실시했다(5-3). 관절통에 대한 효과는 6개월까지 스테로이드군이 우위였지만, 6개월 이후는 양 군에서 차이는 없었다. 그러나 스테로이드군에서는 골파괴의 진행이 2년간에 걸쳐 의미있게 억제되고 있었다. 시험 종료 후, 스테로이드는 점감이 중지되었지만, 이중 맹검인 채로 또 1년간 골파괴의 진행도를 추적했다. 중지 후 1년간의 골파괴 진행도는 양 군에서 유의차는 없고, 스테로이드 중지 후 골파괴가 다시 진행한 것을 의미한다.

Van Everdingen 등은 발증 1년 이내의 활동성 조기 RA 환자 81예를 스테로이드군(PSL 10mg/일)과 플라세보군으로 무작위로 나누어 이중맹검 비교 시험을 2년간 실시했다. 6개월째부터 양 군 모두 설파살라진(Sulfasalazinc)을 병용했다. 골파괴 진행률은 1년째, 2년째 모두 스테로이드군이 의미가 있게 적었다.

앞으로의 과제 : DMARDs와 조합시켜 초기 억제에 사용

임상적인 증거를 종합하면 스테로이드 소량 투여는 DMARDs와의 병용에 대해 중기적인 골파괴 진행 억제 효과가 있다고 생각된다. 그러나 스테로이드 중지 후, 골파괴 진행이 다시 시작되는 것, 스테로이드 단독 치료의 관절통 개선 효과는 6개월이 지나면 감약 · 소실하는 것, 소량 투여에서도 골다공증 등 부작용이 있는 것이 문제이다. 중기적으로는 골파괴 진행을 억제해 건강감을 증대하는 것으로부터, 사용법에 따라서는 RA 치료에 대해 중요한 역할을 완수할 가능성이 있다. 현재의 DMARDs 치료의 문제점으로는 효과가 늦는 것이나 완화율이 낮은 것이 있다. 뼈 · 연골 파괴는 발병 후, 초기에 진행하므로 신속한 활막염의 억제가 필요하다. 이른바 step-down 방식과 같이, 생물학적 제제나 스테로이드를 DMARDs와 조합해 초기에 활막염을 가능한 한 억제하여, 6개월 이후는 DMARDs요법으로 유지할 수가 있으면, 스테로이드의 장점이 단점을 넘을 가능성이 충분히 있다.

[Suzuki Yasuo]

6 류마티스관절염의 부신피질호르몬요법의 특징 – 환자에게로의 설명, 적응, 투여량의 결정 방법, 증량과 감량의 방법

스테로이드 치료는 의사관리가 필요

활막염의 항염증의 목적으로 사용할 때에는 1일 당 스테로이드(프레드니솔론을 주로 사용하므로 이하 PSL로 한다) 10~20mg의 범위의 투여량 이하로 하고, 유지량으로서는 5mg 이하가 바람직하다. 또, 국소 관절염이 강하고 통증이 강할 때 스테로이드 수용성 현탁액(데포메드롤®)의 관절내 주입이나 건초염에 대한 국소 주입을 실시한다.

관절 외 증상[다발성 신경염, 피부궤양, 지지괴저(指趾壞疽), 상공막염, 간질성 폐렴, 장관경색 등]을 갖는 악성 류마티스관절염에 대해서는 면역 억제 작용과 항염증 작용을 위해 PSL 40mg 이상을 투여하는 경우가 있다. 또, 간질성 폐렴의 급성 악화에서는 스테로이드의 대량 펄스요법(메틸프레드니솔론)을 실시한다.

스테로이드요법을 개시할 때, 스테로이드는 무서운 약이라고 알고 있는 환자에게의 설명에는 꽤 에너지를 할애하지 않으면 안 된다. 스테로이드 치료는 의사의 관리가 필요하며 자신의 판단으로의 변경, 중지는 금지하는 것을 평소에 환자에게 지도해 둔다.

환자에게 스테로이드의 필요성을 충분히 설명하여 이해시킨다

류마티스관절염(RA)의 진단을 받고 치료를 개시할 때, 무릎, 팔꿈치, 어깨 등의 대관절염을 나타내는 증례에서는 PSL 10mg 이하의 스테로이드 치료의 병용은 조기에 염증을 억제해 골파괴를 방지하는 점에서 우수하지만, 환자는 가족 · 친구 등 주변으로부터의 「스테로이드는 부작용이 많은 약제이며 위험한 약제이다」라고 하는 말을 들어 불안해지는 예가 많다. 그 때문에 스테로이드의 효과, 부작용을 시간을 들여 설명한 후에 투여해야 한다.

필자는 진찰 첫 회에 RA의 약물 치료에서는 항류마티스제가 주역이며, 스테로이드, 비스테로이드항염증제가 필요한 조역이라고 이해시켜, 스테로이드의 필요성을 설명하고 투여를 개시하며 납득하지 않는 환자에게는 첫 회는 투여하지 않고 다음번부터 처방한다.

스테로이드 투여의 적응 판단은 중요

스테로이드의 효과는 강력하지만, 일과성이며, 감량 · 중지에 의해 쉽게 재연(再燃)해 감량이 곤란한 예나 필요량이 서서히 증가하는 예가 있어, 스테로이드 투여의 적응이 있는지 어떤지의 판단은 중요하다. 투여에 있어, 장래 항류마티스제 등의 효과를 기대할 수 있을 때에만 5mg 이하로의 감량, 투여 중지를 기대할 수 있으며 스테로이드만으로는 투여 중지하는 것은 곤란하다고 생각하는 편이 좋다.

절대적 적응

혈관염에 의한 피부궤양, 지지괴저, 말초신경장애, 상공막염, 심흉막염, 간질성 폐렴 등 관절외 증상을 갖는 증례를 생각할 수 있다.

상대적 적응

무릎, 팔꿈치, 어깨 등의 대관절염을 나타내는 증례나, 특히 남성 환자에게 많은데, 일을 계속해야만 하는 예이다. 손발의 말초 관절 활막염이 강해 건단열 등 의심되는 증례를 생각할 수 있다.

발병 초기나 재연 시에는 10mg으로 개시한다

발병 초기는 활막염에 의한 염증이 강해지는 시기이

므로 대관절염을 나타내 CRP가 1.0mg/dL 이상일 때나 재연 예에서는, 유효성을 기대할 수 있는 항류마티스제를 병용하고, PSL 10mg(2회로 나누어, 아침저녁 식후)로 투여 개시한다. 통원 치료가 곤란하고, 당뇨병, 골다공증의 위험이 적은 증례에서는 단기 입원해, 메틸프레드니솔론 125~250mg을 점적주입해 PSL 10mg 투여로 이어지는 방법도 취한다. 관절통, 관절 종창이 개선되면 PSL은 1mg씩 감량(2주마다)해 증상이 다시 조금 심해져도 5mg까지 감량해 유지한다. 발병 초기에 관절통이 개선하면 환자는 원래의 양으로 되돌리기 때문에 관절염을 다시 악화시켜 결과적으로 고용량의 PSL 양이 유지된다. 그 때문에 5mg으로 유지량을 설정했다. 항류마티스제의 효과 발현 후는 가능한 한 감량해 나간다.

감량은 1mg씩, 증량은 2mg이상으로 두 번에 나누는 것이 좋다

환절기나, 보통 이상의 일 등을 했을 때, 증상이 다시 심해지는 경우가 많다. 무릎, 어깨, 팔꿈치 등 국한적인 경우는 데포메드롤® 등의 관절내 주입으로 경과를 보는 경우도 있다. 관절내 주입으로도 개선할 수 없을 때는, 항류마티스제의 증량이나 변경을 하고나서 PSL을 일시적으로 약 5~10mg 증량한다. 증상이 안정되면 그 상태를 유지하면서 1mg씩(2~4주마다) 감량해, 항류마티스제의 효과가 나오는 것을 기다린다. 증량은 2mg 이상으로, 10mg 이하의 투여량에서는 감량은 1mg씩이 좋다. 감량하고 나서 1주일간은 가벼운 관절통이나, 몸의 위화감이 생기는 경우가 있지만 일과성인 것이 많다. 감량 후 증상의 재연(再燃)이 계속될 때는 원래의 양으로 되돌린다. 뇌하수체 부신 기능 저하의 방지를 고려한 격일 투여법은 RA에서는 투여되지 않는 날에 통증 등의 증상이 출현하기 때문에 적당하지 않다. 또, 단회 투여보다 2회 투여가 효과적이며, 아침식사 후를 저녁식사 후보다 많이 한다. 5mg 투여할 때는 아침 식사 후 3mg, 저녁식사 후 2mg으로 한다.

부작용에 관한 것

골다공증, 당뇨병, 고혈압

골염량, 혈당, Hb A_{1c}, 자택 혈압측정에 의해 각각의 예방, 치료 가이드라인에 따라 대응한다.

감염증

메토트렉세이트(MTX)가 환자의 반수 이상에 투여되고, 항사이토카인 치료 시대가 되어 스테로이드가 병용되면, 면역 부전에 의한 진균류 감염증, 결핵증, 뉴모시스티스 폐렴, 사이토메갈로 폐렴, 크립토콕스병, 아스페르길루스병 등, 기회 감염증이 급격하게 증가하므로 주의가 필요하다.

보름달형 얼굴, 탈모

여성 환자에게 많으며, 스스로 느끼는 것뿐 아니라 다른 사람으로부터도 지적되므로, 환자에게 있어 정신적으로 느껴지는 부작용이다. 문제없는 부작용이라고 설명하고, 감량하면 개선하므로 걱정할 것 없다고 대답하는 것이 필요하다.

자반(紫斑)

피부의 비박화에 의해 전완, 하퇴에 나타나기 쉽고 스테로이드 사용과 높은 연령이 겹쳐 쉽게 발생된다. 뇌출혈 등의 위험성은 없고, 긴소매를 착용하는 것에 의해 직접 피부가 물건에 닿지 않게 해 예방시킨다. 아드나(AC-17)® 로 억제할 수도 있다.

백내장, 녹내장

시력 장애나 두통을 호소할 때는 안과 소개가 필요하며, 증상이 없어도 안압 측정은 받게 하는 편이 좋다.

심부정맥혈전증

하퇴 부종이 발증했을 때에는 혈관 초음파로 확인한다. 스테로이드 사용 시에는 혈전이 형성되기 쉬운 상태에 있다고 생각해 하지의 운동을 지도한다.

불면

고령자, 불면 경향자는 스테로이드 투여에 의해 불면

이 조장되기 쉬우므로, 용법에서 저녁식사 후의 용량을 줄이는 것이 좋다.

비만

스테로이드의 사용에 의해 식욕이 항진하므로, 가능한 한 간식 등 섭취 칼로리를 억제하도록 투여 개시 시 지도가 필요하다. 풀요법은 식욕을 항진시키므로 주의를 요한다.

기타 스테로이드요법

스테로이드 관절내 주입요법

관절내 주입은 관절의 크기에 관계 없이 데포메드롤® 20mg을 사용하며, 흡입 관절액의 감염이 의심될 때는 감염이 아닌 것을 확인한다. 주입일의 입욕은 금지하며 며칠간은 조용하게 보내도록 지도한다. 손가락 관절염이 지속할 때, 관절주사(신근건 아래에 측방으로부터 주입)에 의해 활막염이 진정화해 미용적으로도 좋다.

스테로이드만으로 치료를 받고 있었지만 염증 조절이 되지 않았던 증례의 약물요법

스테로이드의 관절주사, 정맥주사만으로 치료되어 염증 조절을 할 수 없게 된 증례가 소개되는 경우가 많다. 치료 개시 시에는 원칙적으로 입원 치료로 해, 우선 내복 PSL을 증량해 염증 조절을 꾀하고, 동시에 적당한 항류마티스제(주사금제제, 부시라민, MTX, 레플루노미드, 항사이토카인 치료)를 병용해, 효과가 나타나면 PSL의 감량을 꾀한다.

약진(藥疹) 시의 스테로이드요법

원인 약제(항류마티스제가 많음)를 중지하고, 세레스타민® 1~2정을 투여해 피진이 소실하면 중지한다. 피진이 1개월 이상 지속할 때에는 세레스타민® 1정을 PSL 2.5mg로 환산해 총 PSL 양을 원래대로 되돌린다. 세레스타민® 2정에서는 졸음이 생기는 경우가 있다는 것을 환자에게 설명할 필요가 있다.

하퇴결절성 홍반에 대한 스테로이드요법

하퇴의 결절성 홍반은 지속하여 전주성(全周性)이 되고 만성으로 경과하면 피부가 섬유성으로 경화해 위축피부가 되는 예가 있어, 지속하는 예에는 초기부터 PSL 20~30mg로 치료한다.

공막염에 대한 스테로이드요법

공막염도 강해지면 PSL 30mg의 내복이 필요하고, 증상이 안정되면 감량한다. 안과 의사와의 제휴가 필요하다.

다른 과 수술 시의 소개

안과, 치과 등 국소마취에 의한 작은 수술이 많아, 진료 정보가 요구되는 경우가 많다. 국소마취에 대해서는 RA에 의한 특별한 것은 없지만 PSL의 내복은 지속하는 것이 필요하며 수술 전후의 MTX 등 면역억제제(수술 전, 수술 후 1~2주), 합병증에 대한 항응고요법의 약제(6일 전부터)의 복약 중지에 대해서는 주의를 필요로 한다. 항생 물질의 사용, 창부의 관찰이 필요하다는 것을 전한다.

임신기 RA에 대한 스테로이드요법

임신을 희망하면 모든 약제를 3개월 전부터 중지하고, 관절염이 강할 때에는 PSL 5~10mg을 투여한다. 임신 중에는 PSL을 감량할 수 있는 경우도 있다. 문제는, 산후에 급성 악화하는 예인데 PSL에 의한 염증 조절을 실시한다. 증상이 강할 때에는, 수유 중단 후 항류마티스제 치료를 재개한다.

[Matsuda Takemasa]

7 류마티스관절염 치료에서의 스테로이드 관절내 주입

관절내 스테로이드 투여는 항류마티스 치료의 조역

류마티스관절염에 대한 관절내 스테로이드 투여의 적응은 충분히 강력한 항류마티스 치료임에도 불구하고, ① 특정 관절에만 염증이 지속되는 경우, 골막 절제술의 전단층으로서, ② 경과 중에 특정 관절에 염증 증상이 다시 심해졌을 경우에 대증요법으로서 등의 한정된 조건 하에서는 유용한 치료이다. 결코 항류마티스 치료의 주역은 아니다. 충분한 항류마티스 치료를 달성시키고 있는 것이 오히려 사용 조건이다. 또 동시에 복수의 관절에 스테로이드 관절내 주사를 해서는 안 된다. 어디까지나 특정 관절에 대한 대증요법인 것을 이해할 필요가 있다.

관절내 주사의 실제

관절류마티스의 치료 중에, 양호한 치료 경과에 관계없이, 가끔 특정 관절에 염증이 다시 심해지는 것을 보는 경우가 있다. 이러한 경우의 사용이 가장 권장된다. 환자에게로의 충분한 설명이 필요한데, 이 치료가 ① 대증적인 것, ② 횟수에는 제한이 있는 것, ③ 감염을 시작으로 하는 부작용이 있는 것 등을 설명 항목으로서 들고 있다. 이용되는 스테로이드의 선택이지만, 수용성화한 즉효성 스테로이드와 난용성의 스테로이드 에스테르 결정을 제제화한 장시간 작용형의 현탁성 스테로이드로 대별된다(7-1). 수용성 스테로이드는 흡수 · 대사가 빠르고 즉효성을 기대할 수 있지만 지속 시간은 짧다. 난용성의 현탁성 스테로이드는 관절내에 길게 머물러, 장시간의 작용을 기대할 수 있다. 따라서 만성 염증이 있는 환자에게 적응이 있다고 여겨지고 있다. 필자는 류마티스관절염 관절내 주입 치료에서는 스테로이드의 사용량으로서 메틸프레드니솔론 환산으로 20mg 전후의 사용이 많다. 이것을 최저 4주 이상 간격을 두어, 3회까지는 주사하고 있다. 이 이상의 연속 사용은 부작용, 효과의 측면에서 문제가 있다고 생각해 경시하 활막절제술, 관절 세척 등의 다른 처치를 권하도록 하고 있다.

관절액이 저류하는 증례가 대상이 되므로, 효과를 확실한 것으로 하기 위해서 스테로이드 주입 전에 배액을 하는 것이 좋다. 배액 조작 종료 후에 약제 주입을 실시한다. 주입 약제량을 증가시키는 목적으로 1% 또는 0.5%의 리도카인을 혼합하는 경우가 많다. 히알론산 약제와의 혼합 주입은 의학적인 유효성은 증명되지 않았고, 단지 기법상의 번잡함으로부터 오염 사고의 가능성을 높일 뿐이다. 주사통의 교체 시에는 무균적 조작에 유의해야 하므로 장갑 등을 사용하는 것이 바람직하다.

히알론산 제제와 변환해가면서 병용하는 것은 유용

히알론산 제제에는 강한 항염증 작용은 없다. 수종을 수반하는 것 같은 강한 염증 소견을 나타내는 증례에서는 당초, 관절액의 배액, 생리식염수에 의한 관절 세척 후에 스테로이드 관절내 주입을 실시한다. 그 후 다시 관절수종이 일어나도 관절액의 배액과 함께 히알론산 약제를 사용하도록 하고 있다. 당연히 항염증 효과는 약해지지만, 연속 투여에 의한 여러 가지의 부작용을 방지할 수 있다. 혼합 주입은 권하지 않지만, 적당히 변환하면서 병용하는 것은 유용한 치료법이다(7-2).

스테로이드 관절내 주사 : 세균감염증 등의 합병증에 주의

스테로이드 관절내 주사의 합병증을 7-3에 나타낸다.

세균 감염

관절내 주입 기법에 의한 감염이 가장 중대한 합병증

7-1 관절내 주입 스테로이드

일반명	수용성 약제 상품명	현탁성 약제 상품명
히드로코르티손 주사제	솔코테프® 주(注) (5~25mg/2주 이상)	
수용성 프레드니솔론	프레드닌® 주(注) (4~40mg/ 2주 이상)	데포메드롤® (4~40mg/ 2주 이상)
트리암시놀론 아세토니드		케나콜트-A® (2~40mg/ 2주 이상)
덱사메타손	데카드론® 주(注) (0.8~5mg/ 2주 이상)	
베타메타손	린데론® 수성 주(注) (1~5mg/ 2주 이상)	린데론® 현탁 주(注) (0.5~4mg/ 2주 이상)

관절강내 투여에서는 관절의 크기에 따라 투여량을 조정하는 것이 일반적이다. 개인적으로는 슬관절에서는 프레드닌® 환산으로 20mg을 이용한다. 팔꿈치, 어깨 관절에서는 같은 양을 사용한다. 손 관절은 반분량으로 하고 있다.

첫 회 투여 시

관절액 배액, 필요하면 생리식염수 관절 세척
스테로이드 관절내 투여
린데론®현탁액 2.5mg + 0.5% 리도카인® 1mL

↓

2주 후 내원 시

관절액 배액(필요 시)
스베닐® 주(注) 디스포 2.5mL

↓ ↘

4주 후 내원 시

*고도 관절염증 지속 증례

관절액배액
스테로이드 관절내 투여
린데론® 현탁액 2.5mg + 0.5% 리도카인® 1mL

↓

6주 후 내원 시

관절액 배액(필요 시)
스베닐®주 디스포 2.5mL

염증 소견 완화 예

관절액 배액(필요 시)
스베닐® 주(注) 디스포 2.5 mL

필요에 따라서 5회 정도 반복 투여한다.

7-2 히알론산 제제와의 병용 스케줄

염증 지속 증례는 다시 1회*로 되돌린다. 염증이 침정화 하면 히알론산 제제를 사용한다.

7-3 스테로이드 관절내 투여 치료의 합병증

관절내 투여 기법에 유래하는 합병증	스테로이드에 유래하는 합병증
1. 감염 2. 피하출혈 · 관절내 출혈 3. 신경손상 · 혈관손상 4. 통증 5. 연골손상	1. 감염 2. 스테로이드 관절증 3. 결정(結晶)성 관절염 4. 전신적 영향 : 골다공증, 부신피질 기능부전

이다. 발증률에 대해서는 대개 10,000회에 1회 정도라고 생각된다. 의원성 감염증을 방지하기 위해,

① 소독약에는 요오드계 등의 살균 효과가 강하고, 지속성이 있는 것을 선택한다.
② 주사부위 주변의 충분히 넓은 범위에 소독을 실시한다.
③ 피부에 외상이나 습진이 있는 환자에게는 피한다.
④ 기구는 일회용을 이용하며 재이용하지 않는다.
⑤ 근육 주사 후는 입욕을 피해 천자부위의 청결을 유지하도록 지도하는 등의 주의가 필요하다. 화농성 관절염은 단기간에 관절 기능을 폐절(廢絕)에 이르게 한다. 따라서 주사 후 관절 국소의 열기, 종창, 통증이 생기면 즉시 내원하도록 지도하는 것이 필요하다.

관절혈증

관절천자에 의한 혈관 손상이나 활막조직으로부터의 출혈이 원인이라고 생각된다. 외측으로부터의 슬개상낭의 천자에서는 피하출혈을 일으키는 정도의 피정맥 손상이 많아, 관절내에 출혈하는 것은 보기 드물다.

스테로이드 관절증

스테로이드의 관절내 주입을 반복해 실시하는 것으로 유발되는 Charcot 관절증 형태의 관절 파괴이다. 스테로이드 관절증의 원인은 여러 가지 설 있다. 일반적으로는 강력한 통증 · 염증 등 분해계의 억제와 함께 기질 합성계의 억제도 일어나, 생체 방어 반응을 너무 억제하는 결과로 역학적인 스트레스에 의해 오히려 관절 파괴가 진행한다고 생각되고 있다. 자주 투여하는 것을 피하는 것으로 방지할 수 있다.

합병증에는 수술기법에 유래하는 것과 약제에 유래하는 것이 있다. 수술기법상의 합병증은 숙달되면 피할 수 있다. 신경 · 혈관 손상 방지에는 해부학적인 지식이 요구된다.

결정성 관절염

현탁성 스테로이드는 가끔 관절내 주입에 의해 결정성 관절염을 일으키는 경우가 있다. 이것은 steroid flare라고도 불리며 관절내 주사 후 3시간 정도에 일어나는 경우가 많다. 강한 국소의 염증 증상(열기, 종창, 통증)이 나타난다. 국소 냉각, NSAIDs 사용 등으로 보통 2~3일에 사라진다. 세균감염증과의 감별이 문제가 되므로 관절액의 채취, 세균 검사, 배양 검사를 할 필요가 있다.

신경 · 혈관 손상

관절은 안전하게 주사할 수 있는 부분이 관절마다 대략 정해져 있다. 또, 고관절, 족지관절은 불결하게 되기 쉬워 스테로이드 관절내 투여에는 맞지 않는다. 다른 관절에서는 해부학적 지식의 습득과 약간의 훈련을 하면 안전하게 관절내 주입은 가능하다.

전신적 영향

관절내에 투여된 스테로이드는 그 상당 부분이 혈중으로 이행해 전신으로 옮겨진다고 생각되고 있다. 따라서 반복적인 스테로이드 투여에 의한 전신적인 영향은 부정할 수 없다. 부신피질 기능부전, 고혈당, 감염증 유발, 골다공증 등을 생각할 수 있다. 경구 스테로이드와의 병용에는 특히 신중한 태도가 필요하며, 만성적으로

사용하지 않는다. 또, 다량의 스테로이드를 관절내 주입으로서 사용하면 전신적인 투여로 바뀌지 않는다고 이해해야 한다.

소염 효과는 강하지만 반복 투여에 의한 위험 증대에 주의

류마티스관절염에 대한 스테로이드 관절내 주입요법이 관절 파괴 방지 효과가 있다는 것을 증명한 보고는 없다. 대증적인 자리매김이며, 소염 효과는 강하기 때문에 유효한 치료법이다. 그러나 횟수가 증가하면 위험이 증대되는 점에 주의한다.

[Ishiguro Naoki]

8 관절내 스테로이드 주입요법의 유효성과 부작용

관절내 스테로이드 주입요법은 약 50년 전에 류마티스관절염에 분명한 효과를 나타내는 것이 보고된 이래, 임상의 현장에서 활발히 사용되고 있다. 특히 류마티스관절염에서는 보조요법의 하나로서 모든 시기에서 시도해도 좋은 치료법이다. 그러나 과도하게 자주 사용하면, 부작용이 발생할 가능성이 있으므로, 그 장단점을 잘 이해하고 사용하길 바란다.

일본에서 사용가능한 것은 트리암시놀론 아세토니드

현재, 관절내 스테로이드 주입에는 메틸프레드니솔론 현탁액, 트리암시놀론 현탁액, 덱사메타손 수용액 등이 이용되고 있는데, 트리암시놀론이 가장 유효성이 높다고 여겨지고 있어 일본에서는 트리암시놀론 아세토니드만 사용 가능하다. 현탁 제제는 결정이 활막조직에 침착해 장시간 유효성을 지속시킬 수가 있다.

관절내 스테로이드 주입의 유효성

류마티스관절염

관절내 스테로이드 주입은 류마티스관절염에 의한 활막염에 분명한 효과가 있다. 주입 후 하루~수일 동안에 관절 종창이 개선해, 보통 2주일~1개월 이상에 걸쳐서 효과가 지속된다(8-1), 슬관절, 주관절, 수관절을 비롯하여 손가락이나 발가락의 관절에도 양호한 효과를 기대할 수 있다.

변형성 관절증

변형성 관절증에 대한 관절내 스테로이드 주입은 진통효과에 대해 뛰어난 효과를 나타내 환자의 만족도는 높다. 1개월 이상의 원격 효과에 대해서는 나타나지 않지만, 여러 차례의 사용은 피해, 환자의 증상에 따라 적절하게 사용하면 매우 유효한 치료법이다. 히알론산 주입요법의 1회째에 병용하면, 2회째부터의 순응도가 좋다.

견관절주위염

견관절주위염에 대한 관절내 스테로이드 주입은 유효하지만, 효과의 지속기간은 한정되어 있다. 증상에 따라 경과 중에 몇번인가 시도하는 것과 동시에 이학요법을 병용하는 것이 환자의 고통을 경감하는 데 효과가 있다.

같은 견관절에 통증을 호소하는 질환에서도 석회 침착성 활액포염에는 스테로이드의 관절내 주입이 효과가 분명하므로 제일 선택이 된다.

기타 질환

통풍(痛風) 및 가성통풍(爲痛風)으로 슬관절 등에 관절액 저류가 나타난 경우, 관절액 천자 흡입 후의 스테로이드 주입은 효과가 뚜렷하다.

가장 심각한 부작용은 스테로이드 관절증과 감염

스테로이드 관절증과 감염이 가장 위독한 부작용이다. 스테로이드 관절증은 스테로이드를 여러 번 주입하여 생긴 고도의 파괴를 수반하는 관절증인데, 현재는 주의 환기가 되고 있어 접할 기회는 줄어들고 있다. 관절 주입의 간격을 1개월 이상 두는 것이 예방에 도움이 된다. 의원성 감염성 관절염의 빈도는 10,000회에 1회 이하의 비율로 발생한다고 여겨지고 있지만, 감염의 우려가 있는 부위에의 주사를 피해 소독을 엄중하게 하는 것으로써 예방할 수 있다. 그 외, 주사 후의 안면 홍조, 피부 위축이, 특히 트리암시놀론에 나타나지만 기다리면 회복한다. 또, 관절내 투여라고 해도, 1/3~1/5의 경구량에 상당하는 혈중 이행이 있으므로, 전신에의 영향도 무시할 수는 없다. 관절내 스테로이드 주입의 금기를 8-2에 나타낸다.

기법의 실제 : 신중하게 소독하고, 25G나 27G를 사용

주사 전의 소독에서 가장 주의해야 할 세균이 포도상구균이다. 손가락은 신체 중에서 가장 세균 수가 많은 부위이므로, 천자부위에는 절대 접하지 않게 한다. 요오드제(포피돈 요오드)로 신중하게 소독해, 30초 이상 대기한 후, 천자를 실시한다. 주사바늘은 관절액의 배액을 실시하려면 18G의 바늘을 이용하지만, 단지 물약의 주입만이라면 25G, 또는 손가락의 관절에는 27G 바늘로 충분하다.

[Nakamura Hiroshi]

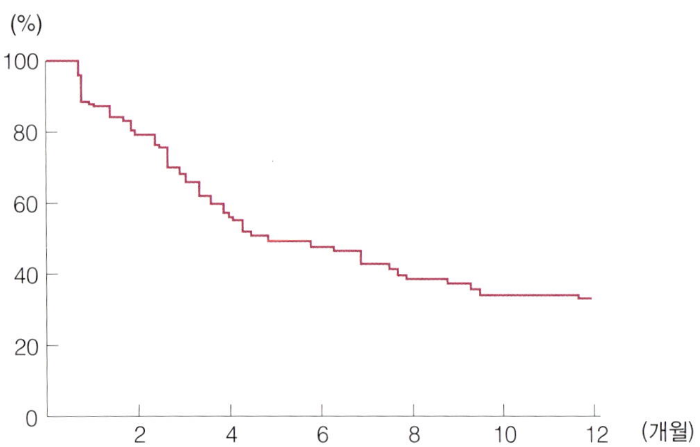

8-1 지관절내 스테로이드 주입의 누적 유효율(활막염 재연까지의 기간)

8-2 관절내 스테로이드 주입의 금기사항

금기사항
화농성 관절염
자극 부위의 상처, 피부질환
패혈증
인공관절
치료되지 않은 혈액응고 장애
고도의 동요관절
스테로이드 제제에 대한 과민증
주의사항
만성 감염소의 존재
항응고제 사용 중
당뇨병 등 스테로이드 사용에 의해 악화한 병태

9 류마티스관절염에 있어서의 스테로이드 「중개」요법

가끔 일시적 투여가 유용한 증례가 있다

류마티스관절염에 대한 스테로이드는, 비스테로이드 항염증제(NSAIDs)나 질환 수식성 항류마티스제(DMARDs)에 비해 즉효성으로, 보다 강한 항염증 작용을 가진다. 또 혈관염이나 장기병변을 합병했을 경우, 면역 억제 작용을 기대해 대량의 스테로이드를 이용한다. 일상 진료의 장에 있어, 가끔 프레드닌® 환산으로 15~30mg/일 정도의 스테로이드가 유용한 증례가 존재한다.

BOOP 합병 예 : 관절염, 발열이 완화

BOOP(bronchiolitis obliterans organizing pneumonia)는 교원병 중에서 RA에 수반하는 것이 가장 많다. 일반적으로 스테로이드 치료에 잘 반응하며, 예후는 좋다. 2004년도에 당과에서 2증례의 BOOP를 수반하는 초발 RA를 경험했다. 2예 모두 60세 남성으로 강한 다관절염과 발열을 나타내며, 류마티스 인자(RF)는 강양성으로, CRP는 각각 12.0mg/dL 18.5mg/dL였다. 2예 모두 호흡기 증상은 없고, 1예째는 양측 폐 중 · 하엽의 외측 우위로 침윤 형체와 불투명 유리 같은 형체가 나타나며, 2예 째는 우폐 상 · 중엽 말초 · 외측 우위로 비구역성의 불투명 유리 같은 형체가 얼룩무늬 모양으로 분포하고 있었다. 감염증이 아니라고 판단한 후, 프레드닌® 20mg/일의 투여를 개시했는데, 관절 증상 · 발열은 신속하게 완화하고, 염증 반응도 음성화했다. 흉부 음영도 점차 얇아져, 완전하게 소실되었다. 1예째는 프레드닌® 15mg/일까지 감량했는데 관절염이 다시 심해져 메토트렉서트를 병용해, 현재는 프레드닌® 7mg/일까지 감량되었다. 2예째는 복부대동맥류도 발견되어 현재 프레드닌® 12mg/일로 염증 반응은 거의 조절되고 있어, 곧 수술할 예정이다.

ACD 합병 예에도 같은 효과가 나타난다

만성 염증에 수반하는 빈혈(anemia of chronic disease, ACD)은 만성 염증이나 악성 종양 등의 환자에게 나타난다. 류마티스 질환에 나타나는 혈액 이상 중에서, 가장 많은 것이 ACD이다. ACD의 병인으로서 염증성 사이토카인의 관여가 중요하고, 소구성~정구성 빈혈을 나타낸다. 류마티스 질환에서는 철결핍성 빈혈이 나타나는 경우도 많아, 임상적으로는 양자의 감별은 종종 곤란하다 .

아래에 대표적인 증례를 제시한다. 증례는 78세의 여성으로, 주소(主訴)는 다관절 종창과 39를 넘는 발열이다. 입원 시 검사에서 RF는 음성이었지만, MMP-3은 2,597.5ng/mL(정상 범위 17.3~59.7)으로 고치를 나타냈다. CRP 20.1mg/dL, RBC 313×10⁴/ml, Hb 8.8g/dL, MCV 83.7 fl, MCH 28.1pg, MCHC 33.6%, 망상적혈구 1.1%, Fe 5μg/dL(정상 범위 70~130), TIBC 172μg/dL(정상 범위 240~430), UIBC 167μg/dL(정상 범위 180~280), 페리틴 454.2ng/mL(정상 범위 6.2~138)였다. 감염증, 악성 종양, 소화관 출혈 등은 부정되어, RA라고 진단되었다. 입원 후의 정밀 조사 중, 시간에 따라 Hb는 저하해, 8일 후에는 Hb 7.6g/dL가 되어, 총 단백 5.6g/dL, 알부민 1.9mg/dL를 나타냈다. 고열이나 진행하는 빈혈에 대해, 프레드닌® 20mg/일과 철제의 투여를 개시했다. 발열, 관절염은 완화하고, 염증 반응과 빈혈은 신속하게 개선했다. DMARDs로서 부시라민(200mg/일)을 병용했지만 효과는 불충분해, 메토트렉세이트(6mg/주)로 변경했는데 순조로운 경과를 보여, 현재 프레드닌® 3mg/일의 투여를 실시하고 있고 앞으로 더욱 감량할 예정이다.

증상 개선 후는 천천히 감량한다

일반적으로 발열이나 체중 감소, 전신 권태 등의 전신

증상을 나타내며, 강한 관절염 증상을 갖는 RA 환자에게, 15~30mg/일 정도의 프레드닌® 매우 유용한 증례가 존재한다. BOOP과 같은 폐병변이 존재할 때 DMARDs는 부작용 때문에 사용하기 어렵다. DMARDs는 일반적으로 지효성이며, 부작용이나 일차 무효 예도 많기 때문에, 고도의 빈혈을 나타낼 때 수혈을 피할 목적도 겸해 긴급 피난적으로 스테로이드를 사용한다. NSAIDs의 다용에 의해 소화기궤양을 초래하고, 출혈에 의한 철 결핍성 빈혈을 병발한 활동성 높은 RA의 증례에도 이와 같이 20mg/일 정도의 프레드닌®을 투여하는 것으로 NSAIDs를 일시적으로 중지하는 것이 가능하다. 또, 철제를 병용하는 것으로써 급속히 빈혈을 개선할 수가 있다. 일단 목적을 달성한 후에는 DMARDs를 병용해 그 효과 출현에 맞추어 천천히 스테로이드를 감량한다.

[Kawashima Masanori, Makino Hiroshi]

10 류마티스관절염에 있어서의 스테로이드 이탈

「요령」에 대해 적어달라고 하여 사적인 견해가 된 것을 이해해주기 바란다.

류마티스관절염 환자의 스테로이드 감량은 어렵다

생리적으로 부신피질로부터 분비되고 있는 스테로이드(코르티솔)는, 1일에 프레드니솔론 환산 2.5mg으로 되어 있다. 따라서 비록 1일 1정(5mg)을 투여하고 있어도, 생리적인 분비량이 2배인 것으로부터, 5년, 10년과 장기 투여가 계속되면 부작용을 초래해도 이상한 것은 아니다. 피부의 비박화, 골다공증, 허혈성 심질환 등이 보고되어 생명 예후 악화의 인자라고도 지적되고 있다.

스테로이드를 장기 복용하고 있는 류마티스관절염 환자에서 스테로이드 이탈을 시도한 경험이 있는 의사는, 그 어려움을 잘 이해하고 있는 것으로 생각한다. 예를 들어, 질환 수식 항류마티스제(DMARDs) 투여에 의해 CRP가 음성화해 관절통도 임상적으로는 거의 소실하고 있다고 판단되는 상태에서 프레드니솔론을 1~2개월 마다 0.5mg씩 스테로이드 감량을 시도하면, 비록 부신피질 기능이 문제없는 경우에서도 1일 투여량이 3~4mg이 되면 전신권태감 등 때문에 원래의 양으로 되돌리지 않을 수 없는 것을 경험한다.

처음부터 스테로이드를 투여하지 않는 것이 요령

스테로이드 이탈의 「요령」이지만, 위와 같은 이유로 처음부터 스테로이드를 투여하지 않는 것이 가장 간단하지 않을까 생각한다. 즉, DMARDs를 개시할 때, 효과 발현까지 1~2개월이 걸린다는 것을 설명하면 스테로이드 없이도 참는 환자가 대부분인 것 같다.

덧붙여서, 프레드니솔론 5mg/일의 투여가 어떠한 효과를 나타내는지를 이중 맹검 비교 시험으로 검토한 연구가 있다. 거기에 따르면, 환자의 건강감(sense of well-being)은 프레드니솔론 5mg/일에 의해 매우 분명하게 개선하지만, 자각적인 관절통은 그다지 개선되지 않고, 관절 종창 등의 객관적 증상은 거의 개선하지 않는다고 여겨지고 있다. 그런데, 이 시점(프레드니솔론 투여 6개월 후)에서 프레드니솔론을 중지하면, 그다지 개선하지 않았던 자각적인 관절통이 중지 2개월 후에도 투여 개시 시의 2배 이상으로 증가하고 있었다. 이른바 리바운드(rebound) 현상이며, 스테로이드를 일단 개시하면 중지하는 것이 어려운 이유일 것이라고 생각된다. 스테로이드 투여 개시에 의해도 거의 개선하지 않았던 관절통이, 중지에 의해 매우 분명하게 악화되었던 것은 흥미롭다. 환자는 물론 의사도 스테로이드 중지에 의해 관절 증상이 악화된 것은, 스테로이드의 효과가 컸기 때문이라고 생각할 것이다. 그러나 앞서 말한 것과 같이 관절통에 대한 효과는 매우 적어, 관절 종창은 전혀 영향을 받지 않았다.

그러면, 임상에서 스테로이드 소량 투여로 환자가 매우 편해졌다는 것은 왜일까. 이 연구에 의하면, 스테로이드 치료의 효과는 관절 증상이 아니라 전신적인 건강감을 강하게 느끼는 점에 있는 것으로 생각된다.

또, 스테로이드 투여의 효과로서 골파괴 진행의 억제를 들 수 있는데, 메타 해석에서는 이 효과를 얻으려면 7.5mg/일 이상의 투여량이 필요하다고 여겨지고 있다. 이 투여량을 장기간 투여하는 경우는 부작용을 결코 무시할 수 없기 때문에, 골파괴 진행의 억제를 목적으로 스테로이드 치료를 실시하는 것은 문제가 있을 듯하다.

결국, 스테로이드요법의 목적은 격렬한 관절염을 일시적으로 견뎌, 전신적인 건강감과 함께 환자의 ADL을 개선하기 위해서 투여하고, 그 후 DMARDs의 효과 발현과 함께 감량해, 가능하면 이탈하게 된다. 그러나 위에서 말한 것과 같이 스테로이드는 관절 증상에 대한 객관적인 효과가 부족하고 이탈이 곤란하므로, 처음부터 가능한 한 투여하지 않고 치료를 실시하는 것도 하나의 방법일 것이다.

[Ichikawa Yuichi]

11 류마티스성 다발근육통의 스테로이드 치료 - 치료 개시부터 투여 중지까지

PMR은 여러 가지 경과를 취하는 질환군

류마티스성 다발근육통(PMR)은 경견부, 요부, 대퇴, 체간의 근육에 통증이 나타나 일어나거나, 옷을 입고 벗기가 곤란해진다. 때로는 고열이 나타나 체중 감소, 우울한 상태로도 된다(11-1). 임상 검사에서는, CRP가 상승하며 CPK 등의 근원성 효소의 이상 고치는 없다. 류마티스관절염, 만성 감염증(결핵 등), 다발근육염, 악성 종양을 제외하고 진단하는 것이 필요하다. 고령자에게 나타나는 염증성 류마티스 질환의 하나이다.

거세포 동맥염과 PMR의 병인은 밀접하게 관련되어 있어, PMR은 완전하게 완성된 혈관염에는 이르지 않는 거세포 동맥염의 한 형태로 간주되고 있다. 서양의 보고에서는 PMR에 거세포 혈관염이 16% 합병한다고 보고되고 있지만, 필자의 경험에서는 1예의 합병을 본 것뿐이어, 일본인에서는 거세포 동맥염의 합병은 적다고 생각된다.

PMR은 진단 기준에도 있듯이 부신피질스테로이드에는 치료 반응성이 높고, 투여 개시의 다음날에는 극적인 증상의 개선을 보인다. PMR는 여러 가지의 경과를 취하는 질환군으로 이루어져, 스테로이드를 감량해 중지할 수 있는 증례는 일부 밖에 없다. 초기의 스테로이드 치료 반응성이 나쁠 때는 PMR의 진단을 재평가하는 것도 필요하다. 필자가 경험한 17예의 경과에서 스테로이드 치료의 개시부터 중지까지에 대해 말한다(11-2, 3).

치료 개시 스테로이드 투여량은 20mg

PMR의 치료 개시의 스테로이드 투여량을 5~20mg으로 실시하면 통증, 경직 등의 증상은 투여 다음날에는 극적으로 개선이 시작되고 CRP도 저하한다. 초기 투여량이 결과적으로 불충분하다고 판단해 증량한 4예의 치료 개시량은 5mg이 3예, 15mg이 1예였다. 30mg으로 증량이 필요했던 예는 2예였다. 이 결과를 근거로 하면 20mg으로 치료를 개시해, 1개월 이내에 증상이 소실되고, CRP의 정상화가 나타나지 않을 때는 30mg으로 증량하는 것이 좋다.

증상이 소실되어 CRP가 정상화하면 감량을 개시

근육통, 근육의 힘줄이 팽팽해지는 증상이 완전히 소실되고, CRP도 정상화하면 스테로이드의 감량을 개시한다. 감량 후 1주일간은 몸의 위화감이나, 약간 팽팽한 느낌이 생기는 경우가 있다. 프레드니솔론(PSL)의 양과 감량 폭은 15mg까지는 2.5mg(2주마다), 15~10mg에서는 1~2mg(4주마다), 10~5mg에서는 1mg(4~8주마다), 5mg 이하에서는 1mg(8~12주마다)의 감량을 기준으로 한다. 증상, CRP를 보면서 증례마다의 유지량을 발견한다. 1년 이상의 경과를 본 11예에서는, 1년 때의 PSL 양은, 10mg 이상 1예, 5~9mg 6예, 4mg 이하 4예였다. PSL 투여를 중지할 수 있던 증례는 2예였다.

재연 시의 투여량은 10mg을 목표로 넉넉하게 투여

스테로이드의 감량이 너무 빠르거나 PMR의 급성 악화에 의해 다시 심해지는 경우가 있지만, 필자가 경험한 재연(再燃) 예는 투여 후 5년째와 3년 2개월째에 다시 심해져 PSL 10mg을 재투여한 2예이다. 재연 시의 PSL 투여량은 PSL 10mg을 목표로 넉넉하게 투여해, 증상의 소실, CRP의 정상화를 보고 나서 재연 시의 PSL 투여량보다 조금 넉넉하게 유지한다.

치료 중의 합병증, 부작용 : 골다공증, 결핵 등

고령자가 많기 때문에 특히 골다공증에 대한 예방이 필요하고, 당뇨병, 위궤양, 녹내장의 조기 발견에 유의한다. PMR 치료 중에 산발적으로 고열이 출현한 증례를 제시하지만 결핵도 합병증으로서 잊어서는 안된다. PSL 30mg를 투여해도 증상이 개선하지 않을 때는, 진단을 다시 하거나 결핵의 합병을 생각할 필요가 있다.

속립(粟粒) 결핵이 발증해 진단할 수 있었던 결핵성 척추염(spinal caries)합병 PMR 증례

69세, 주부. 주소 : 산발적인 고열과 좌측 복통. 기왕력 : 1999년부터 당뇨병이 있어 치료중. 현재 병력 : 2002년 8월 발열과 전신의 통증으로 보행이 곤란하다. PMR로서 PSL 7.5mg이 투여되고 증상은 소실해 같은 해 11월 중지, 증상이 다시 심해졌다.

2003년 1월 20일 당원소개, PMR로서 PSL 10mg의 투여를 재개해 증상은 완화했다. 같은 해 3월부터, 산발적인 40대의 발열과 좌측 복통, 배부통이 출현해, 5월 첫 번째 입원하게 되었다. 흉부 X선상에 이상이 없고 복부 X선상 · 복부 CT에서도 이상이 없었다. 동맥혈 세균 배양은 음성이었다. MRI에서 Th_{11}로부터 추간판, Th_{12}에 이상 신호를 나타내, Ga 신티그램 촬영, 골 신티그램 촬영에서도 같은 부위에 집적이 나타났기 때문에 화농성 척추염, 척추 종양, 결핵성 척추염을 의심해 척추골 X선, 위내시경, 갑상선 및 유방 초음파, 각 종양표지, 자기 항체 등 검사에서도 이상이 없고, 투베르쿨린 반응 12×11/20×19mm, 골파괴가 없기 때문에 척추뼈는 생검할 수 없고, 희망에 따라 대장 내시경 검사는 실시하지 않았다. 입원 안정에서 발열, 좌측 복통, 배부통의 증상은 개선해 10.6mg/dL로 고치를 나타내고 있던 CRP도 치료 없이 개선했기 때문에 퇴원했다. 퇴원 후 전신의 통증, CRP의 상승이 나타나 PMR이 악화되었다고 판단해 PSL을 덱사메타손으로 변경했다. 12월에 좌측 복통, 양 하지에 강한 저림이 나타나 두 번째 입원하게 되었다. 흉요추 X선상, MRI에서 다발성 병변($L_{4/5}$, Th_{11-12}, L_5) 소견에서

11-1 류마티스성 다발근육통(PMR)의 진단

1. 사지근위부, 체간의 통증
2. 통증과 30분 이상 계속되는 경직(어깨, 허리, 둔부, 경부 세 군데 중 두 군데)가 한 달 이상 지속
3. 50세 이상
4. ESR 40~50mm이상/시간
5. 10mg의 프레드니솔론에 반응
6. 거세포 혈관염 이외의 류마티스관절염, 만성 감염증, 다발성 근염, 악성 종양 제외

ESR : 적혈구 침강 속도

(Barber, HS에서 인용)

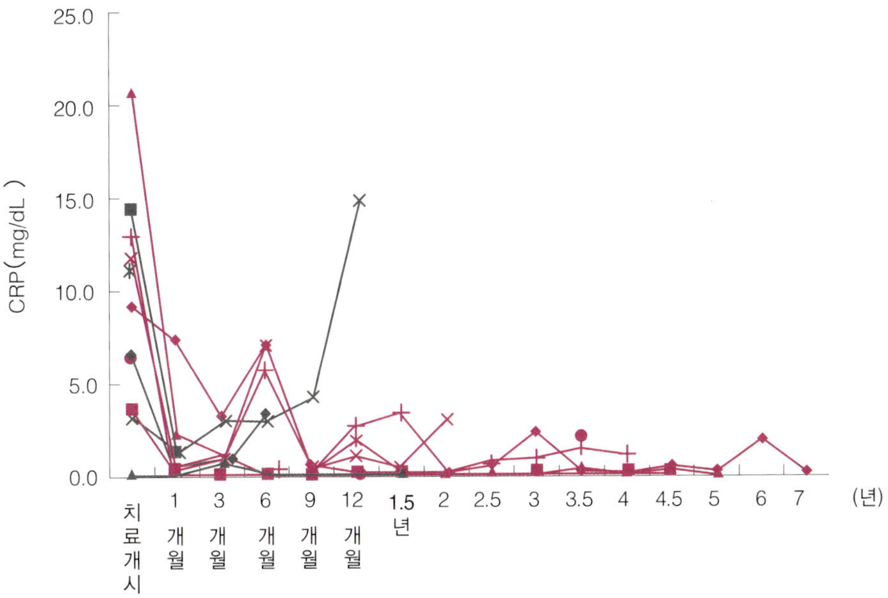

11-2 PMR 환자 치료 후 CRP의 변화

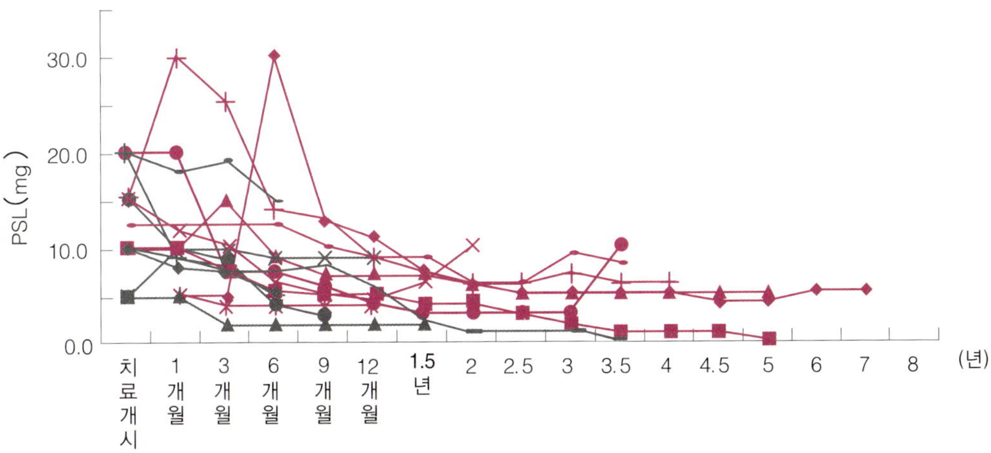

11-3 PMR 환자 치료 후 PSL 양의 변화

화농성 척추염, 결핵성 척추염, 악성 종양의 골전이를 의심해 골생검을 했는데, 일반 세균, 결핵성 종양을 확정할 수 없었다. 2004년 4월 배부통의 악화, 호흡곤란이 있어 세 번째 입원하게 되었다. 정밀 조사에서 속립 폐결핵, 척추도 결핵성 척추염이라고 진단해 전문 병원에 소개했다. 거기서 결핵 치료 후, 같은 해 12월 결핵성 척추염에 대한 척추 수술을 받아 경과는 좋고 현재 재활 중이다.

예후 : 합병증에는 충분히 주의한다

PMR의 예후를 생각할 때 경과 중에 류마티스관절염을 합병하거나 1년 반 뒤에 진행암의 합병이 발견된 예를 경험했는데, 합병증이 주질환이어 PMR형 증상에서 지속해 발병할 가능성도 부정할 수 없어, PMR은 다양한 질환군의 모임이라고 인식하는 편이 좋다. PSL의 유지량도 증례에 따라 다르다. PSL 투여 중지를 할 수 있는 증례도 있지만 일부의 증례이다. PSL을 장기 투여하기 위해, 감염증, 당뇨병, 녹내장, 고혈압, 골다공증에 의한 골절에 주의할 필요가 있다.

[Matsuda Takemasa]

12 교원병에서 스테로이드요법의 원칙

교원병의 주된 병태는, 비정상인 면역 상태와 거기에 계속해 일어나는 염증 반응이다. 스테로이드는 그 비정상인 면역 상태나 염증을 억제하는 것에 의해 효과를 발휘한다. 스테로이드는 교원병 치료의 중심이다. 스테로이드의 효과는 속효성이며, 확실한 효과를 기대할 수 있다. 그 때문에 대부분의 교원병에 대해서 그 치료제로서 범용되고 있다. 그렇지만, 스테로이드의 투여에는 부작용 등의 문제도 있어 막연하게 투여해서는 안 된다.

그러한 이유로 이 원고에서는 교원병(류마티스관절염을 제외)에 대한 스테로이드의 일반적인 투여에 대해 말하고자 한다.

투여 전에 당뇨병, 골다공증, 감염증 등 증악하는 질환이 없는지 확인한다

스테로이드의 부작용에 대해서는 다른 원고에 자세하게 기재되어 있겠지만, 스테로이드를 투여할 때에는 병세가 악화되는 질환이 없는지 가능한 한 확인할 필요가 있다. 구체적으로는 상부 소화관 내시경 검사, 골염정량, 75g OGTT 등에 의해 소화성 궤양, 골다공증, 당뇨병 등의 체크를 실시한다. 그 외에도 교원병 발증 직후는 발열 등 감염증과 감별이 필요한 경우도 많아, 흉부 X선 검사를 포함해 감염증의 유무를 검색해야 한다. 상기 질환이 의심되는 경우는 각각의 질환에 대해서 대책을 잊어서는 안 된다. 새로운 스테로이드 유발성 골다공증의 치료 가이드라인에서는, 스테로이드를 프레드니솔론으로서 5mg/일 이상을 3개월 이상 복용하는 경우에는, 발증 시 골다공증이 없어도 비스포스포네이트 제제를 병용하는 것이 권장되고 있다.

투여를 개시할 때 효과, 부작용, 주의점 등을 충분히 설명한다

환자의 대부분은 교원병이라고 하는 병명을 처음으로

들어, 정신적으로도 상당한 스트레스를 받으며 매우 불안하게 된다. 게다가, 스테로이드라고 하는, 부작용을 갖는 약을 복용하지 않으면 안 된다. 또, 스테로이드에 대해서 환자는 종종 오해하고 있다. 「무서운 약이다」「스테로이드를 복용하면 몸이 망가진다」 등 여러 가지 정보가 난무하고 있다. 교원병을 치료해 나가고자 할 때, 이러한 이야기 때문에 치료의 설명에 상당한 노력을 소비하는 경우도 있다. 그렇지만, 처음에 충분히 설명을 해 두면 그 이후의 치료가 매우 순조롭게 진행되어 가는 것도 사실이다. 재차 설명과 동의(informed consent)의 중요성을 통감한다.

스테로이드는 일반적으로 점감 투여가 기본이다

교원병의 각 질환의 스테로이드의 구체적인 투여량·투여 방법 등에 대해서는 생략하지만, 초기에는 각각의 질환 활동성을 억누를 만큼의 스테로이드를 투여해, 그 후 점감해 나가는 것이 일반적이다. 특히, 혈관염 증후군이나 난치로 여겨지는 병태에 대해서는 다량의 스테로이드를 필요로 한다(12-1). 스테로이드 펄스요법이라고 해, 1,000mg의 스테로이드 주사제를 1일 1회 약 2시간, 3일간 투여하는 경우도 자주 있다.

스테로이드는 조식 후의 복약을 중심으로 한다

생리적으로 스테로이드 호르몬의 분비에는 일내 변동이 있어 가능한 한 그 호르몬의 생리적 변동을 무너뜨리지 않게 스테로이드는 아침에 복용 하도록 한다.

구체적인 예로서는 5~20mg 1×아침, 20~40mg 2×(15~30mg 아침, 5~10mg 점심), 60mg 3×(30mg 아침, 20mg 점심, 10mg 저녁) 등이다. 단, 난치성의 병태나 일부의 혈관 염증후군에 대해서는 하루 종일 스테로이드의 투여가 필요한 경우도 있다.

12-1 교원병에서 스테로이드를 다량으로 필요로하는 병태 · 질환관 그 투여량의 예

병태 · 질환명	스테로이드 투여량 (프레드니솔론 환산 1일 량)
전신홍반루푸스	
루푸스신염	40~60mg
CNS 루푸스	60~100mg
용혈성 빈혈 · 혈소판 감소	40~60mg
피부근육염 · 다발성 근염	40~60mg
혈관염증후군	
결절성 다발동맥염	40~100mg
현미경적 다발동맥염	40~80mg
고안동맥염	20~40mg
측두동맥염	20~40mg
Wegener 육아종증	40~60mg
Behcet병	
신경형	30~60mg
성인발증 Still병	20~60mg

프레드니솔론 환산 1일량이 40mg 이상인 경우는 스테로이드 펄스요법의 적응을 고려한다.

장래적인 투여 계획을 세우고, 항상 감량에 신경 쓴다

스테로이드는 면역 억제와 항염증이라고 하는 교원병을 치료하는 데에는 중요한 약효를 가지고 있다. 비정상인 면역도 억제하지만 동시에 정상적인 면역도 억제한다. 당연히 감염성이 생긴다. 그래서 스테로이드를 막연하게 장기간 투여하면 의원성 쿠싱증후군을 발병한다. 교원병 자체를 관해로 이끄는 것과 동시에, 쿠싱증후군을 발증시키지 않도록 항상 스테로이드를 감량하는 것을 배려하지 않으면 안 된다.

감량은 단계적으로 실시하고, 급하게 중지해서는 안 된다

스테로이드를 어느 일정기간 이상 복용하고 있는 환자의 복용을 갑자기 중지하면 급성 부신부전을 초래한다. 쇼크를 일으켜 사망하는 경우도 있다. 5~15mg/일의 비교적 소량에서도, 수년에 걸쳐 투여하면 부신 위축을 초래하는 경우도 있다. 그 예방을 위해 격일 투여법을 하고 있었지만 교원병의 치료에 대해 현재 대부분의 시설은 실시하고 있지 않다.

질환 · 증례에 따라 차이는 있지만, 일반적으로는 스테로이드의 감량은 급성기를 지나면, 1~2주에 10%의 비율로 단계적으로 감량한다.

앞에서도 말했지만 스테로이드의 감량 기준이나 장래 계획에 대해서도 충분히 이해시키려는 노력이 필요해 환자가 마음대로 감량하거나 복용을 중지하거나 하는 것으로 연결될 수도 있다. 부작용 중에서 환자가 가장 많이 호소하는 보름달형 얼굴도 스테로이드가 감량되면 완화하는 것을 설명해 둘 필요가 있다. 때로는 처방하고 있는 스테로이드를 확실히 복약하고 있는지 확인하지 않을 수 없는 것도 경험한다.

투약 후에도 항상 부작용이 나타나고 있는지 체크한다

스테로이드를 개시하기 전에 스테로이드에 의해 악화되는 질환이 없는지 체크해야 한다고 말했지만, 스테로이드 투여 후에도 항상 부작용이 나타나고 있지 않는지 체크해야 한다. 환자는 스테로이드에 의한 부작용에 대해 불안을 느끼고 있다. 환자가 생각하는 것 이상으로 의사가 스테로이드의 감량을 생각하지 않으면 의사-환자 관계도 양호하게 되지 않는다.

[Eguchi Katsumi, Origuchi Tomoki]

13 교원병에 있어서의 스테로이드 점감요법

불필요한 스테로이드 투여를 실시하지 않기 위해, 스테로이드 투여량은 가능한 한 감량하는 것이 원칙이지만 전신홍반루푸스(SLE) 등의 교원병과 류마티스관절염에서는 다른 점이 있다. 아래에 SLE 등의 교원병에 대해 말하고자 한다.

SLE 등 교원병의 스테로이드 감량법은 여러가지

SLE, 혼합성 결합 조직병(MCTD), 다발근육염 · 피부근육염(PM/DM)의 스테로이드요법에서는 당초, 질환에 의한 염증, 면역 이상을 시정하기 위해 중등량 또는 대량의 스테로이드를 투여하지만 완전하게 활동성을 억제했다고 생각되는 시점으로부터 스테로이드를 점감하는 것이 일반적인 치료법이다. 그러나 감량법에 대해서는 매우 다양한 방법이 취해지고 있어 어느 쪽이 올바르다고 결정하기 어렵다. 간단하게 말하면 나라에 따라, 대학에 따라 다른 방법이 있다고도 말할 수 있다.

질환 활동성을 억제한 후 1~2주 사이에 10%씩 감량

필자의 방법은 2~4주 동안 질환 활동성을 억제한 후 1~2주일에 10%씩 감량하는 것을 원칙으로 하고 있다. 즉, 프레드니솔론(PSL) 50mg/일의 투여량의 다음은 45mg/일, 그 다음은 40mg/일로 하게 된다. 이 때, 1주일마다 하는지, 2주일마다 하는지는 질환, 병태, 부작용의 가능성을 고려해 주치의가 적절히 조절한다. 이와 같이 감량해, 20mg/일이 되면 다음은 18mg/일, 그 다음은 16mg/일로 감량한다. 이와 같이 하여 그 환자의 스테로이드 유지량까지 감량하게 되지만 그 환자에 있어서의 유지량이 몇 mg인지 미리 알 수 없다. 따라서 이와 같이 10%씩 감량하고 있는 도중에, 질환 활동성이 다시 나타나는 것을 검사 소견 또는 임상 소견으로부터 알아채 스테로이드 투여량을 그 전의 단계로 되돌린다. 예를 들면 프레드니솔론 10mg/일 투여 시에 활동성이 없고, 9mg/일로 감량했을 때에 활동성이 나타났다고 하면, 10mg/일이 환자의 유지량이라고 생각한다. 즉 원래의 투여량 10mg/일로 되돌리는 것이 원칙이지만, 만약 불충분하다고 생각했을 때는, 예를 들어 15mg/일까지 증량해, 똑같이 10%씩 10mg/일까지 감량해 그 양을 유지량으로 한다.

또, 투여량이 많을 때는 상기와 같이 1~2주마다 10%씩 감량하지만 유지량에 가까운 15mg/일 전후까지 감량해 온 후는 활동성에 주의하면서 1~2개월마다 10%씩 감량하는 것이 좋다고 생각한다.

유지량을 투여하고 있을 때, 질환 활동성이 매우 분명하게 항진해, 스테로이드를 중등량 또는 대량 투여로 증량하지 않을 수 없는 경우도 있다. 한편 유지량을 6개월 이상 계속해, 활동성이 진정한 채로 있으면 더욱 감량이 가능하거나 10%씩의 감량을 시도하는 것이 좋다. 이것에 의해 스테로이드 투여량을 필요 최소한으로 할 수가 있다. SLE, MCTD, PM/DM에 있어서는, 면역억제제를 병용하고 있는 경우를 포함해 10mg/일 이하, 가능하면 5mg/일을 목표로 한다.

점감 중에는 조기에 활동성 항진을 발견해 유지량을 조절

또한, 스테로이드 점감 중에는 가능한 한 조기에 활동성 항진을 찾아내, 스테로이드 투여량을 조절할 필요가 있다. 조기의 활동성이 어떤 검사 소견, 또는 임상 증상으로서 나타나는지는 환자에 따라서 다르다. 나비형 홍반이 재연 시의 첫 증상인 경우, 또는 손가락 끝의 홍반이 그러한 환자도 있다. 임상 증상이 아니라, 검사 소견에서의 혈소판 감소가 우선 나타나는 환자가 있어, 신장 병변을 수반하는 환자에서는 뇨 소견의 악화에 수개월 앞서 혈청보체의 저하, 또는 항DNA 항체값의 상승이 나타나는 환자도 있다. 물론 전의 활동기와 다른 증상으로 병세가 악화되는 경우도 있으므로 방심은 할 수 없지만 지금까지의 활동기에 나타낸 증상을 중심으로 주의를 기울여 경과를 관찰하는 것이 좋다고 생각된다.

[Ichikawa Yuichi]

14 교원병에 합병하는 폐고혈압증에 대한 스테로이드 치료

교원병에 폐고혈압증(PH)이 합병하기 쉬운 것은 종래부터 알려져 왔다. 일본의 조사에 의하면 혼합성 결합조직병이 가장 합병율이 높아 5.0%, 그 다음에 강피증 2.6%, 전신홍반루푸스 0.9%, 다발근육염 0.6%이다. 그러나 이것은 증상이나 소견 등이 있어 조사한 것이고, 증상의 유무와 무관하게 조사한 보고는 이것의 거의 2배의 수치가 되고 있다. 일반 인구에서는 100명당 1~2명인 것을 생각하면 얼마나 많은지를 알 수 있다. 그러나 그 예후는, 원인불명의 이른바 특발성 PH와 같이 매우 불량하다. 특히 심폐증상이 강한 예, 근 증상이 있는 예에서 예후가 불량하다.

교원병 합병 PH의 분류와 치료

교원병 합병 PH에는 특발성 PH와 같은 폐동맥성 PH(PAH)의 빈도가 높지만 그 외 간질성 폐병변에 의한 것, 만성 폐혈전 색전증에 의한 PH 등이 있다. 이 중 만성 폐혈전 색전증에 의한 것은 수술적으로 치료 가능한 증례도 있어 충분한 감별 진단이 필요하다. 고도의 간질성 폐병 이상에 의한 것은 폐병변에 대한 치료가 우선된다. 한편, 대부분을 차지하는 PAH에 대해서는 기본적으로는 특발성 PH와 같은 치료를 한다. 즉 항응고제, 산소투여, 칼슘길항제, 프로스타그란딘 I_2(경구, 지속 정맥주사) 등이다.

조기 교원 합병증 PH에 스테로이드는 유효

1993~1999년의 기간, 의학중앙잡지에 게재된 PH에 관한 증례 1,541예 중 교원병 합병 예에 관한 보고 110건에 대해 해석했다. 이 중 검토 가능한 증례는 59예로 스테로이드 유효가 32예, 유효한 가능성이 있는 예가 9예, 무효 예가 11예였다. 영문 문헌에서도 여러 가지의 스테로이드가 여러 가지의 용량으로 이용되었고 대부분은 개선 예였다. 물론 무효한 예는 보고되기 어렵다는 점, 혈관 확장제 등과의 병용제이므로 스테로이드 단독의 효과를 판정하기 어려운 점, 면역요법의 프로토콜이 다양하기 때문에 비교가 곤란한 점, 플라세보를 이용한 대조 연구가 전혀 없어 명확한 결론을 얻을 수 없는 점 등의 한계가 있다. 후생노동성의 전국역학 조사에 의하면 전 교원병 환자 17,793예 중, PH 합병 예는 1.7%로, 상기의 특발성 PH에 사용되는 약제 외에 스테로이드가 74%, 면역억제제가 18% 사용되고 있었다. 그리고 치료의 단기적 유효성은 스테로이드 사용군에서 의미있게 높은 비율로 나타났다. 물론 이러한 면역요법의 대부분은 각각 교원병의 PH 이외의 장기 장애에 대해서 투여된 것이라고 생각된다. 게다가 PH에 대한 그 외의 치료제가 대부분의 증례에서 병용되고 있기 때문에, PH 그 자체에 대한 면역요법제의 작용에 대해서는 명확하지 않다.

상기의 한계는 있지만, 스테로이드에 반응하는 증례의 존재는 틀림없는 것이라고 생각된다. 게다가 조기의 PH에 유효 예가 많은 것도 경험적으로 알려져 있다.

교원병 합병 PH에 있어서의 스테로이드 사용의 가이드라인

교원병 합병 PH가 현저하게 고빈도이며, 특발성 PH와 같이 예후불량인 것으로부터 스테로이드 등의 면역요법제를 적극적으로 사용해 예후의 개선을 꾀해야 하는 것이라고 생각된다. 이 때문에 교원병 합병 PH의 치료 가이드라인의 작성을 시도하고 있던 후생노동성의 4개의 연구반에서는 공통의 치료 지침을 작성했다. 여기에 따르면 PAH 이외의 교원병의 장기병변, 활동성이 있는 증례에서는 그것들에 대해서 스테로이드나 면역억제제가 이용된다. 이러한 병변이 없는 증례에서도 조기의 PAH 예에는 시도할 가치가 있다. 「조기」에 대해서는 명확한 정의는 없지만 NYHA I도(~II도)로, 가능하면 PH의 임상 증상이 출현하기 이전이 바람직하다고 여겨지고 있다. 무엇보다 사용량의 문제나 정말로 무증상인 시기부터 스테로이드를 사용해야 할 것인지 어떤지에 대해서는 아직도 논의의 여지가 있다고 생각된다. 앞으로 이 가이드라인의 검증이 필요하다.

스테로이드 등의 면역요법제를 사용하여 예후개선을 도모한다

교원병 합병 PH에 관해서는, 그 자연력(自然歷)도 밝혀지지 않았고, 현재, 겨우 prospective한 검토를 하고 있는 중에 있다. 그렇지만 현저하게 고빈도이며, 교원병의 난치성 병태로서 예후를 저하시키고 있는 PH에 대해서는, 특발성 PH에 대해서 개발되어 온 몇 개인가의 뛰어난 약제를 이용하는 것과 동시에, 스테로이드 등의 면역요법제를 적절히 사용해 조금이라도 예후 개선을 꾀해야 하는 것이라고 생각된다.

[Yoshida Shunji]

15 쇼그렌(Sjögren)증후군에 있어서의 스테로이드 치료

쇼그렌증후군에 있어서 스테로이드의 적응은 주로 선외병변이다

쇼그렌증후군(SS)은 건조증상을 수반하는 만성 타액선염과 건조성 각결막염을 주징으로 하는 자가면역성 염증성 질환이다. SS의 병변은 거의 전 증례가 갖는 누선염·타액선염(선병변)과 일부의 증례에서 나타나는 선외병변이 있다. 선외병변은 장기병변과 비장기 병변으로 대별 되며 SS에 있어서의 스테로이드의 적응은 주로 이 선외병변이다.

SS의 병태에 그 치료에 있어서 스테로이드의 위치와 주된 유의점을 15-1에 나타낸다.

SS의 선병변에는 스테로이드를 사용하지 않는 것이 일반적이다

현시점에서 SS에 관해서, 생명 예후를 포함한 중·장기적인 스테로이드의 유효성을 평가한 대규모 시험은 없다. 단기간의 효과에 관한 보고도 적고, 유효성에 관해서는 부정적인 것이 많다.

Fox 등은 프레드니솔론(PSL) 30mg 격일 투여와 비스테로이드 항염증제(NSAIDs), 플라세보의 각 군(n=8)에 대해 6개월간의 치료 전후에 눈물샘, 침샘의 기능과 병리 조직을 검토했지만 어느 군도 개선은 나타나지 않았다(Fox PC, et al : Clin Exp Rheumatol 1993 ; 11 : 149-156). 이때, PSL군에서는 면역 글로불린치 저하나 백혈구수 증가 등의 혈액학적인 개선은 얻을 수 있었지만 일본에서는 Miyawaki 등이 20예의 SS환자에게 PSL 15mg/일 을 개시해, 1개월 후와 그 이후의 타액 분비량과 혈청학적 평가 모두 개선했다고 보고하였다 (Miyawaki S, et al : Inter Med 1999 ; 38 : 938).

SS에서 대규모 시험이 어려운 것은 질환을 정확하게 평가하는 방법이 생검 조직진단 이외에 없기 때문이다. 대규모 시험에서는 이미 선조직이 거의 파괴된 증례를 많이 포함할 가능성이 있다. 그 경우는 만일 치료가 효과가 있어도, 선기능의 개선은 얻을 수 없어 무효라고 평가될 가능성이 있다. 많은 선조직이 잔존해 세포 침윤만이 나타나는 증례로 한정하면 스테로이드는 유효할 가능성도 있다. 그러나 장기병변이 없는 경우, 선병변에 대해서만 스테로이드를 투여하는 것은 다양한 부작용을 가미하면 현실적이지 않고, 현 시점에서는 SS의 선병변에 대해서는 스테로이드를 사용하지 않는 것이 일반적이다.

SS의 건조성 각결막염에 대해서는 국소 스테로이드제는 유효

SS에 있어서의 건조성 각결막염에 대해서는 2주간의 국소 스테로이드를 평가한 보고가 있다(Marsh P, et al : Ophthalmology 1999 ; 106 : 811~816). 대상 21예 전례에서 중등도 이상, 자타각 소견 모두 개선을 얻을 수 있었다. 이 중 8예에서는 중지 후에도, 수주~수개월간 개선이 지속되었다. 감량하여 계속한 증례에서는 3~6개월 후에 1예에서 기존의 백내장이 악화, 1예에서 백내장을 발증, 1예에서 안압이 상승했다. 일반적으로 SS의 건조성 각결막염에 대한 국소 스테로이드는 유효한 것으로 되어 있다. 그러나 장기 투여는 부작용의 관점에서 적극적으로 피해야 하는 것이므로 다른 안과적 치료로 효과가 불충분한 때에 고려되는 치료법이다.

비장기성 선외병변의 전신성 스테로이드 치료는 유효

관절염이나 홍반, 전신권태감 등 비장기성 선외병변에 대해서는 NSAIDs를 이용하지만, 개선이 부족한 경우는 저용량 스테로이드가 유효하다. 그러나 이러한 병태는 서양에서는 항말라리아제(클로로퀸, 히드록시 클로

15-1 쇼그렌증후군의 주된 병태와 스테로이드 치료

분류	주 병태	특히 감별이 필요한 질환	우선하는 치료	스테로이드의 초기량(PSL 환산)
장기성 선외병변	중추신경병변	혈전증, 감염증	–	고용량+스테로이드 펄스 50~60mg/일 또는 1mg/kg/일
	(진행이 빠른) NSIP	감염증(CMV, *P. carinii* 등)	–	
	간질성 신염		–	(중~) 고용량(+스테로이드 펄스) (40~)60mg/일 또는 (0.5~)1mg/kg/일
	다발 단신경염		IVIG*	
	BOOP		–	40mg/일 또는 중등량 0.5mg/kg/일
	림프절 종대(가성 림프종) 절외성	악성 림프종 <생검 필요>	–	중등량 30mg/일 또는 0.5mg/kg/일
비장기성 선외병변	림프절 종대(가성 림프종) 림프절		–	
	관절염	류마티스관절염	NSAIDs 외용제	저용량 5~15mg/일 또는 0.1~0.25mg/kg/일
	홍반	전신홍반루푸스		
	전신권태감	암, 교원병, 감염증	NSAIDs	
선병변	누선염	감염증	대증요법	–
	타액선염	감염증		

*IVIG : 면역 글로불린 정맥주사요법 400mg/kg/일×5일
NSIP : non-specific interstitial pneumonia, BOOP : bronchiolitis obliterans organizing pneumonia, CMV : 사이토메갈로바이러스, NSAIDs : 비스테로이드 항염증제, PSL : 프레드니솔론

로퀸)의 유효성이 확인되고 있어 스테로이드를 제일 선택제로서 사용하지 않는 것으로부터 스테로이드 치료에 충분한 근거가 없다는 것을 유의해야 하는 것이다. 또, 관절염의 경우는 류마티스관절염(RA) 합병의 유무를 충분히 검토해, RA라고 진단했을 경우는 질환 수식성 항류마티스제(DMARDs)를 사용해야 한다. SS에 있어서의 림프절 종대는 악성 림프종의 합병을 충분히 감별할 필요가 있다. 조직진단에서 악성 병변을 부정할 수 있으면 스테로이드로 개선을 기대할 수 있다. 이 병태는 비교적 소량으로 개선한 보고가 많아 중등량으로부터 개시하는 것이 좋다고 생각된다.

장기성 선외병변의 전신성 스테로이드 치료는 각 질환 치료에 준해 조기치료하는 것이 유효

SS에 있어서의 장기성 선외병변의 주된 것은 간질성 폐렴, 간질성 신염, 신경병변이다. 이것들에 대한 스테로이드의 증거도 모두 증례 보고 수준이므로, 각 장기병변의 일반적인 치료법에 준해 치료를 실시할 필요가 있다.

SS의 간질성 폐렴은 non-specific interstitial pneumonia(NSIP), 그 다음에 bronchiolitis obliterans organizing pneumonia(BOOP)가 많다. SS에 있어서의 NSIP의 상당수는 섬유화가 부족하고 진행이 늦기 때문에 보통은 스테로이드를 투여하지 않지만, 비교적 급속히 진행하는 경우도 있어 그 경우는 일반적인 간질성 폐렴의 치료에 준해 스테로이드를 고용량(펄스요법을 포함한다)으로부터 개시한다. 한편, BOOP는 중등량 스테로이드로 유효하다.

SS의 간질성 신장염도 스테로이드를 고용량으로부터 개시하는 경우가 많지만, 증례 보고에서는 중등량으로부터 개시해 면역억제제의 병용이 유효했다는 보고도 있다.

SS의 중추신경병변은 다발성 경화증에 준해, 스테로이드를 고용량(펄스요법을 포함한다)으로부터 개시한다. SS의 다발 단신경염은, Guillain-Barre 증후군에 준해 면역 글로불린 정맥주사요법이 유효하지만 상황에 따라 스테로이드를 검토한다.

이 외, 간질성 방광염이나 단백 누출성 위장증 등 보기 드문 장기병변이나 클리오 글로불린 혈증의 합병에 대해에서도 전신성 스테로이드의 유효성의 보고가 있어, 태아 심블록의 예방에도 모체에의 전신성 스테로이드 투여가 유효하다는 보고가 있다.

SS의 병변은 일반적으로 스테로이드에 반응성이 좋다고 말해지므로, 병변이 기질화하기 전의 조기 치료가 바람직하다. 치료 개시 후에는 스테로이드를 일반적인 점감법에 준해 감량해, 필요 최소량으로 해야 한다.

[Hayashi Taichi, Matsumoto Isao, Sumita Takayuki]

16 전신홍반루푸스에 있어서의 스테로이드 요법 – 병태 · 중증도에 따른 용법 · 용량

장기병변과 중증도를 감안하여 치료법과 용량을 결정한다

전신홍반루푸스(SLE)는 매우 불균일한 병태로, 개개의 환자에서 침범되는 장기도 다르므로, 치료에 즈음해서는 전반적인 활동성의 평가와 함께 개개의 증례에 있어서의 장기병변과 그 중증도를 감안해 치료법과 용량을 결정할 필요가 있다(16-1). 이 점이 본 증의 치료상에서 가장 중요한 포인트가 된다.

SLE의 병태는 보통, 경증, 중등증 및 중증으로 분류되어 이 중 경증의 일부를 제외하고 대부분의 증례가 스테

16-1 SLE의 병형별 치료

1. 경증 SLE의 치료

임상병태	국소적 요법	비스테로이드항염증제	PSL 1일 30mg 이하	PSL 1일 30mg 이상	혈관확장제	항응고요법
발열 (80)		○	○			
피부증상						
DLE (16)	○		△			
홍반 (국소) (75)	○		△			
홍반 (전신) (16)	○		○	△		
bullous LE (5)	○		○	△		
탈모 (55)	○		△			
구강내 궤양 (40)	○		△			
지방직염 (2)			○	△		
지침궤양/궤사, 피부궤양 (13)	○		△	○	○	○
Raynaud현상 (50)					○	
혈전성 정맥염 (4)		△	○	△	○	○
관절 · 근증상						
관절통(염) (90)	○	○	△			
근육통 (32)	○	○				
장막염(저류액 소량) (19)		○	△	○		

2. 중등증 · 중증 SLE의 치료

임상병태	스테로이드(PSL) PSL 1일 40mg 이하	스테로이드(PSL) PSL 1일 40~60mg	스테로이드(PSL) PSL 1일 40mg 이상	스테로이드(PSL) 펄스요법	면역억제제	항응고요법	혈장교환요법	감마글로불린요법	비적(脾摘)
루푸스신염 (82)									
경증 신염 (WHO I · II)	○	○							
중증 신염 (WHO III · IV)		○	○	○	○*	△	△		
CNS 루푸스									
경련 중적 발작, 의식 소실 (13)			○	○			△		
기질적 정신증상 (24)		○	○	△	△*		△		
뇌신경 장애 (3)		△	○	△	△	△	△		
말초신경 장애 (3)	△	○	△	△	△	△	△		
수막염 (23)	△	○	△						
용혈성 빈혈 (10)		○	△	△	△		△		△
혈소판 감소증 (12)		○	△	△	△		△	△	△
근육염 (2)	△	○	△		△				
간질성 폐렴 (6)		△	○	△	△*		△		
폐고혈압증 (1)	△	○	○	△	△	△	△		
심근염 (2)		△	○						
장막염 (저류액 다량) (1)		△	○						
혈관염에 의한 장기허혈 (3)			○	△	△	△*	△		

○ : 자주 사용, △ : 가끔 사용. ( ) 안은 실제 경험한 SLE 729예 중의 출현 빈도. * : 사이클로포스파미드 펄스요법의 적응

로이드요법의 대상이 된다.

경증 SLE에는 발열, 피부 증상, 관절 증상 등을 주증상으로 하고, 경도의 장막염이나 뇨이상 소견 이외의 장기 병변을 나타내지 않는 환자군이 포함된다. 미열이나 관절 증상을 주체로 하는 환자에게는 비스테로이드 항염증제(NSAIDs)를 투여하고, 피진에 대해에서도 외용 스테로이드를 이용해 경과를 본다. 그러나 고열, 지체화하는 관절염, 강한 염증을 수반하는 홍반, 그리고 흉막염 등의 장막염을 가지는 환자에게는 프레드니솔론(PSL) 환산으로 30mg/일 이하를 목표로 스테로이드를 투여한다. 용법은 스테로이드의 생리적인 분비 동태와 항염증 작용을 생각해 아침 2 : 낮 1 등 2회로 나누어 투여한다.

중등증 · 중증 SLE는 WHO 분류 III · IV형의 신장염, CNS 루푸스, 심외막염 · 심근염 등의 심병변, 간질성 폐렴, 루푸스 폐장염 · 폐출혈, 폐경색, 및 용혈성 빈혈 · 혈소판 감소증 등의 장기병변을 가지는 군으로, 스테로이드의 대량 투여를 한다. 1~2mg/kg/일의 투여량을 기본으로 해, 반응이 나쁜 증례에는 가끔 80mg이상을 투여한다. 섭식이 불능인 경우를 제외하고, 경구투여로 해, 보통 3-2-1의 비율로 3회로 나누어 투여한다. IV형 신장염이나 CNS 루푸스의 경련중적 발작, 의식 소실 발작 및 선망, 착란, 인지 장애 등의 난치성 병태, 스테로이드 저항성의 병태, 나아가 부작용 등으로 스테로이드의 대량 장기 투여를 실시할 수 없는 경우에는 펄스요법을 실시한다. 보통, 메틸프레드니솔론 1g을 500mL에 용해해, 3일 연속 점적 정맥주사를 실시한다. 실시 후, PSL 1mg/kg를 목표로 후 요법을 실시하지만, 반응이 부족하면 2주 정도의 간격을 두고 2~3회 반복해 실시한다. 경구 투여와의 비교 대조 시험에서도 펄스요법 쪽이 최종 전반 개선도나 유용성의 점에서 우수했던 것이 확인되어 루푸스신염에 대해서는 400mg/일의 세미 펄스요법으로도 유효하다고 보고되고 있다.

효과를 확인하면서 점감한다

스테로이드는 첫회 투여량을 2~4주 유지해, 개선을 보이면 2주마다 10%씩 점감한다. PSL 5~15mg/일로의 유지를 목표로 해, 재연 · 급성 악화를 보았을 경우에는 50%를 목표로 증량한다. 감량이 곤란해졌을 경우에는 시클로포스파미드나 아자티오프린 등의 면역억제제의 병용을 고려한다. 또, 면역억제제가 부작용의 점에서 문제가 있을 때는 스테로이드 펄스요법을 실시하는 것도 좋다.

부작용의 대응 : 예방 투여나 효과의 확인

스테로이드 복용 중에는 면역기능의 저하에 의해 기회감염 등의 감염증을 자주 병발한다. 대량 장기 투여를 실시하는 경우에는 ST 합제(바크타®)(1g) 정 하루 1회 등의 카리니 폐렴에 대한 예방 투여를 실시한다. 또 환자에게는 발작(crisis)의 위험성 등 충분한 설명과 동의(informed consent)를 얻은 후에 치료를 실시하며, 임의대로 감량을 실시하지 않도록 지도한다. 스테로이드 유발성 정신 증상이 의심되는 경우에는 우선 향정신제에 의한 조절을 실시하며, 안이하게 판단해 감량하는 것은 삼간다. CNS 루푸스에 의한 것인지 감별이 곤란한 때는 오히려 증량을 고려한다.

백혈구의 증가나 보름달형 얼굴 등의 부작용이 발현하지 않을 때는, 주작용도 충분하지 않을 때가 있다. 정확하게 복용하고 있는 것이 확인되었을 경우에는 스테로이드의 종류를 변경하는 것도 시도한다. 그리고 다른 과에서 리판피신 등의 스테로이드의 효과를 감약시키는 약제를 복용하고 있지 않은지 확인한다.

환자의 지도 : 복약 준수, 감염 방어에 힘쓰게 한다

용법 · 용량을 정확하게 실시하도록 지도한다. 여성 환자에서는 비만 · 보름달형 얼굴에 신경이 쓰여 감량이나 휴약을 하는 경우가 있다.

또, 고용량을 복용중인 경우는 혼잡을 피하고, 외출 후에는 양치질, 손 씻기를 열심히 하며 규칙적인 생활을 실시해 감염의 방어에 대한 배려를 실시하도록 지도한다.

[Takasaki Yoshinari]

17 전신홍반루푸스에 있어서의 스테로이드요법의 함정

SLE의 단백뇨 : SLE 이외의 원인도 검토한다

루푸스신염의 치료에는 중등량 이상의 스테로이드요법이 자주 행해지며, 그에 따라 스테로이드성 당뇨병을 합병하는 경우도 많다. 최근 필자는 신장 생검에서 당뇨병성 신부전이라고 판명되어 면역억제제와 스테로이드를 중지해 완화한 전신홍반루푸스(SLE)의 증례를 경험했다. 그 증례는 SLE라고 진단되어 스테로이드에 의해 완화되었지만, 당뇨병을 합병해 인슐린 치료도 받고 있었다. 경과는 순조로워 항 ds-DNA 항체값도 음성이고 혈청보체치의 저하도 없었지만, 단백뇨의 증감을 반복하고 있었다. 그때마다 스테로이드의 증감에 의해 조절하며 면역억제제도 추가 병용시키거나 하고 있었지만 오히려 점차 단백뇨가 증가해, 신증후군을 초래해 입원했다. 신장 생검으로 상기와 같이 진단되어 스테로이드는 점감, 중지되어 외래로 경과관찰중이다.

교원병의 전문가는 기초 질환으로서 SLE가 있으면 단백뇨도 SLE에 수반하는 것이라고 무심코 생각해 버리기 쉽다. 적어도 혈청학적으로 활동성이 없는 경우는, 그 밖에 원인이 되는 병태가 없는지 충분히 검토하는 자세가 필요한 것을 통감했다.

고단백식을 계속하고 있는 신증후군 합병 증례

오래된 교과서에는 신증후군의 식사요법의 기본은 고단백식이라고 기재되어 있어, 그렇게 교육이 이루어지고 있었다. 그 지시를 계속 지켜 온 SLE 환자를 최근 경험했다.

환자는 40대의 여성. 14세부터 Raynaud 현상, 다관절통이 있고, 16세에 탈모, 항핵항체 양성 등으로부터 타원에서 SLE로 진단되었다. 항DNA 항체는 음성이고, 특이 항체로서는 항RNP 항체 양성뿐이었다. 19세부터 신증후군이 되어, 신장 생검으로 막성 루푸스신염이 진단되어 스테로이드 펄스요법을 받았는데, 혈청 알부민은 2.5~2.8g/dL, 뇨단백은 3.0~5.0g/일로 경과했다. 25세에는 시클로포스파미드(엔독산®)(경구)가 병용되기 시작했지만 효과는 없고, 저 알부민 혈증에 의한 부종의 악화 때문에 입퇴원을 반복해, 그때마다 스테로이드의 증량이나 펄스요법 등이 행해져, 알부민 제제 등도 적절히 투여되고 있었다. 네프로제의 악화 시에는 보체의 저하가 있어, 활동성의 지표가 되고 있었다. 32세에 당과에서 진료를 받았다. 얼마 진 의사의 치료(메틸프레드니솔론<메드롤®> 8mg, 엔독산® 100mg, 알부민 점적주입 등)를 계속했지만 SLE의 활동성은 없다고 생각해 34세 때부터 메드롤® 8mg에서 4mg까지 점감해, 엔독산®, 알부민의 투여도 중지했다. 그 후에도 단백뇨는 3~4g/일로 바뀌었지만, 혈청보체치은 경과 중 정상이었다. 41세에 신장 생검을 실시해 소상(巢狀) 사구체 경화증으로 진단, 동시에 본인이 의식해 고단백식을 계속하고 있었던 것이 판명되어, 식사 지도(당초 단백 40g/일, 이후 50g/일)를 해, 단백뇨는 1g/일 전후로 현저하게 감소했다. 42세에는 메드롤®도 중지되어(발사르탄<디오반®>, 아스피린<바이아스피린®>, 니코틴산 토코페롤<유베라 니코티네이트®>뿐) 순조로운 상태이다.

본례와 같이, 단백뇨는 똑같이 계속되고 있어도 당초는 SLE에 의한 막성 신부전에 의한 것이었던 것이 그 후(약 25세경 이후)는 병리학적으로는 사구체 경화증이 주가 되어 오히려 단백 부가(알부민 점적주입과 고단백식)가 단백뇨의 주된 요인이었다고 생각된다. 보체의 저하도 면역 복합체에 의한 소비가 아니라, 신장으로부터의 누출에 의한 것으로 추정된다. 이러한 병태의 변화는, 간단한 것이지만 임상 현장에서는 의외로 간과되는 「함정」일지도 모른다. 종래부터 SLE에서는 「다른 임상적 활동성의 지표가 사라져도 신장만은 활동성이 남는다」라고 생각되며, 단백뇨 증가를 지표로 스테로이드의 증량을 해 왔지만, 뇨침사(尿沈渣)나 혈청학적 지표 등을 참고로 SLE의 활동성을 종합적으로 평가해 스테로이드의 적응을 결정하는 것이 필요하다.

[Amano Koichi]

18 특발성 혈소판 감소성 자반병의 스테로이드 치료

특발성 혈소판 감소성 자반병(ITP)에 대한 제1선택의 치료로서 스테로이드 치료, 보통은 경구 프레드닌® 투여가 많은 증례에서 행해지고 있다. 그러나 ITP에 대한 스테로이드 치료에 관해서는 적응, 투여량, 투여법 등 엄밀한 조절 연구에 근거해 결정된 것이 아니므로, 반드시 일정한 견해는 아니다.

치료 적응은 출혈 경향의 유무, 혈소판 수에 따라 결정한다

ITP로 진단된 환자 모두가 스테로이드 치료에 한하지 않고 어떠한 치료의 적응이 되는 것은 아니다. 치료가 필요한지 아닌지는 출혈 경향의 유무, 혈소판 수에 의해 결정할 필요가 있다. 일반적으로 출혈 증상이 없고 또한 혈소판 수가 20,000~30,000/μL보다 많은 성인 ITP 환자에서는 무치료로 경과 관찰한다. 사실 ITP 환자의 혈소판 수와 출혈 경향의 관련에 대해서는, 혈소판 수가 20,000 ~30,000/μL인 ITP 환자를 평균 30개월 관찰한 결과 출혈 등의 합병증은 나타나지 않았고, 혈소판 수가 10,000/μL 이상인 ITP 환자에서는 유인이 없는 위독한 출혈은 5% 미만으로 보기 드물고, 10,000/μL 미만의 ITP 환자에서는 40%로 출혈이 나타났고, 또 혈소판 수가 50,000/μL 보다 많은 ITP 환자에서는 외상에 수반하는 위독한 출혈도 보기 드물다는 것 등의 보고가 있다. 이러한 보고를 근거로 하면 출혈 경향의 유무에 관계없이 혈소판 수가 20,000~30,000/μL 미만인 환자, 또는 점막 출혈, 소화관 출혈, 성기 출혈 등 임상적으로 문제가 될 수 있는 출혈 증상을 갖는 혈소판 수가 20,000~50,000/μL 환자에서는 스테로이드 치료를 개시하는 적응이 있다고 생각되고 있다.

치료 : 부작용에 주의하고, 효과가 불충분하면 진단을 재검토

프레드닌® 0.5~2mg/kg으로 경구투여를 개시해, 효과를 봐 점감해 나가는 것이 일반적이지만 충분한 근거가 있는 투여법은 아니며 실제로는 시설에 따라 또는 담당하는 의사에 따라 투여법이 다른 것이 현재 상태이다. 또, 치료 효과에 관해서는 보고에 따라 차이는 있지만, 약 80%의 증례에서 스테로이드 치료에 의해 혈소판 증가가 나타난다.

그러나 스테로이드 치료 중지 후에도 정상적인 혈소판 수를 유지할 수 있는 증례는 반드시 많지는 않아 약 20% 정도이다. 또, 스테로이드 투여의 부작용은 투여량과 투여 기간에 의존하므로 초기 투여량의 스테로이드를 1개월 전후로 계속해도 충분한 효과가 나타나지 않는 경우는 특별한 목적이 없이 막연하게 대량의 스테로이드를 계속하는 것은 바람직하지 않다. 따라서 스테로이드의 효과가 충분하지 않았던 경우는 ITP의 진단이 정말로 올발랐는지 다시 검토할 필요가 있다. ITP 중에는 골수이형성증후군, 재생불량성 빈혈 등과의 감별이 곤란한 증례도 있고, 또 보기 드문 질환이지만 Bernard-Soulier 증후군 등의 선천성 혈소판 이상증이 ITP로 오진되어 치료되고 있는 경우도 있다. 또, 일본에서는 아직 증례는 적은 것 같지만 HIV 감염에 관련한 혈소판 감소증 등도 ITP와의 감별은 용이하지 않다.

재검토한 결과 ITP의 진단이 틀림없으면 스테로이드 점감 후 비장절제술을 검토하게 된다. 비장절제술은 유효한 치료법이며 스테로이드 치료를 필요로 하지 않고 혈소판 수가 정상화하는 증례는 60~70%로 많다. 그러나 비장을 절제했음에도 불구하고 매우 분명한 혈소판 감소가 지속하는 난치 증례가 10~20% 존재한다. 이러한 증례에 대해서는 스테로이드를 막연하게 계속하는 것을 피하기 위해서 면역억제제 투여 등을 시도해야 하지만 반드시 높은 비율로 효과가 있는 것은 아니다.

H. pylori 양성 ITP 환자에게는 제균요법이 유효

최근, *Helicobacter pylori* 양성 ITP 환자에 있어서의 제균요법의 유효성이 일본에서의 전국 조사의 결과 확인된 적도 있어, 양성 예에 대해서는 제균요법을 up-front로 생각하는 치료 가이드라인을 후생노동성 난치성질환극복연구사업, 임상조사연구반에서 작성하였다. ITP에 대한 제1선택제로서의 스테로이드 치료의 위치가 앞으로는 바뀌게 될지도 모른다.

[Yokoyama Kenji, Ikeda Yasuo]

19 갑상선 질환에 있어서의 스테로이드요법

갑상선 중독증(기능 항진)이나 기능 저하 상태를 나타내는 여러 가지의 갑상선 질환에 대해, 스테로이드(부신피질스테로이드)가 사용된다. ① 비화농성 · 염증성 갑상선 질환인 아급성 갑상선염에 있어서의 염증 반응, ② 갑상선 발작이나 점액 수종성 혼수에 있어서의 부신피질 부전, ③ 바세도병 수술 전의 조절, ④ 약물성 갑상선 중독증(약물성 갑상선염), ⑤ 악성 안구돌출증에 있어서의 갑상선 호르몬 과잉에 의한 교감신경 긴장이나 자가면역에 의한 안와구 후병변에 대해서 스테로이드가 이용된다.

아급성 갑상선염의 진단 : 전경부에 자발통이나 압통이 있다

아급성 갑상선염의 원인은 밝혀지지 않았지만, 바이러스설(콕사키바이러스 등)이 유력하다. 특정 지역이나 계절에 다발해, 치료하지 않고 방치해도 2~4개월에 자연스럽게 치유된다. 조직적합항원(HLA) BW35나 B67이 환자에서 고비율로 나타나며 개체 측의 유전적 요인도 관여하고 있다. 남녀비는 1 : 5로 여성에게 많고, 특히 40~50세의 중년 여성에게 자주 발생한다.

상기도 감염이나 감기와 같은 선구 증상을 수반하는 경우가 많아, 전경부의 자발통이나 압통과 함께 급격하게 발병한다. 갑상선 자체의 염증성 변화에 의한 것과 갑상선 호르몬의 누출에 근거한 증상으로 나누어진다 (19-1).

전신 증상

전신권태감이나 발열(39~40℃)이 나타난다. 갑상선 호르몬의 혈중 방출에 의한 갑상선 중독 증상으로서 심계항진, 수지 진전, 발한 과다나 정신 불안정 등이 일과성으로 나타난다. 중증예에서는 회복기에 일시적인 기능저하 증상을 나타내는 경우가 있다.

19-1 아급성 갑상선염의 진단 가이드라인

I. 임상 증상
통증성 갑상선종
II. 검사소견
1. CRP 또는 혈침 고치
2. 유리 T_4 고치, TSH 저치(0.1 U/mL 이하)
3. 갑상선 초음파 검사에서 통증부에 일치한 저 초음파역

(1) 아급성 갑상선염 : I과 II의 모든 것을 갖는 것
(2) 아급성 갑상선염이 의심되는 것 : I과 II의 1,2 중 하나

[제외 규정]
하시모토병의 급성 증악, 낭포에의 출혈, 급성 화농성 갑상선염, 미분화암

[부기]
1. 상기도 감염증상의 선구증상을 자주 수반하며 고열을 나타내는 경우도 드물지 않게 보인다.
2. 갑상선의 통증은 종종 반대측으로도 이동한다.
3. 항갑성선 자기항체는 원칙적으로는 음성이지만, 경과 중 약양성을 나타내는 경우가 있다.
4. 세포진단에서 다핵 거세포를 나타내지만, 종양 세포나 하시모토병에 특이적인 소견을 나타내지 않는다.
5. 급성기는 방사성 요오드(또는 테크네슘) 갑상선 섭취율의 저하를 나타낸다.

(일본 갑상선 학회)

국소 증상 · 갑상선종

자발통이나 압통을 수반하는 갑상선종이 나타나 귀로부터 후두부에 걸쳐 방산하는 것이 특징이다. 딱딱한 갑상선종을 촉지하는데, 표면은 평활하고, 유착은 없어 윤곽이 분명하다. 보통 한쪽의 종대로 시작하여 통증부위가 이동해 반대 측에 미치는 경우가 있다(이동성 갑상선염).

아급성 갑상선염의 검사 성적 : T_4 · T_3 고치 등

일과성의 갑상선 중독증(혈중 사이록신<T_4> · 트리요오드 사이로닌<T_3> 고치 및 혈중 TSH 저치)를 나타낸다. 방사성 요오드(^{123}I) 섭취율이 저하한다(0~5%). 염증반응이 현저하다(혈청 CRP치 · 혈침치 고치). 혈중 사이로 글로불린(Tg)치가 고치를 나타내지만, 항 Tg 항체나 항갑상선 페르옥시다아제 항체(항 TPO 항체) 등의 항갑상선 자기 항체는, 일반적으로는 음성이다.

갑상선 초음파 검사에서는 통증이 있는 염증 부위에 일치해 저초음파역을 나타내며, 칼라 도플러상에서 무혈관 영역이 된다. 세포진단검사(침생검)에서는, 여포상피의 파괴와 다핵거세포가 나타나, 육아종성 염증의 상을 나타낸다.

아급성 갑상선염의 중등도 이상에 스테로이드 사용

경증 예에서는 비스테로이드 항염증제(NSAIDs)를 투여한다. 중등도 이상의 염증 예에서는 스테로이드를 사용한다. 프레드니솔론을 30mg/일부터 경구투여해 효과를 얻을 수 있으면 2~4주마다 점감한다. 스테로이드의 효과가 뚜렷해, 갑상선내 방사선 요오드 섭취의 개선이 나타난다. 감량이 너무 빠르면 다시 심해지는 일이 있어 치료기간이 길어진다. 수개월 이상 치료해도 스테로이드를 중지할 수 없는 경우에는 하시모토병의 급성 악화가 의심된다.

본증에 의한 갑상선 중독증은 갑상선 조직의 파괴에 의해 갑상선 호르몬이 혈중에 유출하는 것으로써 생기고 있으므로 항갑상선제는 효과가 없다. 심계항진 등에 대해서는 차단제를 투여한다.

갑상선 발작은 갑상선 중독 증상이 전격화한 상태

갑상선 발작은 바세도병이나 중독성 결절 갑상선종(기능성 갑상선 결절, Plummer병) 등의 경과 중에 혹서, 감염증, 외상, 외과 수술(갑상선 아전적술 등), 분만, 방사선 요오드요법이나 간기능 장애(갑상선 호르몬의 대사 저하), 당뇨병성 케토산증 등을 계기로 해 갑상선 중독 증상이 전격화해 순환 부전이나 의식 장애 등 생명에 위험을 미치게 된 위독한 상태를 말한다.

잠재된 부신피질부전이나 부신수질호르몬(카테콜아민)에 대한 과잉 반응, 갑상선 호르몬의 감수성 증대 등

19-2 갑상선 발작의 치료

전신관리	
심부전의 치료	산소흡입, 강심제(디곡신)의 정맥주사
쇼크의 예방과 치료	보액에 의한 수 · 전해질 관리, 승압제의 투여
부신 피질 부전의 예방과 치료	히드로코르티손 1일 200~300mg 점적 정맥 주사 덱사메타손 2mg을 6시간 마다 정맥주사 또는 경구투여
교감신경의 억제	β차단제(프로프라노롤, 0.1%) 2~10mL를 6시간 마다 정맥주사 또는 경구투여
발열의 치료	얼음주머니, 냉각 매트 · 알코올 도포에 의한 냉각 비스테로이드 항염증제(NSAIDs)의 경구투여 또는 좌약
중추신경 증상의 치료	진정제의 경구투여 또는 정맥주사
감염의 예방치료	광역 항생물질의 점적정맥
갑상선 중독증의 시정	
T_3, T_4의 합성과 분비 억제	프로필 티오우라실(PTU) 첫 회 600mg, 이후 200mg을 4~6시간 마다 경구투여 루골® 1일 15방울, 오오드 칼륨 1일 0.3~1.5g을 경구투여
T_4에서 T_3으로의 전환 억제	히드로코르티손 1일 200~300mg 점적 정맥주사 덱사메타손 2mg을 6시간 마다 정맥주사 또는 경구투여

이 생각되고 있다.

갑상선 발작에서는 ① 발열(종종 40℃ 이상), ② 빈맥(종종 심방세동), ③ 현저한 발한, ④ 중추신경 증상(경련, 선망, 의식 장애 등)이 주 증상이다.

갑상선 발작은 예방과 조기 치료가 중요

갑상선 발작의 전신의 관리로서 심부전에 대해서 산소 흡입 및 순환 동태를 모니터링하면서, 보액 및 강심제(디기탈리스 제제)나 이뇨제, 승압제의 투여를 실시한다. 빈맥에 대해서는 차단제(프로프라노롤)를 투여한다. 발열에 대해서는 실온을 낮게 유지하고 냉각(얼음주머니, 냉각 매트나 알코올 도포)에 의해 체온은 적어도 39℃ 이하로 시정한다. 중추신경 증상에 대해서는 진정제 등으로 대응한다. 그 외 감염증에 대해서 광역 항생 물질을 투여해 유인이나 합병증에 대해서 적절한 치료를 실시한다(19-2).

부신피질 부전에 대해서는 스테로이드(히드로코르티손 1일 200~300mg 정맥주사, 덱사메타손 2mg을 6시간 마다 정맥주사 또는 경구 투여)를 투여한다.

갑상선 중독증에 대해서는, 항갑상선제를 대량 투여해, 갑상선 호르몬의 합성을 억제한다. 무기 요오드제(루골®, 요오드화 칼륨)나 리튬은 갑상선 조직으로부터 혈중에의 호르몬의 분비를 억제한다. 프로필티오유라실, 프로프라노롤, 스테로이드, 요오드 함유 조영제, 아미오다론 등은 말초 조직에서의 T_4로부터 T_3으로의 전환 억제를 위해서 투여된다. 또, 혈장교환이나 투석에 의해 갑상선 호르몬을 급속히 제거하는 경우도 있다.

갑상선 기능과 스테로이드 대사

스테로이드는 말초 조직에서의 T_4로부터 T_3으로의 전환을 억제하는 작용이 있어, 혈중 T_3를 저하시킨다. 바세도병 수술 전의 갑상선 기능의 정상화를 꾀하기 위해서 사용된다. 또, 대량의 스테로이드는 갑상선 호르몬의 분비도 억제한다.

갑상선 중독(기능 항진) 상태에서는 코르티솔의 반감기는 단축해, 대사 속도(대사 청소율, MCR)가 항진하므로 인 부신피질 부전이 나타난다.

한편 갑상선 기능 저하 상태에서는 코르티솔의 대사 속도가 정상에 비해 지연하기 때문에 부신으로부터의 코르티솔의 분비가 저하하고 있다. 이 갑상선 기능 저하 상태를 갑상선 호르몬 투여에 의해 급속히 회복시키면 상대적 부신피질 부전이 생긴다.

[Yoshida Tadashi]

20 포도막염에 대한 스테로이드 치료

포도막염에는 감염증이나 자가면역 기전이 관여

포도막염은 홍채, 모양체, 맥락막에 생기는 염증을 나타낸다. 포도막염의 병인, 병태는 감염증이나 자가면역 기전이 관여하고 있어, 그 대부분은 눈뿐만 아니라 안외 조직이나 전신의 염증이 관여하고 있다고 생각된다. 실명에 이르는 일도 적지 않은 질환군으로 치료나 환자에게로의 설명에도 어려움을 겪는 경우가 있다.

본고에서는 이렇게 다채로운 포도막염 질환 중에서 빈도가 높아 스테로이드를 이용하는 경우가 많은 질환으로서 Vogt-Koyanagi-Harada Syndrome(하라다병)과 사르코이드증을 문제 삼아 구체적인 투여법과 유의점을 말하고자 한다.

Vogt-Koyanagi-Harada Syndrome에는 스테로이드 대량요법이 유효

하라다병은 전신 멜라노사이트에 대한 자가면역 질환이며, 황인종에게 자주 발생한다. 포도막염을 주로 하는 눈 증상과 백발, 난청, 수막염 등의 안외 증상을 나타내는 전신 질환에서, 거의 전례가 HLA-DR4(특히 HLA-

20-1 스테로이드 대량요법의 투여 예

프레드니솔론의 양(mg)	투여법	기간(일)
200	점적 정맥주사	2
150	점적 정맥주사	2
100	점적 정맥주사	2
80	점적 정맥주사	2
60	내복	4
40	내복	7
30	내복	14
20	내복	28
15	내복	28
10	내복	28
10/5 격일	내복	28
5	내복	28
5/0 격일	내복	28

20-2 스테로이드 점감 중에 재발했을 경우의 투여 예

프레드니솔론의 양(mg)	투여법	기간(일)
20	내복	14
15	내복	28
10	내복	56
10/5 격일	내복	56
5	내복	56
5/0 격일	내복	56

DRB1* 0405) 양성이다. 선구증상으로서 두통, 인두통, 발열 등 감기와 같은 증상이 나타나는 경우가 많다.

일본의 유병율은 인구 100만 명당 15명 정도로 많아, 사르코이드증, Behcet병과 함께, 일본의 3대 포도막염 원인의 하나이다. 하라다병은 자연치유하는 증례가 있지만 사전에 그것을 판별하는 것은 어려워, 원칙으로서 전례에 스테로이드를 투여한다.

스테로이드 대량요법의 실제

처음 발증한 예에 대해서는 지체화를 막는 것이 중요하고, 발증 1개월 이내의 프레드니솔론 대량요법이 유효하다. 20-1에 기본적인 투여 스케줄을 나타낸다. 투여 종료 전에는 혈중 코르티솔 값의 측정을 실시해, 정상화되어 있는 것을 확인하고 나서 투여를 종료한다. 감량을 서둘러서는 안 된다.

감량 중에 재발했을 경우

가끔 스테로이드 감량 중에 염증이 다시 심해지는 일이 있다. 그 경우, 투여량을 일단 1.5~2배로 증량한다. 또, 감량하는 날짜를 첫 회의 2배 이상에 걸쳐 천천히 감량해 나가는 것이 필요하다. 20-2에 프레드니솔론이 10mg일 때에 재발했다고 가정하고, 그 후의 투여, 감량 스케줄의 일례를 나타냈다. 재발을 반복하는 경우에는 2.5mg씩 감량해, 4~12개월에 걸쳐 감량한다. 그 중에는 지체화하는 예가 있지만, 정도에 따라 5~15mg를 유지량으로서 장기간 이용하는 일도 있다.

눈 사르코이드증은 눈에 국소 투여

사르코이드증은 비건락(乾酪)성 유상피세포 육아종이 전신 모든 장기 · 조직에 형성되는 질환이다. 본증은 전세계적으로 나타나며 북쪽에 많고, 남쪽에 약간 적은 경향을 나타낸다. 남성에서는 20~30대, 여성에서는 20대와 50대에 발증의 피크가 나타난다. 자주 발생하는 장기는 폐, 눈, 림프절, 피부이지만 간장, 신장, 심장 등에 병변을 만드는 경우도 있다. 또, 사르코이드증에 의한 눈 증상을 특히 눈 사르코이드증이라고 부른다. 사르코이드증은 만성 질환이며, 스테로이드를 내복했을 경우에는 장기간 투여하게 되기 때문에, 가능하면 눈 국소 투여가 바람직하다.

눈 사르코이드증에 대한 스테로이드 치료법의 선택

안염증이 전안부뿐이면 스테로이드 점안과 필요에 따

20-3 눈 사르코이드증에 대한 스테로이드 치료법의 선택

포도막염 소견	투여 제제	투여 방법
급성 전방 염증	덱사메타손(데카도론®)	4mg 결막하 주사
초자체 혼탁, 황반부 염증	덱사메타손(데카도론®)	4mg 후부 테논낭하 주사
유낭포 황반 부종	서방성 스테로이드(케나콜트-A®)	40mg 후부 테논낭하 주사
불가역성 변화가 예상되는 경우	프레드니솔론	내복

20-4 불가역성 시기능 저하를 일으킬 수 있는 눈 병변

1. 무혈관 영역이 보이지 않는 망막 · 시신경 유두 신생 혈관 및 초자체 출혈
2. 맥결막 · 시신경 유두 육아종
3. 광범위한 후극부 병변
4. 강한 초자체 혼탁
5. 국소 치료에 저항하는 전안부 염증
6. 루베오시스(홍채의 적색 변화)를 수반하는 거대 홍채 결절

라서 덱사메타손 결막하 주사를 이용한다. 초자체 혼탁이 강한 경우, 황반부 염증에 대해서는 덱사메타손 후부 테논낭하 주사가, 유낭포 황반부종에 대해서는 서방성 스테로이드의 후부 테논낭하 주사가 유효하다(20-3).

스테로이드 전신 투여법

불가역성의 시기능 저하를 일으킬 수 있는 안병변 이외에, 원칙으로서 스테로이드 전신 투여는 하지 않는다. 불가역성 시기능 저하를 일으킬 수 있는 안병변의 구체적인 예를 나타낸다(20-4).

어쩔 수 없이 스테로이드를 전신에 이용하는 경우에는 다음과 같은 점에 유의해야 한다. ① 프레드니솔론을 경구 투여, ② 초기 투여량 30~40mg/일을 2~4주간, ③ 1~2개월 마다 5~10mg씩 감량, ④ 전 투여 기간은 3개월에서 1년 이상. 그렇지만 점감 중에 다시 심해져 증량을 피할 수 없게 되는 증례나 투여 중지 후에 다시 심해지는 증례도 적지 않다.

눈 국소의 부작용에 충분히 주의한다

스테로이드는 전신뿐만 아니라, 눈 국소에의 부작용도 알려져 있다. 특히 스테로이드 녹내장, 스테로이드 백내장, 각결막에의 감염성은 치료 개시 전부터 충분히 조심하지 않으면 안 된다.

[Kitaichi Nobuyoshi]

21 외안부 질환에 있어서의 스테로이드 점안의 사용법

강약 두 가지 스테로이드 점안제를 잘 구분하여 사용한다

역가가 높은 린데론® 점안액(베타메타손)과 역가가 낮은 플루메톨론® 점안액(플루오로메톨론)이라고 하는 2개의 선택이 있다. 그 특성을 21-1에 나타낸다. 전자는 전방에까지 미치는 강력한 소염 작용을 가지지만, 후자는 주로 눈 표면에서의 소염 작용에 머무르고 있다. 부작용이라고 하는 관점에서는 안압 상승의 빈도가 낮다는 점에서 후자인 플루메톨론® 쪽이 사용하기 쉬워, 유지요법의 중심으로서 중요하게 사용되고 있다. 고역가와 저역가의 스테로이드 점안액을 잘 구분하여 사용하는 것으로, 외안부 질환에의 유연한 치료 전략을 구축할 수 있다.

각막 헤르페스에서는 항바이러스제 안연고와 병용 투여

각막 헤르페스, 특히 실질형 각막 헤르페스의 치료에 있어서는 항바이러스제 안연고(아시클로비어 : 1일 5회)와 스테로이드 점안(1일 4회)의 병용 투여가 기본이다. 그러나 소염 후에 안이하게 스테로이드 투여를 중지하면, 염증이 다시 심해져 처음부터 재시도해야 하는 경우도 많다. 따라서 실질적인 혼탁방지의 목적으로 일단 스테로이드를 사용했을 때에는 장기전임을 각오하고 이탈 스케줄을 짜는 것이 필요하다.

개인적으로는 점안 횟수를 바꾸지 않고 0.1% 린데론® 점안액, 0.1% 플루메톨론® 점안액, 0.02% 플루메톨론® 점안액으로 1개월마다 역가를 낮춰나가, 0.02% 플루메톨론® 점안액으로 조절할 수 있게 된 후에는 1개월 마다

1회씩 점안 횟수를 줄여가는 기법을 취하고 있다. 0.02% 플루메톨론® 점안액으로 1일 1회까지 감량할 수 있으면, 이탈에 성공한 것과 다름없다. 또한 스테로이드 사용 시에는, 같은 횟수의 아시클로비어 안연고 투여를 병용하여 실시하는 것이 좋다.

각막 이식술 후에는 스테로이드의 전신 · 국소 투여를 실시한다

무혈관 조직이라고 해도, 동종이식(allograft)인 이상, 각막 이식술 후에 있어서도 거절반응에 대한 예방책이 필요하다. 보통, 수술 직후부터 스테로이드의 전신 및 국소 투여를 실시하지만, 근거 레벨이 높은 임상 연구가 결여되어 있는 경우도 있어, 투여 프로토콜은 시설마다 가지각색이다.

필자는 수술 후 3일간의 숙식산(호박산) 메틸프레드니솔론(솔메드롤®) 125mg의 점적 정맥주사 후, 프레드니솔론의 내복으로 전환해 20mg에서 1주일마다 10mg, 5mg으로 점감해 중지하고 있다. 또, 린데론® 점안을 수술 후 3개월까지 속행해, 경과가 순조로우면 0.1%플루메톨론® 점안에서의 유지요법으로 이행시키고 있다. 그러나 재이식이나 혈관 침입 등의 고위험 예에서는 안압 상승에 주의하면서 린데론® 점안을 원칙으로서 계속하는 것 외에 시클로스포린의 점안(자가 조정) 및 내복(100mg/일)을 병용하고 있다. 만일 거절반응이 생겼을 경우에는 린데론® 점안을 1시간마다 여러 차례 투여해, 덱사메타손(2.5mg)의 결막하 주사 외에 솔메드롤® (125~250mg)의 점적 정맥주사를 3일간 실시한다.

저역가 스테로이드 점안은 눈 표면 질환의 소염 등에 유용

플루메톨론® 점안으로 대표되는 저역가의 스테로이드 투여는 눈 표면 질환의 소염에 의외로 유효하다. 이미 서술한 실질형 각막 포진에서의 이탈요법, 각막이식 후의 유지요법 이외에, 눈마름증이 급성 악화되어 점막판이나 각막 사상물을 형성했을 때, 중증의 계절성 알레르기결막염 등에서 보통의 항알레르기제 점안이 무효일 때 아데노 바이러스성 결막염으로 소염을 시도하고 싶을 때 등도 투여의 좋은 적응이다.

소량 · 단기 스테로이드 내복의 적응 범위는 넓다

외안부 염증에 의해 결막륜부 또는 결막의 혈관 투과성이 항진하면 염증은 더욱 악화된다. 이 악순환을 단절하는 데에 소량의 스테로이드 단기 내복이 효과적이다. 린데론®이라면 1mg, 프레드닌®이라면 10mg을 1주일 정도 사용하는 것이 표준이며, 이것이라면 부작용도 거의 없다. 재발성 각막미란, 약제 독성에 의한 각막 상피 장애, 봄철 카타르, 실질형 각막 포진 등 그 적응 범위는 매우 넓다. 상피의 창상 치유 지연을 일으키지 않는 것도 장점의 하나이다.

[Ohashi Yuichi]

21-1 **린데론® 점안액과 플루메톨론® 점안액의 특성**

	린데론® 점안액	플루메톨론® 점안액
약제명	베타메타손	플루오로메톨론
제형	수용액	현탁액
안내 침투성	높음	낮음
소염 효과	강함	약함
안압 상승	일어나기 쉬움	일어나기 어려움
결창 치유 지연효과	강함	약함

22 안과 수술 후의 스테로이드 점안

안과 수술 후에 염증이 발생하는 것 같은 경우는 스테로이드를 사용

보험 점수에서 「수술」로 분류되고 있는 것 중에는 비관혈적 처치인 것도 있으므로(예 : 누점플러그 삽입술), 안과 수술 전례에 스테로이드를 사용하는 것은 아니다. 그러나 비관혈적 처치라도 예를 들어 레이저 홍채절개술과 같은 경우에는 스테로이드 점안을 사용하는 일이 있으므로, 수술 후에 염증이 발생하는 것 같은 경우에는 스테로이드를 사용한다고 생각해도 좋을 것이다.

스테로이드 제제의 형태 : 주로 점안, 경우에 따라 연고

눈은 체표면에 나와 있는 부분이므로, 스테로이드의 국소 투여가 주체가 된다. 점안이 주되지만 안검 수술의 경우나 점안을 사용하기 어려운 경우에 연고를 사용하는 경우도 있다. 전신 투여를 병용하는 것은 적지만, 수술 후에 강한 염증이 나타났을 경우에는 처방하는 경우도 있다. 프레드니솔론(프레드닌®)으로 30mg/일 정도로부터의 처방이 많다(다만 후술하는 각막 이식의 경우는 투여량이나 스테로이드의 종류도 다양하다).

투여기간 : 기본은 염증이 사라질 때 까지

투여기간의 기본은 염증이 사라질 때까지이다. 안과는 그 장기의 대부분이 관찰하기 쉽기 때문에(22-1), 진찰하면서 감량, 중지를 생각할 수가 있다. 결막의 충혈, 전방내의 염증 세포 등에 의해 판단하고 있다.

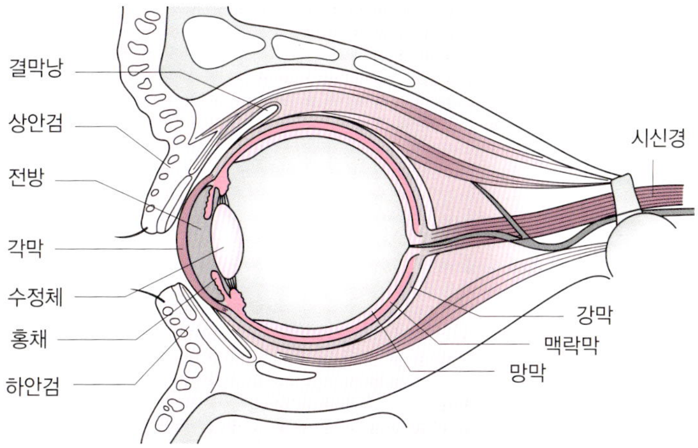

22-1 **눈의 구조**

최표면의 각막과 결막으로 덮여 있는 부분, 전방내, 안저의 후극부까지는 보통의 세극등(細隙燈) 검사, 안저 검사에서 볼 수 있고, 산동제를 사용한 후에 특수 렌즈를 사용하는 것에 의해 안구 후부 이외에는 거의 투견할 수 있다.

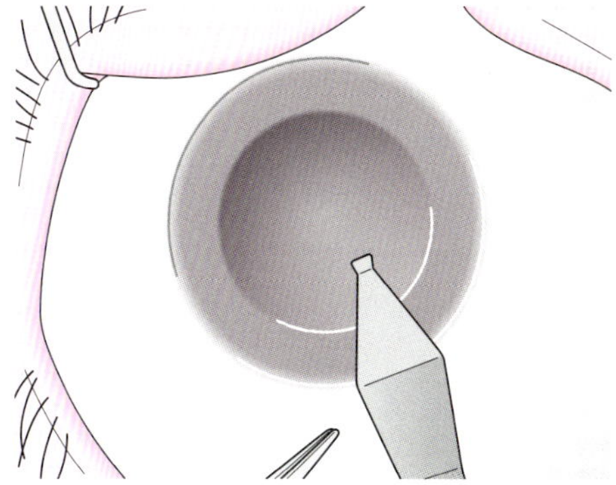

22-2 **백내장 수술 중**

최초의 절개를 하고 있는 모습

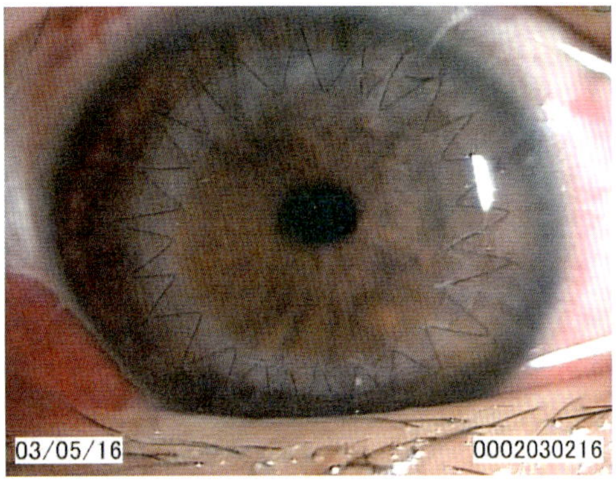

22-3 각막이식 직후

이식편의 직경은 7.5~8.0 mm인 것이 많다. 봉합사는 10-0 나일론

22-4 수포성 각막증

거절반응 후에 이식편은 백탁하고, 신생 혈관이 침입하고 있다. 이러한 증례는 고위험군이 된다.

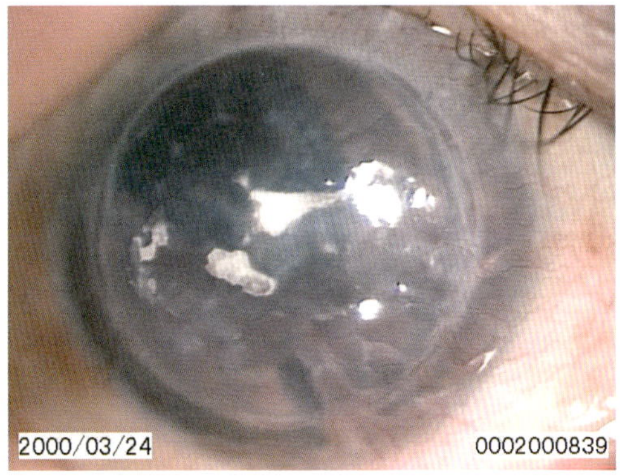

22-5 수술 후 투여

저위험군
스테로이드 점안 : 베타메타손계 5회 항생 물질 점안 : 5회 항생 물질 내복 : 5일간~1주일간
고위험군
스테로이드 점안 : 베타메타손계 5회 항생 물질 점안 : 5회 항생 물질 내복 : 5일간~1주일간 스테로이드 전신 투여 : 베타메타손(린데론®) 6~8mg으로부터 개시하여 약 2주에 점감 중지 사이클로스포린 점안 사이클로스포린 전신 투여(점적에서 시작하여 내복으로 바꿈)

스테로이드점안은 수술 후 3개월이 지나면 횟수를 줄인다. 유수정체안(백내장 수술을 하지 않는 눈)에서는 수술 후 6개월에 플루오메트론으로 전환한다.

백내장 수술 : 수술 후 3개월에서 스테로이드 점안 중지

안과 수술 중 가장 건수가 많은 백내장 수술에 대해 말한다. 백내장이란 카메라의 렌즈에 상당하는 수정체 단백의 변성에 의한 질환이며, 노화 현상에 의한 것은 그 정도에 따라 차이가 있을 뿐, 모든 사람에게 발증하는 질환이다(노화 이외에는 당뇨병, 외상, 아토피 피부염에 의한 것 등이 있다). 22-2는 백내장의 수술 중의 모습인데, 이 나이프의 폭과 같은 크기의 절개창만으로 수술이 완료된다고 생각해도 좋다(4mm 미만). 현재는 대부분의 백내장 수술이 초음파 유화 흡입술이며, 그 기계의 프로브도 작고, 또 안내 렌즈도 접을 수 있는 것이 많기 때문에 작은 절개창으로부터의 삽입이 가능해져, 무봉합 수술이 주류가 되고 있다. 수술 후의 염증도 적고, 당일 수술이 가능해진 것은 그 때문이다. 수술 후 염증이 사라질 때 까지 스테로이드 점안을 사용한다. 환자 개인차, 또 시설마다의 차이도 있지만, 대체로 수술 후 3개월에 점안은 중지한다. 베타메타손계(린데론® 등)나, 덱사메타손계(데카드론®, 산테손® 등)를 5회부터 시작해, 점차 0.1% 플루오메톨론(플루메톨론®)으로 변경한다. 병용 점안은 항생물질 병용 점안과 디클로페낙 나트륨(디클로드®) 점안이며, 항생 물질의 내복은 하는 시설과 하지 않는 시설로 나누어진다.

각막이식술 : 거절 반응 발생의 억제에 스테로이드 투여

각막이식술이 안과 수술 중 특이적 존재인 것은 「이식」 수술이기 때문이지만, 다른 장기 이식과 다른 것은 눈이라고 하는 조직이 면역학적 관용을 갖는 장소(immune privileged site)이기 때문에 거절 반응이 적다고 생각되고 있는 점이다(22-3).

각막이식의 대상 질환을 생각할 때, 이식편의 거절 반응이 일어나기 쉽다고 생각되는 고위험군(22-4)과 거절 반응이 일어나기 어렵다고 생각되는 저위험군의 2개로 나누는 것이 보통이다. 어떻게 분류하는지는 여러 가지 설이 있지만 신생 혈관이 각막에 침입(그것도 각막을 4상한으로 나누어 2상한 이상의 침입)하고 있는 증례, 재이식은 고위험군에 넣는 것이 많고, 원추 각막과 같이 전혀 신생 혈관도 없는 증례는 저위험군에 넣는 경우가 많다. 이식편의 생존률은 수술 후 1년에 90%, 10년 후는 60% 정도이지만, 고위험군의 경우 수술 후 10년의 이식편 생존률은 35%이하로 낮아진다. 거절반응이 낮다고 말해지고 있는 각막 이식이지만, 전체에서의 이식편 생존률은 신장 이식과 같은 정도, 고위험군에서는 간장 이식과 같은 정도이다.

이 거절 반응의 발생을 억제하기 위해서, 고위험군에 대해서는 스테로이드의 전신 투여, 수술 후에 면역억제제인 시클로스포린의 투여를 실시하고 스테로이드의 점안은 반영구적으로 계속하는 시설이 많다. 다만, 투여량, 지속기간, 또 점안의 종류나 횟수를 어떻게 변경할지는 의견이 나뉘어져 있다. 시클로스포린 전신 투여에 관해서도 효과가 없다고 하는 보고도 있어 앞으로 검토하는 것이 바람직하다. 또, 저위험군에 대해서는 보통은 스테로이드의 전신 투여는 실시하지 않는다. 스테로이드 점안에 관해서는 수개월에 종료한다고 하는 시설과 반영구적으로 계속한다고 하는 시설이 있어 의견이 나뉘어져 있다. 참고로 당원과 동경치과대학 이치가와종합병원에서의 프로토콜을 22-5에 나타낸다.

부작용 : 안압 상승, 백내장 진행, 감염의 가능성

부작용으로서 안압 상승, 백내장의 진행, 감염을 들 수 있다.

스테로이드 점안에 대한 안압의 반응에는 개체차이가 존재해 모든 증례에서 안압이 상승하는 것은 아니지만, 사용 중에는 주의가 필요하다.

각막이식의 경우, 특히 봉합사가 느슨하면 그로부터 감염을 일으키는 경우가 있다. 이식 후 장기에 걸쳐 스테로이드 점안을 사용하면, 감염, 특히 진균류 감염의 발생이 보고되고 있어, 어디까지 점안을 사용할지 고민되는 부분이기도 하다.

[Ohashi Yuichi]

23 알레르기결막염

삼나무 꽃가루로 대표되는 알레르기결막염이지만, 삼나무 이외에 여러 가지 식물의 꽃가루도 원인이 되는 경우도 있고, 또 집 먼지나 진드기에 의한 통년성인 것도 있다.

기본 치료는, ① 계절 전 투여, ② 항원을 씻어냄, ③ 비스테로이드 점안 2종 병용 등이며, 이것으로 가려움이 다스려지지 않거나, 또는 중증 알레르기로 각막 상피 장애가 일어나는 경우에 스테로이드를 병용한다.

계절 전 투여에 의해 증상이 경감한다

삼나무와 같이 비산하는 시기가 뚜렷한 경우, 꽃가루가 날아다니기 2주 전부터 mast cell stabilizer(페미로라스트 칼륨<알레기살®>, 클로모그릭산 나트륨<인탈®>, 트라니라스트<리자벤®> 등)를 점안하는 것으로써 증상이 경감하고, 또 증상이 계속되는 기간이 짧아진다고 보고되고 있다.

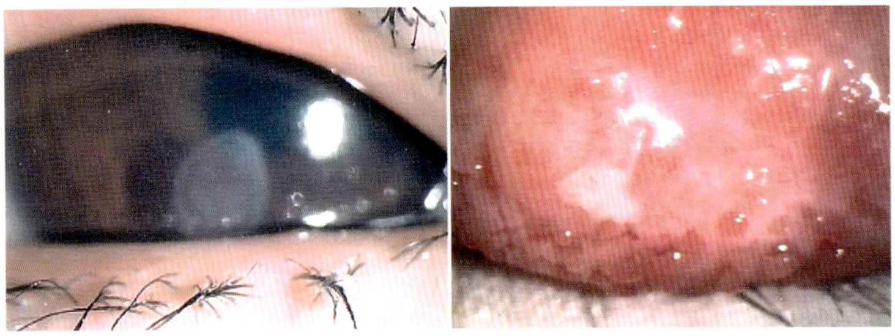

23-1 봄철 카타르의 각막합병증
결막에 형성된 유두(오른쪽)에 의한 물리적 자극과, 이 유두에 침윤하고 있는 면역세포로 부터의 화학전달물질에 의해, 각막궤양(왼쪽)이 생긴다.

방부제를 넣지 않은 생리식염수로 항원을 씻어낸다

꽃가루와 같은 항원이 눈에 들어와 알레르기가 일어나는 것이므로, 방부제가 들어가 있지 않은 생리식염수의 점안으로 씻어내도록 한다(일회용이 아닌 방부제 없는 생리식염수 점안은 소프트산티아® 뿐). 수돗물, 시판 중인 눈세척 컵에 의한 눈세척은 각막 상피 장애가 일어나므로 권장되지 않는다. 또한, 콘택트렌즈, 특히 소프트렌즈의 경우에는 렌즈에 꽃가루가 부착하므로, 시즌 중에는 가능한 한 착용하지 않거나 일회용을 사용한다.

작용이 다른 2종의 비스테로이드 점안 병용

알레르기는 mast cell로부터 히스타민 등의 화학 매개체가 나와 증상이 일어난다. 알레르기 치료에 사용되는 점안은 크게 나누어 mast cell의 세포막을 안정시켜 화학 매개체를 내지 않게 하는 mast cell stabilizer와 히스타민의 효과를 억제하는 항히스타민제(푸마르산 케토티펜<자디텐®>, 염산 레보카바스틴<리보스틴®>)이 있고 각각 작용이 다르므로 병용 가능하다.

스테로이드 점안은 안과 진료가 필수

상기 치료로 가려움이 치료되지 않은 경우 사용되는 것은 0.1% 플루오로메톨론(풀루메톨론®) 4회이다. 스테로이드의 부작용에는 안압 상승이 있는데, 특히 젊은 세대일수록 이것이 일어나기 쉽다고 여겨지고 있다. 그 때문에 스테로이드(점안에 한정하지 않고)를 사용하는 경우는 안과 진찰이 필수이다.

중증 알레르기는 스테로이드, 면역억제제도 사용

중증 알레르기에서 각막 상피 장애가 일어나는 대표적인 질환은 봄철 카타르이다. 이것은 만성 알레르기결막염의 중증형이며, 매우 분명한 결막의 유두 증식을 수반해, 23-1에 나타내는 것 같은 각막 궤양을 수반하는 경우가 많다. 이 병은 젊은 층에게 발병하는 경우가 많기 때문에, 각막 궤양에 의해 시력이 저하하면, 장래 성인이 되어서도 시력이 나오지 않는 약시가 될 가능성이 높아, 확실히 치료할 필요가 있다.

각막 궤양은 유두에 의한 물리적인 자극뿐만 아니라, 유두에 침윤하고 있는 다양한 면역 세포로부터 방출되는 화학 매개체도 이 형성에 관여하고 있다고 생각되고 있다. 치료는 항알레르기제의 점안에 가세해, 스테로이드 점안(플루메톨론®으로 효과가 없는 경우에는 베타메타손 점안<린데론® 등>)을 사용하지만, 효과가 없거나 안압 상승의 부작용이 나타났을 경우에는 면역억제제인 시클로스포린 점안을 사용한다. 유두에 스테로이드를 결막하 주사하거나 외과적으로 유두 절제를 실시하는 경우도 있고, 증상의 악화시기에 스테로이드 내복을 실시하는 일도 있다.

아토피 피부염에 합병하는 알레르기결막염도 각막 상피 장애가 일어나는 경우가 있지만 아토피 자체의 치료를 실시하지 않으면 치유하지 않는 경우가 있기 때문에, 피부과와 공동으로 치료할 필요가 있다.

[Isioka Misaki]

24 간질성 폐질환에 대한 스테로이드 치료

간질성 폐렴 : 다양한 질환이 있어 정확한 진단이 필요

간질성 폐렴은 다양한 원인에 의해 일어난 폐포염과 섬유화를 특징으로 하는 질환군이다. 실로 다양한 질환이 포함되기 때문에 우선 정확한 진단이 필요하다(24-1). 상세한 병력 청취에 의해 분진력, 과민성 폐렴, 약제성 폐렴 등의 병인이나 기초 질환의 유무의 검토를 실시한다. 신체 소견에서는 피부, 근육, 뼈, 관절 등 호흡기 이외의 장기병변의 진찰을 주의 깊게 실시한다. 흉부 X선상에 의해 병변의 분포나 경과를 파악해, 고분해 가능 CT에 의해, 폐내 구조나 폐내 병변의 형태를 상세하게 관찰한다. 활동성의 평가의 지표로서 혈침, CRP, LDH를 측정해 간질성 폐렴의 표지로서 KL-6, SP-A, SP-D 등을 측정, 교원병 혈관염의 가능성을 자기 항체값에 의해 평가한다. 기관지 내시경에 의한 기관지 폐포 세척(BAL), 경기관지폐생검(TBLB) 등의 검사를 실시할 수 있으면

24-1 간질성 폐질환의 병인

I. 원인이 불명한 것

- 특발성 간질성 폐렴
- 폐 사르코이드증
- 교원병에 수반하는 간질성 폐렴
- 혈관염에 수반하는 간질성 폐렴
- Langerhans cell histiocytosis
- 림프맥관 근종증

II. 원인이 분명한 것

- 원인성 질환
  - 약제성 폐렴
    - 항암제
    - 항균제
    - 강압제
    - 항부정맥제
    - 항류마티스제
  - 방사선 폐렴
- 과민성 폐렴
- 직업성 폐질환
  - 규폐증(silicosis)
  - 석면증(asbestosis)
  - 용접공폐
  - 초경합금폐
- 심부전
- 감염증

24-2 과민성 폐렴의 종류

I. 거주환경

1. 항원 : 진균, 세균
   여름형 과민성 폐렴, 환기장치(에어콘 폐), 가습기 폐, 사우나, 초가지붕, 가옥의 벽

II. 직업성

1. 항원 : 진균
   농부 폐, 사탕수수 폐, 버섯재배자 폐, 목공 폐, 코르크 폐, 치즈닦는 사람의 폐(cheese washer' s lung), 고추, 담배 재배, 나메코버섯 재배, 비닐하우스, 다다미 제조업
2. 항원 : 동물성 단백
   조류 사육자, 실험동물 사육자, 모피상인, 양잠 업자
3. 화학물질
   에폭시 수지 제조, 자기재생업, 플라스틱 제조
4. 기타 항원
   커피 제조업, 세제 제조업

24-3 사르코이드증에 있어서의 스테로이드 치료 적응

1. 안병변
2. 심장 사르코이드증
3. 신경계 사르코이드증
4. 고칼슘혈증에 의한 신부전
5. 진행성 폐기능 장애
6. 안면 사르코이드 피진
7. 고도의 비종
8. 골 사르코이드증

감염증, 악성 종양, 육아종성 질환, 등 진단이 가능하다.

간질성 폐질환은 특발성 간질성 폐렴(IIP)과 그 이외의 것으로 크게 나눠지만 IIP의 진단에는 충분한 제외 진단과 흉강경하 폐생검이 필요한 경우가 많다. 다만, 이전에는 IIP 중에서도 가장 빈도가 높은 특발성 폐섬유증(IPF)의 확정 진단에는 고분해능 CT에서 흉막 직하의 음영 분포, 봉소 폐(honey combing)의 존재, 견인성 기관지 확장 등의 소견을 특징으로 하면 임상적으로 진단이 가능하고, 전문의가 없는 병원에서도 진단할 기회는 증가하고 있다. 그 이전에도 늘어나 미만성 폐질환을 주체로 하는 것 외의 질환의 제외 진단이 중요해지고 있기 때문에, 전문의가 있는 병원을 소개받는 것이 바람직하다. 또, CT는 보급되어 있긴 하지만 고분해능과 전통적인 CT에서는 IIP의 화상은 꽤 다르므로 반드시 고분해능 CT로 진단할 필요가 있다. IIP의 스테로이드 치료는 「25. 특발성 간질성 폐렴에 대한 스테로이드 치료」의 원고(p.77)에서 다루고 있으므로 여기서는 임상에서 경험하는 빈도 높은 약제성 폐렴, 교원병 합병 간질성 폐렴, 과민성 폐렴, 방사선 폐렴, 사르코이드증에 대해 서술한다.

약제성 간질성 폐렴 : 약물 중지 후에도 악화되는 예에 투여

약제성 간질성 폐렴은 약제의 유해 작용으로서 생기는 호흡기 병변의 하나이다. 화상 소견은 불투명 유리 음영, 망사형 그림자 등 다양하다. 진단은 약제를 분류하는 것이지만, 특이적 방법은 없고, 약제 사용 상황과 증상, 검사 소견의 경시적 변화를 상세하게 검토하는 것이 중요하다. 치료는 우선 원인 약제를 즉시 중지하는 것이다. 경증 예의 대부분은 투약 중지만으로 증상이 개선하지만, 약제 중지 후에도 악화되는 예나 증상이 강한 경우에는 프레드니솔론 0.5~1mg/kg/일을 개시하고, 증상 개선 후는 빨리 감량한다.

교원병 합병 간질성 폐렴 : 각각에 스테로이드 치료를 검토

교원병에 수반하는 폐병변은 다양하지만, 그 중에서 간질성 폐렴은 빈도가 높은 병변이다. 전신성 진행성 경화증(PSS), 류마티스관절염(RA), 다발근육염 · 피부근육염(PMIDM), 전신홍반루푸스(SLE), 혼합성 결합 조직병(MCTD) 등에 간질성 폐렴의 합병이 나타나기 쉽다. 화상 소견, BAL 소견, 조직 소견 등에 어느 정도의 특징이 있다는 보고도 있지만, 폐병변의 패턴은 일반적으로는 IIP와 큰 차이는 없다. 치료 방침도 IIP의 치료에 준한다(「25. 특발성 간질성 폐렴에 대한 스테로이드 치료」 p.77 참조). 스테로이드 반응성은 PSS, RA에 수반하는 증례에서는 비교적 불량으로, PM/DM, SLE, MCTD에서는 반응하는 것이 많은 듯하지만, 반드시 모든 예에 들어맞는 것은 아니므로, 개개의 증례로 검토할 필요가 있다. 또, 스테로이드요법 전에 원질환의 악화인지, 감염증이나 심부전 등 타 질환의 합병인지 충분히 판별할 필요가 있다.

과민성 폐렴 : 증상이 고빈도라면 스테로이드 투여

과민성 폐렴은 생활환경, 직업과 관련된 III형, IV형 알레르기성의 육아종성 간질성 폐렴이다(24-2). 발열, 기침, 호흡 곤란, 화상에서 미만성 산포성 쌀알형 그림자를 나타낸다. 여름형 과민성 폐렴, 조류 사육자의 폐, 농부 폐, 에어콘 폐, 그 외 유기분진의 폭로 등 발증 환경의 유무의 확인, 특이 항체, 환경 폭로 시험, 병리 소견에 의해 진단할 수 있다. 급성형, 아급성형은 우선 환경으로부터의 격리를 실시하면 신속하게 증상이 개선되는 경우는 많지만, 호흡 곤란이나 저산소혈증이 고도인 경우는 프레드니솔론 0.5~1mg/kg/일을 투여한다. 만성형에서는 스테로이드에 저항성인 것이 많아 IIP에 준한 치료를 실시하지만 예후 불량인 경우가 많다.

방사선 폐렴 : 위독한 경우 스테로이드를 투여하지만 난치성이 많음

방사선은 폐암의 치료법으로서 유효한 국소치료법이지만 보통 조사영역에 국한된 간질성 폐렴과 섬유화를 일으킨다. 5%에 조사영역 이외의 범위에까지 퍼지는 위독한 간질성 폐렴을 일으키는 경우가 있다. 보통은 스테로이드 치료는 필요하지 않지만 기침, 호흡 곤란 등 증상이 고도인 경우, 프레드니솔론 0.5~1mg/kg/일을 개시한다. 위독한 경우는 메틸프레드니솔론 1~2g/일 3일간의 펄스요법을 시행한 후, 경구 프레드니솔론 1mg/kg/일을 개시하지만 난치성인 것이 많다.

사르코이드증 : 스테로이드의 안이한 사용은 삼간다

사르코이드증은 원인불명의 비건초성 유상피세포 육아종을 병리학적 특징으로 하는 전신성 질환이다. 보통 자연 경과로 치유되는 양성 질환이며 스테로이드는 신중하게 투여해야 한다. 스테로이드가 필요한 경우는 고도의 기능 장애를 수반하는 장기병변인데, 단기의 효과는 나타나지만 장기 예후에 관해서는 불명한 점이 많아 안이한 사용은 삼가야 한다. 사르코이드증의 스테로이드 치료는 충분한 치료 경험이 있는 시설에서 실시하는 것이 바람직하다(24-3).

[Kuwano Kazuyoshi]

25 특발성 간질성 폐렴에 대한 스테로이드 치료

간질성 폐렴 중 원인불명의 특발성인 것을 특발성 간질성 폐렴(idiopathic pulmonary fibrosis, IPF)이라 한다. IIP는 단일 질환은 아니며 몇 개의 질환의 총칭이다. 그 분류는 시대의 흐름에 따라 개정되고 있는데, 현재는, 2002년의 American Thoracic Society(ATS)/European Respiratory Society(ERS)의 공동성명에 의해, 임상상, 화상 소견, 병리 소견에 의해 7개로 분류되고 있다(25-1, 2).

IPF는 스테로이드 저항성으로 면역억제제를 병용한다

특발성 폐섬유증(idiopathic pulmonary fibrosis, IPF)은 IIP의 약반수를 차지하지만, 유감스럽게도 IPF에 유효하다고 하는 근거가 있는 약물 치료법은 현재 존재하지 않고, 확정 진단으로부터의 평균 생존 기간은 3~4년으로 되어 있는 예후가 불량한 질환이다. 화상에서 양측하 폐야 배측 우위의 망사형 그림자, 봉소 폐를 특징으로 한다. 병리학적으로는 usual interstitial pneumonia(UIP)의 소견을 나타낸다. 병상이 안정되어 있으면 생활 관리, 감염 대책이나 저산소혈증, 폐암의 합병에의 대처가 중심이 된다. 활동성이 높을 때는 스테로이드나 면역억제제의 사용을 고려하지만, 원질환의 악화인지, 감염증이나 심부전 등 타 질환의 합병인지 충분히 판별할 필요가 있다. 가끔은 입원과 안정만으로 개선하는 경우도 있어 예후 불량인 질환으로, 스테로이드가 유효할 가능성은 높지 않은 만큼, 고령자, 당뇨병, 감염, 골다공증 등의 위험도 포함하여 고려한 후, 신중하게 투여를 개시해야 한다. 또, 최근에는 폐 이식도 모든 시설에서 가능하고, 스테로이드가 무효한 경우, 조기에 폐 이식에 대해서도 환자에게로의 설명을 고려해야 한다.

ATS/ERS의 치료 기준은, 급성 악화이면 스테로이드 펄스요법을 포함한 치료를 검토하지만, 보통은 프레드니솔론 0.5mg/kg/일로 4주간, 그 다음에 0.25mg/kg/일

25-1 특발성 간질성 폐렴의 분류

임상진단명(한국어표기 · 영어표기)		투여법
특발성 폐섬유증	idiopathic pulmonary fibrosis(IPF)	usual interstitial pneumonia(UIP)
비특이적 간질성 폐렴	nonspecific interstitial pneumonia(NSIP)	NSIP
특발성 기질화 폐렴	cryptogenic organizing pneumonia(COP)	organizing pneumonia(OP)
박리형 간질성 폐렴	desquamative interstitial pneumonia(DIP)	DIP
호흡 세기관지염 관련 간질성 폐렴	respiratory bronchiolitis associated interstitial lung disease(RB-ILD)	respiratory bronchiolitis(RB)
림프구성 간질성 폐렴	lymphocytic interstitial pneumonia(LIP)	LIP
급성 간질성 폐렴	acute interstitial pneumonia(AIP)	diffuse alveola damage(DAD)

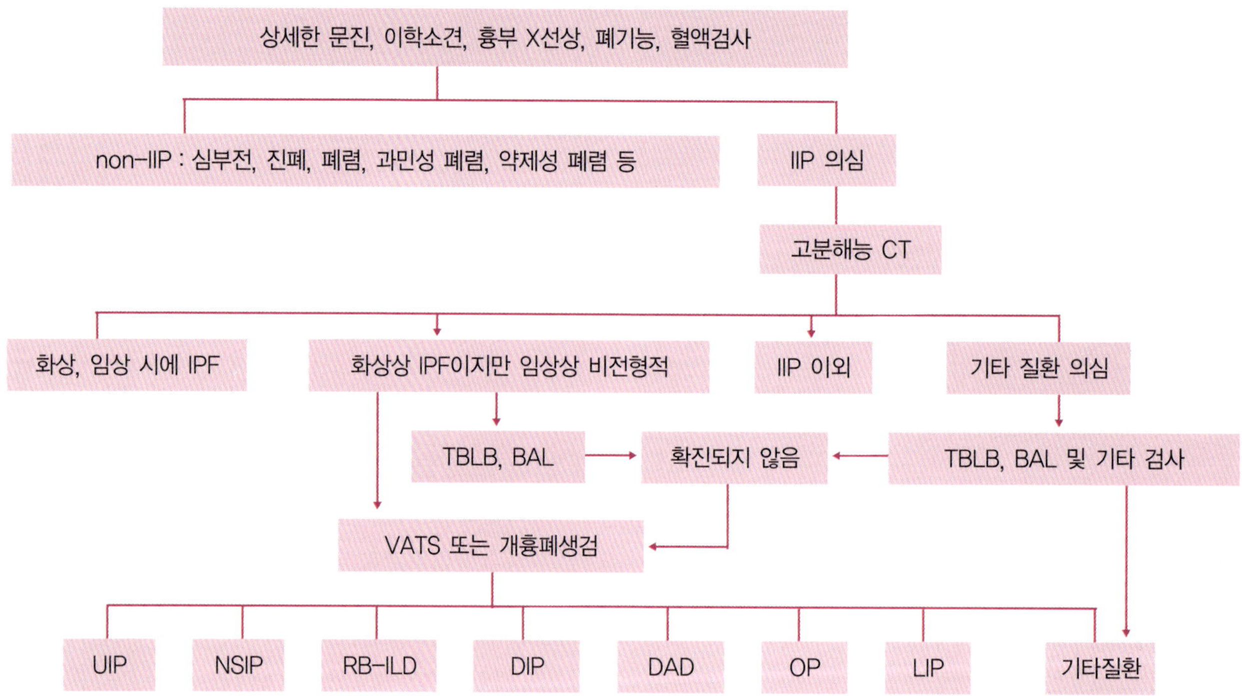

25-2 간질성 폐렴의 진단

(American Thoracic Society/European Respiratory Society international multi disciplinary consensus classification of the idiopathic interstitial pneumonias. Am J Respir Crit Care Med 2002 ; 165 : 277~304에서 개변 인용)

로 8주간, 그 후는 0.125~ 0.25/mg 격일 투여로 유지한다고 여겨지고 있다. 병용하는 면역억제제는 아자티오프린 2~3mg/kg/일 또는 시클로포스파미드 2mg/kg/일을 이용한다고 여겨지고 있다. 그러나 일본의 임상 진단기준의 제4차 개정에 수반해 작년 발행된 IIP의 진단과 치료의 안내에 의하면 스테로이드 감량 중에 급성 악화가 자주 나타나는 일본에서 스테로이드의 감량은 2~4주에 5mg씩 감량해, 5~10mg/일 또는 20mg 격일 투여로 유지한다고 여겨지고 있다. 시클로포스파미드는 투여 중 비교적 급속히 백혈구 감소를 일으키는 일이 있어 출혈성 방광염과 함께 주의해야 할 점이다. 면역억제제는 이 밖에 시클로스포린을 3mg/kg/일에서 이용하는 경우가 있다. 효과 판정은 3~6개월 후, 자각 증상, 폐기능, 화상으로 판정하는데 개선은 없어도 악화가 없으면 치료는 잘되고 있다고 생각해 유지량을 계속한다. 유지요법 중 최대의 문제는 감염증이다. 특히, 주폐포자층 폐렴, 사이토메갈로 바이러스, 진균류 감염증, 결핵균 감염증에는 주의를 필요로 한다. 이소니아지드, ST합제의 예방 투여는 적극적으로 실시해야 하는 것이다.

cellular NSIP는 스테로이드 반응성 양호

비특이적 간질성 폐렴(non-specific interstitial pneumonia, NSIP)은, 조직학적으로 다른 IIP로 분류가 불가능한 간질성 폐렴이 존재하는 것을 배경으로, Katzenstein 등이 1994년에 제창한 새로운 임상 병리학적 질환 개념이다. 상세한 병력, 고분해능 CT, 기관지 내시경에 의한 기관지 폐포 세척(BAL), 경기관지 폐생검(TBLB), 흉강경하 폐생검에 의해 확정 진단을 할 수 있다. 화상상은 양측 중하폐야 우위, 기관지 혈관 주위나 흉막 직하에 비구역성, 반상의 침윤 그림자와 불투명 유리 음영의 혼재가 나타나는 경우가 많다. 병리학적으로 cellular NSIP와 fibrotic NSIP로 분류된다. 프레드니솔론 0.5~1mg/kg/일로 치료 개시해 서서히 점감하지만, cellular NSIP는 반응성이 양호한 것에 비해, fibrotic NSIP는 IPF와 같이 저항성인 경우가 있어, IPF와 같은 면역억제제와의 병용을 실시한다. 치료에 저항성인 경우는 진단을 다시 한 번 하는 것과 IPF와 같은 경과를 취하는 것을 고려하여 환자에게 설명하는 것이 중요하다.

COP는 스테로이드 반응성이 좋지만 경증은 경과 관찰

특발성 기질화 폐렴(cryptogenic organizing pneumonia, COP)은 이전의 idiopathic bronchiolitis obliterans organizing pneumonia(BOOP)에 상당하는 질환이다. 화상상, 비구역성의 반상, 다발성 침윤그림자를 나타낸다. 가끔 침윤 그림자는 이동하여, 결절 그림자를 나타내는 경우도 있다. 대부분은 급성 또는 아급성의 경과를 취하지만, 스테로이드에 대한 반응성이 좋고, 프레드니솔론 0.5~1mg/kg/일의 투여가 일반적이다. 자연완화하는 일도 있어, 경증이면 경과 관찰한다.

DIP는 스테로이드에 잘 반응하며 예후도 양호하다

박리성 간질성 폐렴(desquamative interstitial pneumonia, DIP)은, 폐포강내의 매우 분명한 매크로 살균 바이러스의 침윤을 조직학적인 특징으로 한다. 섬유화 병변은 거의 없고, 스테로이드에 잘 반응하며 예후도 양호하다. 흡연과 관련이 깊은 것, 조직 소견이 유사한 것으로부터 흡연자에게 나타나는 호흡 세기관지염의 respiratory bronchiolitis associated interstitial lung disease(RB-ILD)와 유사한 병태라는 생각이 있다.

치료에 대해 환자가 납득할 수 있도록 지혜롭게 설명한다

이상, 비교적 빈도가 높은 IIP의 치료에 대해 서술했는데, IPF라고 진단했을 경우,「증거가 있는 치료는 아니므로 현재 아무것도 치료는 하지 않는다, 천천히 나빠져 예후가 불량하다, 폐암이 합병하기 쉽다, 감염증을 합병하기 쉽다, 그러니까 정기적으로 병원에 와 검사를 받아 달라」라고 환자에게 설명하는 것은 잘못은 아니지만, 어떻게든 안 될까하는 희망을 가지고 내원하는 환자에게, 그 희망을 부수어 버리게 될 수도 있다. 외래로 오는 환자 중에「기침과 헐떡임으로 모 병원에서 진찰을 받았는데 사진을 보더니 갑자기 약이 없다고 했다」라고 말하며 진찰받는 분을 가끔 볼 수 있다.「IIP에는 7종류가 있고, 그 중 약반수가 IPF인 것, IPF 이외의 IIP의 상당수는 치료에 잘 반응해 치유되므로 여러 가지 검사가 필요합니다. IPF이지만 현재 안정되어 있으므로 당분간 상태를 보고, 필요할 때에 치료하는 것이 적절한 방법입니다」등, 설명에 지혜를 짜면 환자도 납득해 이후의 치료가 잘 진행되는 첫걸음이 아닐까 생각한다.

[Kuwano Kazuyoshi]

26 변형성 슬관절증에 있어서의 관절주위 연부조직에의 스테로이드 주입요법

슬관절통에의 대응 : 관절내 히알루론산 주입

중년 이후의 연령에서 슬관절의 통증을 호소하는 환자는 적지 않다.

병력, 임상 증상, 화상 진단이나 임상 검사 소견 등에서 대부분은 변형성 슬관절증의 진단이 내려진다. 외래에서의 진료에서는, 이 질환의 발증 기전의 해설로 시작해, 일상생활에 있어서의 병태 개선에의 고안이나 주의, 그리고 경시적인 치료 방침을 개략 설명한다. 환자는 원래 근치요법을 희망하지만 요구하고 있는 것은, 조급한 무릎 통증 완화에 의한 일상생활동작(ADL)이나 삶의 질을 만회하는 것이다. 거기까지는 아니더라도, 적어도 지금 있는 무릎 통증만의 경감을 희망하고 있는 것이다.

통증의 관해는 통증의 원인 제거와 통증 재연을 저지하는 것에 있다. 장비, 이학요법으로도 본래의 목적을 완수할 수 있지만, 시간적 요인을 생각하면 역시 약물요법과의 병용에 의지하지 않을 수 없다.

약제의 종류나 투여 경로는 수소나 병태의 정도에 따라서 다르지만, 조기의 통증 제거에는 오로지 소염 진통제에 가세해 관절내 히알론산 주입이 선택되며, 특별한 이유가 있으면 대신 스테로이드의 주입도 용서된다. 히알론산에 소량의 국소마취제를 더하면 더욱 친절할 것이다.

관절주위조직의 압통점에는 스테로이드를 주입한다

변형성 슬관절증은 비만이나 over load에 의한 연골의 마멸, 골막의 염증이나 동요성 등의 불안정 구조에 의한 염증이 파급해, 관절통으로서 발병한다.

여기에 부수적으로 염증이 참연(慘延)한 관절주위연부조직에 스테로이드를 주입해, 관절내에는 종래대로 히알론산이 주입되어, 이 양자의 활약으로 단시간 후에는 매우 분명히 그 제통 효과가 출현하는 것이 특징이다.

최근, 관절내 히알론산 주입요법이 범용되어 스테로이드 관절내 주입의 폐해가 적어지고 있지만, 약효가 둔한 것도 부정할 수 없다.

이 관절내 히알론산 주입요법이 아직 개발되지 않았던 시대에는, 오로지 스테로이드 관절내 주입이 통증제거에 최대의 공적이었다. 그러나 그 때문에 이 스테로이드 주입의 폐해가 지적되어 장기간 여러 차례의 조작이 경고되었다. 필자는 이 폐해를 줄이기 위해, 관절주위연부조직의 압통점에 스테로이드를 주입해, 조기의 제통 효과를 얻고 있었다. 그 때문에 그 후 그 경험을 살려, 내측형 변형성 슬관절증으로 내측 관절 열극을 중심으로 압통이 강한 부위를 확인해 그 부위에 스테로이드를 주입하고 한편으로 종래대로 관절내에 히알론산을 주입하는 치료법을, 증례를 선별해 시도해 왔다.

종창과 관절주위 연부조직의 국한성 통증 예가 적응

병력의 기간은 고려하지 않는다. X선 stage(Sasaki 등의 병기 분류)는 II~IV까지, 하중 보행 시에 중등도 이상의 슬관절통이 있어, 종창과 관절주위 연부조직의 국한성 통증을 호소하는 증례가 적합하다. 슬개골 도동의 유무는 묻지 않는다.

히알론산과 스테로이드를 주입

외래 임상에서의 관절내에 주입한다. 그리고 관절주위 연부조직의 국한성 통증부위(26-1)를 확인해, 그 부위에 스테로이드를 국소마취제와 함께 주입한다. 주입량은 트리암시놀론 아세토니드(케나콜트-A®) 0.5mL (20mg)와 0.5% 리도카인 3~5mL이다.

조작에서는 감염에 충분히 유의하는 것은 당연하지만, 조작 후 단시간에 통증을 관해시키기 위해, 무릎을 혹사해 리바운드가 일어나지 않도록 일상생활 동작의 제한

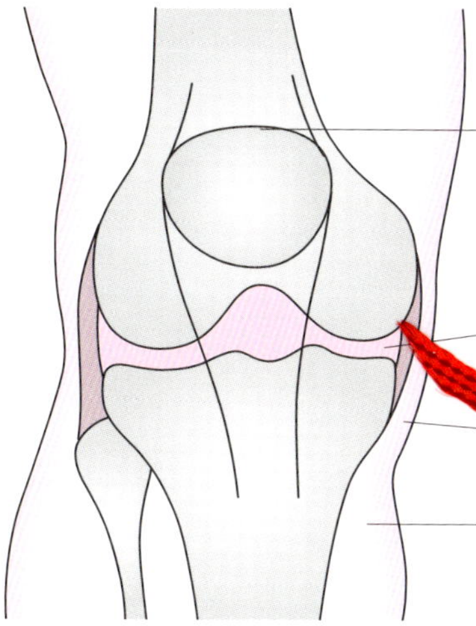

26-1 관절방 연부조직의 압통점

26-2 스테로이드 약리작용의 비교

약품명	상품명	약리작용의 력가 비교	혈중반 감기(분)	생물활성의 반감기(시)
단시간 작용형				
히드로코르티손	코트릴®	1	70	8~12
중간형				
메틸프레드니솔론	메드롤®	4	150	12~36
프레드니솔론	프레드닌®	5	150	12~36
트리암시놀론 아세토니드	케나콜트-A®	5	200	24~48
장시간 작용형				
베타메타손	린데론®	25	200	36~54
덱사메타손	데카도론®	25	200	36~56

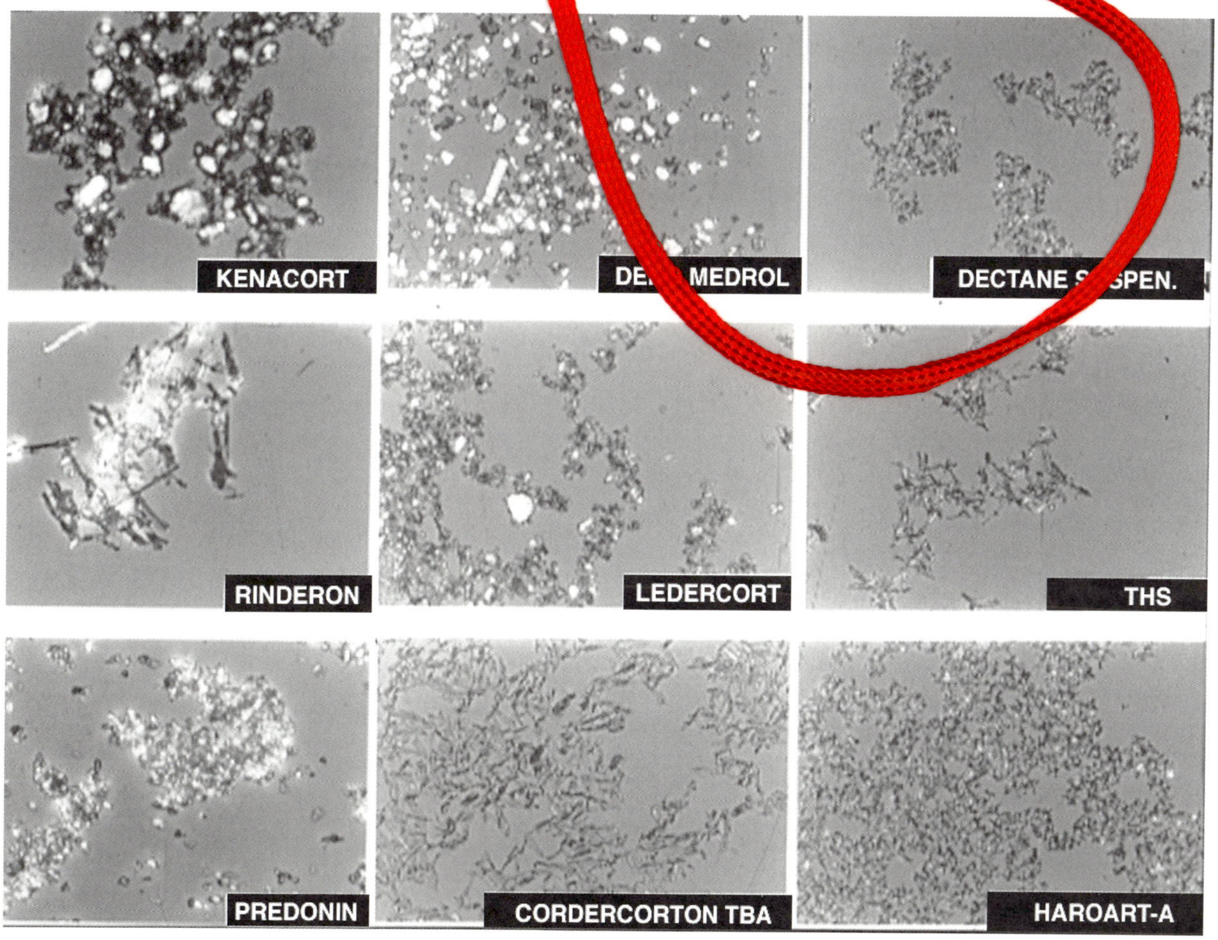

26-3 관절내 주입용 스테로이드 결정상

을 엄명한다.

스테로이드의 종류에 따라서는 그 효과는 현저하고 사용 경험으로부터 하면 트리암시놀론 아세토니드가 가장 유용하다. 구조(26-2)나 결정(26-3)을 비교해 보았지만, 그것들로부터는 유의차가 구해지지 않는다.

최초의 양자의 주입 후, 재 주입요법을 희망하는 시기는 4~6주째가 많다.

히알론산 관절내 단독 주입에 비해 유효

외래 임상에서의 보존요법은 증거가 부족하다고 한다. 환자의 수소(愁訴)가 근거가 되어, 객관적인 데이터, 즉 디지털 지표로 나타나는 것이 어렵기 때문이다.

이번에는 무릎 통증의 경감에 필요로 한 시간과 재연까지의 기간을 환자의 수소로부터 검토했다(26-4).

증례는 과거 4년간 이 요법을 실시한 증례로부터, 100예를 무작위로 추출해 검토했다.

남녀 비는 약 1 : 4로 여성이 많다. 통증의 소퇴 · 경감에 이르는 시간은 평균 4.5시간, 통증 재연 시기는 평균 5주째였다(26-5).

히알론산의 관절내 단독 주입에 비해, 통증 소퇴 · 경감 시간의 단축이나 재연 시기의 연장이 분명하다.

약물요법은 보조적인 것이지만 환자의 편안함을 위해서는 불가결

외래 진료에서 조기의 슬관절의 통증을 경감해 더욱 통증의 재연을 막는 조작은 환자에게 있어서는 본래 요구되는 수단이라고 생각하고 있다.

이 조작은 어디까지나 하나의 수단으로, 대퇴사두근의 근력 강화를 시작으로 하는 이학요법을 중심으로 보조적으로 약물요법을 실시하는 것이 왕도일 것이다. 퇴행변성이 주된 요인인 이 질환의 숙명을 고식적인 방파제로 막지 못하지만, 한 시기의 평온함을 주고 담당 의사와의 좋은 커뮤니케이션을 취하는 일도 외래 진료에 빠뜨릴 수 없는 것이라고 생각하고 있다.

특별한 조건으로 6개월 이내에 6회 이상의 조작을 실시한 증례는 2예 있어, 여행이나 회합을 위해 통증 예방을 희망하는 증례가 많다. 하지만, 요구되더라도 1개월 이내에는 안이하게 재차 주입을 시행하지 않는 것이 중요하다.

[Tanaka Mamoru]

26-4 임상 효과

성별	
남성	27
여성	73
X선 stage	
II	25
III	63
IV	12
통증의 소퇴	
24시간 이내에 통증이 경감한 증례	87
6시간 이내	46
6~12시간 이내	26
12~24시간	15
통증이 제거되지 않은 증례	11

	3주째	4주째	5주째	6주째	7주째	이상
남성 27예	0	10	9	5	0	3
여성 73예	4	26	15	16	5	7

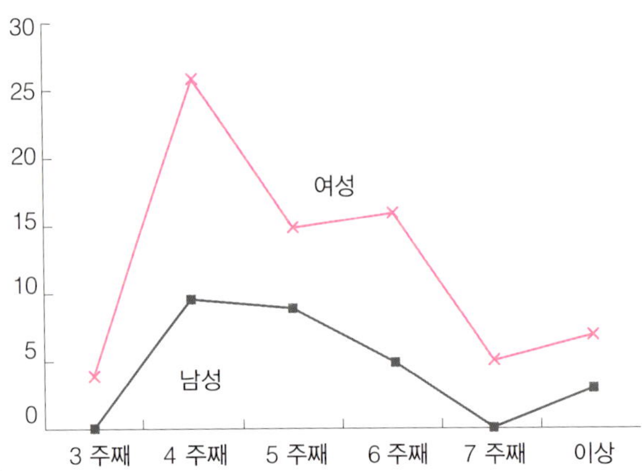

26-5 첫회 주입부터 재진까지의 기간

27 호르몬 보충요법으로서의 히드로코르티손의 사용법

범뇌하수체기능저하증이나 ACTH 단독 결손증 등의 뇌하수체기능저하증이나 Addison병 등의 원발성 부신부전에서는, 당질 코르티코이드의 보충이 필요하지만 보통은 히드로코르티손(hydrocortisone)이 이용된다. 히드로코르티손은 염증성 질환 등에 이용되는 프레드니솔론(prednisolone), 덱사메타손(dexamethasone), 베타메타손(betametasone) 등의 합성 스테로이드에 비해 부신으로부터 분비되는 코르티솔의 그것이며, 어느 정도 미네랄 코르티코이드 작용을 갖고 있기 때문에 보충요법에 적절하다.

히드로코르티손의 적정한 보충량은 1일 15mg

히드로코르티손도 적정한 보충량이 이용되지 않으면 과잉 증상이나 부신부전 증상이 출현한다. 보충량이 너무 많으면 비만, 고지혈증, 내당능 이상, 고혈압, 골다공증 등의 대사이상을 일으킨다. 보충량이 너무 적으면 권태감, 식욕부진, 저혈압, 저혈당이나 스트레스에 대한 반응성 저하가 생긴다.

이전에, 부신으로부터의 코르티솔의 생산량이 1일당 12~15mg/m^2 (약 20~25mg/일)라고 생각되고 있었던 시대, 부신부전이 되지 않게 1일 25~30mg 정도의 히드로코르티손이 사용되었지만 투여된 환자에게 체중 증가, 쿠싱 징후, 소아에서의 성장 지연이 생기는 것이 보고되었다. 그 후, 코르티솔의 생산양이 1일당 5~7mg/m^2 (약 8~12mg/일)인 것이 밝혀지고, 보충량도 20mg/일로 충분하다고 되게 되었다. 또, 20mg/일 이하이면 보통은 체중 증가나 쿠싱 징후, 골밀도의 감소 등이 생기지 않는다고 여겨지고 있다. 그러나 실제의 진료상 20mg/일이라도 고지혈증이나 내당능 이상, 고혈압을 일으키는 경우도 있다. 사람에 따라 히드로코르티손의 장관으로부터의 흡수능의 차이나, 혈중에서 코르티솔과 결합하는 corticosteroid binding globulin(CBG)의 양에 차이가 있으므로, 같은 양의 히드로코르티손을 내복해도, 같은 혈중 코르티솔 농도가 된다고는 할 수 없다. 따라서, 적정한 보충량은 개개의 환자의 연령, 체표면적, 전신 상태, 부신부전의 정도, 자각 증상 등을 고려해 결정해야 한다.

보충량이 적정한지 아닌지를 객관적으로 아는 방법으로서는, 보충 중의 혈중 코르티솔을 1일 여러 차례 측정하거나 24시간 뇨중 유리 코르티솔, 뇨중 17-OHCS의 측정이 있다. 혈중 코르티솔은 내복 후의 시간에 따라 변화하므로, 실제는 아침 내복 후 2~3시간의 값이, 정상 상한을 넘지 않게 하는 것이 기준으로 이용된다. 또, 아침 내복 전의 값은, 내인성 코르티솔의 분비량을 반영하고 있으므로 그 판정에 이용된다. 뇨중 유리 코르티솔이나 17-OHCS가 정상의 중간치 부근이 되도록 보충량을 조정하는 것이 유용하다. 필자의 경험에서는, 일본인의 경우 평균적으로는 1일 15mg의 보충이 최적이고, 환자의 상황에 따라서는 10mg~20mg이 이용된다.

내복시간 · 양 : 조식 후 10mg, 석식 후 5mg

혈중 코르티솔치는 혈중 ACTH 농도에 병행하여 변동해, 부신으로부터의 율동적 분비의 적분적인 값으로 해서 나타난다. 부신으로부터의 코르티솔의 분비는 아침에 일어나기 전부터 높아져, 아침 8~9시 무렵에 피크가 되고, 오후에는 점차 분비가 저하해, 취침 후에 가장 저치가 된다. 따라서 히드로코르티손도 이 코르티솔의 분비, 패턴을 모방할 수 있도록 투여하는 것이 생리적으로는 바람직하다. 이상적으로는 기상 시 2, 점심식사 후 1, 오후 4시~저녁식사 후 1의 비율로 투여하는 것이 최적이고, 히드로코르티손의 10mg, 5mg, 5mg를 이 시간대에 투여하는 것이 권장되고 있다. 그러나 환자의 편의를 생각하면, 아침

식사 후 2, 저녁식사 후 1 비율로 투여하는 것이 실제적이어서 필자는 히드로코르티손을 아침 식사 후 10mg, 저녁식사 후 5mg 투여하고 있는 예가 많고, 이 방법으로 문제를 일으키지 않았다. 그리고, 10mg 이하의 보충량으로 충분한 사람에서는 아침 1회 투여로도 문제가 없다.

스트레스 시 보충량은 보통의 2~3배

발열 시, 소수술 시, 구토나 설사 등의 스트레스 시에는 보통의 2~3배 정도의 히드로코르티손의 보충으로 충분하다. 특히 내복 후에 구토했을 경우에는 히드로코르티손도 토해버리는 일이 있으므로 주의가 필요하다. 강한 스트레스가 가해지고 있음에도 불구하고, 보충량이 부족하면 저혈압, 저혈당, 저나트륨 혈증이나 그것들에 의한 의식 장애를 초래하는 일이 있다. 그러한 경우에는, 급성 부신부전으로서 다른 원고에서 진술되고 있듯이 대량의 히드로코르티손으로 치료를 할 필요가 있다.

[Hashimoto kozo]

28 궤양성 대장염에 대한 스테로이드의 사용법

1955년에 Truelove와 Witts가 무작위 할당 시험에 의해 스테로이드의 유효성을 보고한 이래, 스테로이드는 중등증으로 중증 · 격증 궤양성 대장염 치료의 중심적 치료제가 되고 있어 전신 스테로이드 투여의 유효율은 50~70%로 되어 있다. 그러나 그 후의 아미노살칠산이나 면역억제제 등 새로운 치료제의 발전에도 불구하고 스테로이드 치료에 관해서는 큰 진전은 없고 초점은 「어떻게 적절히 스테로이드를 사용할까」가 되고 있다. 주지하는 바와 같이 궤양성 대장염은 비교적 청년에게 발병하는 만성 염증성 장질환이며, 급성기에 과부족 없는 스테로이드 양을 선택해 입원기간을 목적없이 막연하게 늘리지 않도록 하는 것이 중요하다. 또 장기 투여에 의한 부작용을 얼마나 막을 수 있는 지가 중요하다. 즉 「스테로이드를 어떻게 사용할 것인가?」와 같은 정도로 「어떻게 스테로이드를 사용하지 않게 할 것인가?」라고 하는 것이 중요하다. 적절한 스테로이드 사용을 위해서는 스테로이드의 효과와 부작용, 또 그 외의 치료법에 관한 정보의 이해가 반드시 필요하다.

투여량의 결정에는 중증도의 판정이 필요

50년 이상이나 치료제로서 이용되고 있음에도 불구하고, 궤양성 대장염에 대한 적절한 투여량에 관한 임상 연구는 적다. 그러나 그 효과의 용량 의존성이 임상 연구에서 나타나고 있고, 또 임상 경험으로부터도 분명하다. 적절한 투여량의 결정에는 중증도의 판정이 필요하므로 임상적, 내시경적 중증도를 판정할 필요가 있다. 이 중증도 판정은 후생노동성 특정질환조사연구반에 의한 중증도 기준에 따라 실시한다. 일본에서는 염증성 장질환 전문가에 의해 앞서 말한 「연구반」에서 궤양성 대장염 치료 지침이 작성되어 중증도, 이환범위에 따른 스테로이드의 투여량, 투여 경로, 기타 약제의 사용법이 나타나 있다. 이 치료 지침(연구 보고서)은 현재는 인터

넷을 통해 후생노동성의 홈페이지에서 입수할 수 있으므로 꼭 참조하기 바란다. 내시경적 중증도가 임상적 중증도와 괴리하는 경우가 있어, 임상적 중증도가 중등증이라도 내시경으로 보아 깊이 팬 궤양이 많이 발생하고 있는 경우는 중증에 준해 치료하는 편이 좋다고 생각되고 있다.

투여 경로와 투여 횟수는 증례에 따라 구분하여 사용한다

전신 스테로이드의 투여법에 관한 의문으로서 투여경로(경구, 경정맥적 등)와 분할법을 들 수 있다. 교원병의 성서(成書) 등에서 스테로이드는 경정맥 투여보다 경구투여 쪽이 효과가 강하다고 쓰여 있는 것을 볼 수 있지만, 염증성 장질환에 관해서는 흡수 · 대사의 면으로부터 기본적으로는 경정맥 투여 쪽이 효과가 강하다고 생각되고 있다. 스테로이드 경구 40mg/일 회와 동량의 4분할 투여를 비교한 임상시험에서는 단기 효과에 차이가 나타나지 않았다. 그러나 야간의 설사가 나타나는 증례 등, 증례에 따라서는 분할 투여가 유효한 경우도 있다. 또, 주장(注腸)제제, 좌약도 발매되어 있다.

어떻게 스테로이드를 사용하지 않는가도 중요

앞서 말한 것과 같이 어떻게 스테로이드를 감량, 중지해 부작용을 회피할지는 중요한 문제이다. 우선 반드시 알아두어야 하는 것은 스테로이드에 완해유지 효과가 없는 것이다. 따라서 궤양성 대장염에서는, SLE나 자가면역성 간염 등에서 행해지는 것 같은 소량 유지 투여는 실시하지 않는다. 완해 유지 효과가 없는 것은 임상시험에서도 나타나고 있다. 보통은 40-30-20mg, 이후는 5mg씩 2주마다를 기준으로 감량해 나간다. 여기서 반드시 주의해야만하는 것은 스테로이드 의존 예에서의 스테로이드 투여와 완화 유지 목적의 투여를 혼동하지 않는 것이다. 스테로이드 의존 예는 스테로이드 투여로 일단 완화 하는 것도 감량에 수반해 증상이 다시 심해지는 증례이며, 이 경우 스테로이드의 중지에 있어 면역억제제(아자티오프린, 멜캅토프리. 보험적용 되지 않음) 등 다른 치료를 추가할 필요가 있다. 면역억제제의 효과 발현에는 1~3개월이 걸리며, 또 골수 억제나 췌장염, 소화기 증상 등의 부작용에 주의할 필요가 있다. 메사라진(펜타사®)은 완해 도입에 대한 용량 의존성이 메타 분석에 의해 나타나고 있어 2003년도 보고서의 치료 지침에서는 최대 4.0g까지 증량되고 있다 (보험 적용은 2.25g까지). 살라조술파피리딘(사라조피린®)과 달리 부작용에 용량의존 경향이 적기 때문에, 스테로이드 의존 예에서는 증량해 보는 것도 좋다. 궤양성 대장염은 기본적으로는 대장에만 국한하는 질환이며, 치료의 선택사항으로서 대장전적(大腸全摘)이 있다. 스테로이드를 이탈할 수 없는 환자는 수술요법을 고려할 필요가 있다. 스테로이드 총 투여량이 10g을 넘으면 부작용이나 수술 후 합병증이 많아진다고 말해지고 있다.

[Watanabe Mamoru]

29 염증성 장질환의 스테로이드요법 – 궤양성 대장염과 크론병 환자의 삶의 질 향상을 위해서

궤양성 대장염과 크론(Crohn)병으로 대표되는 염증성 장질환은 아직도 원인이 불명하고, 많은 증례가 만성의 경과를 더듬어 재연과 완화를 반복한다. 따라서, 내과적 치료는 근본 치료는 아니고 대증요법이며, 병태의 변화에 따라 적합한 치료법을 선택할 필요가 있다. 염증성 장질환의 약물요법의 기본은, 중증 예를 제외하고 첫째로 5-아미노살칠산(5-ASA) 제제를 투여하는 것이지만, 그것으로 불충분한 경우 스테로이드를 병용한다. 궤양성 대장염에서는 중증도와 병변의 확대로부터 스테로이드의 투여법 및 투여량이 선택되지만, 크론병에 대해 투여의 시기, 투여량 모두 명확한 기준은 존재하지 않는다. 본고에서는 후생노동성의 난치성 염증성 장관 장애 조사 연구반에 의해 제시된 스테로이드요법의 원칙과 필자의 시설에서의 스테로이드 치료의 경험에 근거해, 임상의에 있어 응용 가능한 염증성 장질환에 있어서의 스테로이드의 적응증과 사용법에 대해 해설한다.

궤양성 대장염 : 중증도와 병변의 확대로 투여법을 선택

궤양성 대장염에 있어서 스테로이드 치료는 중증도(29-1)와 병변의 확대에 의해 결정되며, 중등증 이상에 행해지는 강력 정맥주사요법과 경구, 국소 투여로 대별된다. 따라서, 치료 전에 대장 내시경 검사를 시행해 병변 범위, 병세를 평가하는 것이 필요하다. 경증 예는 5-ASA 제제(살라조술파피리딘<사라조피린®>, 메살라진<펜타사®>)에 의해 완해 도입이 가능하지만, 중등증, 중증 예에서는 5-ASA 제제만으로의 완해도입은 곤란하고 스테로이드의 병용이 필요하다. 스테로이드에는 여러가지가 존재해 작용 효과와 작용 시간 및 작용의 빈도 등에 차이가 나타나지만, 항염증 작용이 크고 비교적 부작용이 적은 인산 프레드니솔론나트륨(PSL : 프레드닌®)이 주로 이용되고 있다.

스테로이드의 제형에는 좌약, 주장 제제, 경구제, 정맥주사제가 있어 병형(병변의 확대)과 중증도에 따라 구분하여 사용하고 있다(29-2). 좌약, 주장 제제는 외래 치료가 가능한 중등증까지의 직장염형, 좌측 대장염형의 증례가 대상이 된다. 좌약으로는 베타메타손 좌약(린데론®)이 있어 직장염형에 유효하다. 주장 제제에는 인산 베타메타손 나트륨(스테로네마®), PSL(프레드네마®)이 있는데, 병변이 S상 결장으로부터 하행 결장에 이르는 좌측형에 유효해 5-ASA 제제의 내복만으로 효과가 불충분한 경우에 병용한다. 경증~중등증의 좌측형의 입원 환자로 경구제로 조절 불량인 경우, 코하크산 히드로코르티손나트륨(솔코테프®) 100~200mg을 생리식염수 100mL에 용해해 1일 1~2회 주장 투여하는 주장요법의

29-1 임상적 중증도 분류

	중증(severe)	중등증(moderato)	경증(mild)
1. 배변 횟수	6회 이상	중증과 경증의 중간	4회 이하
2. 혈변	(+++)		(+)~(−)
3. 발열	37.5℃ 이상		(−)
4. 빈맥	90/분 이상		(−)
5. 빈혈	Hb 10g/dL 이하		(−)
6. 혈침	30mm/시 이상		정상

중증 : (1과 2), (3또는 4) 및 6 항목중 4항목 이상을 충족시키는 것
경증 : 6항목 모두를 충족시키는 것.

(棟方昭博 : 후생성 특정질환 난치성 염증성 장관장애 조사 연구반, 1997년도 연구 보고서에서 인용 · 개변)

병용도 유효하다. 중등증 이상으로 스테로이드의 국소 투여나 5-ASA 제제만으로 조절이 불량한 경우는 경구투여를 병용한다. 외래 투여량으로서는 PSL 20mg 정도로부터 개시해 30~40mg를 상한으로 하고 있다. 효과 판정은 주 단위로 가능하고, 개선이 나타나면 1~2주마다 5~10mg씩 감량한다. PSL 투여에 대해 장기 투여에 의한 완해 유지 효과는 부정되고 있으므로, 충분한 양을 당초부터 투여해 효과가 나타나면 신속하게 감량, 중지를 목표로 하는 것이 중요하고, 완해 후도 유지요법 중에 소량(5~10mg)의 스테로이드를 계속 투여하는 것은 피해야 하는 것이다. 외래에서 40mg을 2주 정도 사용해도 효과가 충분하지 않은 경우는 입원에 의한 강력 정맥주사요법으로 변경해야 한다. 입원 치료가 필요한 중등증 이상의 증례에서는 절식 · 중심 정맥영양(IVH) 관리로 하는 것이 바람직하고, 수용성 PSL(수용성 프레드닌®)을 40mg/일 이상 점적 정맥주사할 필요가 있다. 중등증 및 일부의 중증 예에서는 40mg/일의 중등량의 점적 정맥주사에 의해 1~2주간에 완해 도입할 수 있지만, 많은 중증 예, 전격 예에서는 1일 체중 1kg당 1.0~1.5mg, 즉 60~80mg의 대량 스테로이드를 2회로 분할해 점적 정맥주사할 필요가 있다. 스테로이드 강력 정맥주사요법의 turning point는 7~10일 정도이며, 이 기간내에 개선이 나타나지 않는 경우는 수술 또는 전문 시설에서의 시클로스포린(CYA : 산디뮨®) 지속 정맥주사요법의 적응이 된다. 개선이 나타난 경우는 1주일 단위로 10mg씩 점감해 나가, 내시경 소견상의 개선도 확인한 뒤에 식사를 개시하며, 동시에 스테로이드도 경구제로 변경한다. 스테로이드 정맥주사요법에 대해 가장 주의해야 할 점은 치료법 변경의 판별이다. 스테로이드 저항성 중증 난치 증례는 이전에는 수술의 적응이었지만, 최근 CYA 지속 정맥주사요법의 유효성이 보고되고 있어 대량 스테로이드(PSL로서 60~80mg) 투여 후 2주간 경과를 봐도 개선이 나타나지 않는(스테로이드 저항성) 증례는 투여량을 증량하거나 투여 기간을 연장하거나 하는 것은 하지 않고 전문 시설에서의 CYA 지속 정맥주사요법으로 변경해야 한다. 스테로이드의 장기 대량 투여는 사이토메갈로바이러스(CMV) 감염 등의 합병증을 조장할 뿐이므로, CYA 지속 정맥주사요법, 수술의 타이밍을 벗어나지 말고 가급적 신속하게 다음의 치료를 선택하는 것이 중요하다(29-3).

스테로이드 저항성 증례에 추가 시행하는 스테로이드 요법으로서 그 밖에 펄스요법과 동맥주사요법이 있다.

29-2 **활동기 궤양성 대장염의 스테로이드 처방**

직장염형	① 린데론® 좌약 1회 0.5~1.0mg 1일 1~2회 ①로 효과가 불충분한 경우 ②를 병용 ② 살라조피린® 정 3.0~4.0g 3회 분할투여 or 펜타사® 1.5~2.25g 3회 분할투여
좌측 대장염형	① 살라조피린® 정 3.0~4.0g 3회 분할투여 or 펜타사® 1.5~2.25g 3회 분할투여 ①로 효과가 불충분한 경우 ②를 병용 ② 프레드닌® 주장 1회 20mg/60mL 1일 1회
전 대장염형	① 살라조피린® 정 3.0~4.0g 3회 분할투여 or 펜타사® 정 1.5~2.25g 3회 분할투여 ①로 효과가 불충분한 경우 ②를 추가 ② 프레드닌® 정 20~40mg 1~2회 분할투여 ②를 추가해도 효과를 나타내지 않는 중증 예 ↓입원 절식 · IVH 관리 수용성 프레드닌® 주 40~80mg/일(1.0~1.5mg/kg/일) ↓효과를 나타내지 않는(2주일이 한도) 난치 예 면역억제제의 적응 **스테로이드 투여 기간의 장기화를 피한다!**

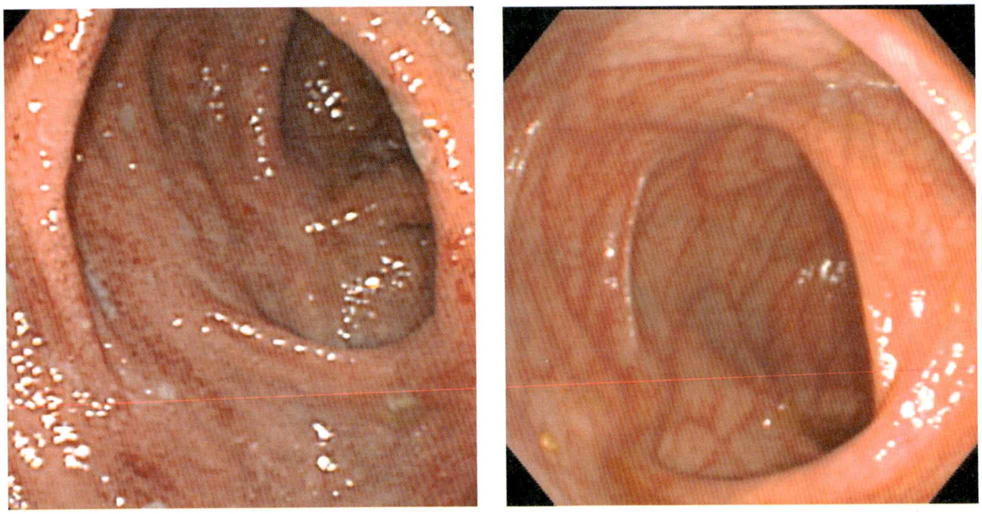

29-3 궤양성 대장염의 내시경 소견
① 치료 전
② PSL 40mg/일 정맥주사 2주 후

펄스요법이란 코하크 메틸프레드니솔론 나트륨(솔메드롤®) 1,000mg/일을 1~2시간에 걸쳐 3일간 연속 점적 정맥주사 하고, 4일간 휴약, 이것을 1kur로서 최대 3kur까지 시행하는 방법이며, 중등증 이상에서 40mg 이상의 PSL 투여로 불충분한 경우 시도한다. 동맥주사요법이란 상·하 장간막 동맥에 삽입된 카테터를 통해 수용성 PSL 10~20mg를 one shot 로 직접 주입하는 방법으로, 관혈적 기법을 필요로 해 베드사이드에서의 시행이 불가능하다는 결점이 있다. 이상 두 가지 방법은 이전에 시도되고 있던 방법으로 유효한 경우도 있지만, 감염성이나 정신 증상 출현 등 합병증의 문제도 있어 현재는 일반적인 방법이라고 할 수는 없다.

스테로이드는 궤양성 대장염의 치료제로서는 이른바 「효과가 좋은」 유용한 약이지만, 장기 대량 투여에 의해 부작용의 발현을 증강해 스테로이드 이탈 곤란 증례를 낳을 수도 있다. 스테로이드로부터의 이탈이 곤란한(스테로이드 의존성) 만성 지속형 증례에 대해 아자티오프린(이무란®), 멜캅토프린(6-MP : 로이켈린®) 등의 면역억제제를 50~100mg 병용해 외래에서 스테로이드 점감을 중지하게 하는 것이 중요하다.

크론병 : 대장형에 스테로이드 투여가 유효

크론병은 소장에 병변을 갖는 경우가 많기 때문에 광범위한 소장병변이 소화 흡수를 쉽게 장애해 영양 장애를 초래한 것, 식사 섭취가 병태의 악화에 깊이 관여하고 있는 것 등에서 궤양성 대장염과 달리 영양요법이 주체가 되어, 약물요법은 영양요법 시행 후에 병용되는 치료법으로 자리매김하고 있다. 그러나 성분 영양제를 중심으로 한 영양요법의 장기 지속은 매우 어렵고, 환자의 삶의 질을 해치는 경우도 적지 않다. 본 질환은 소장형인가, 대장형인가에 의해 치료 방침이 다르다. 소장형에서는 특히 영양요법이 유효하고 많은 증례가 IVH 관리, 성분 영양제 등의 영양요법에서 증상의 개선을 기대할 수 있지만, 대장형에서는 스테로이드에 의한 약물요법의 병용이 필요한 경우가 많다. 궤양성 대장염에서는 좌약이나 주장 제제를 이용한 국소투여법이 유효한 증례도 있지만, 크론병에서는 소장을 포함한 광범위해 비연속성의 병변을 형성하기 때문에 국소 투여는 유효하지 않고, 경구 투여, 정맥내 투여에 의한 약물요법이 일반적인 투여법이 된다.

궤양성 대장염과 같이 스테로이드는 완해 도입 시에 유효한 약제로서 확립되어 있지만, 크론병에서는 활동기, 완해기의 명확한 구별이 어렵기 때문에 스테로이드의 투여 시기, 투여량, 감량은 신중을 필요로 한다. 외래 환자가 다시 증상이 심해졌을 경우, 영양요법을 강화해 벤타사® 3,000mg까지 증량하지만, 불충분한 경우는 스테로이드의 내복을 병용한다. 보통 PSL 20~30mg/일로부터 개시해 염증 소견(CRP), 임상 증상의 개선이 나타나면 5~10mg의 감량을 2~4주에 걸쳐 실시하는 궤양성 대장염과 같이 감량이 곤란한 스테로이드 의존성의 난치 예에 대해서는 면역억제제의 아자티오프린, 6-MP의 병용을 실시해, 스테로이드의 점감 중지를 목표로 한다. 복통, 발열, 설사 등의 복부 증상이 강하고, CRP도 고가로 전신의 소모가 매우 분명한 증례에 대해서는 입원 치료가 필요하다. 많은 증례가 IVH의 적응이며, 소장형에서는 특히 인에 의한 장관 안정만으로 복부 증상의 개선, CRP의 저하가 신속하게 나타나는 경우가 있다. 그러나 IVH 항생 물질 투여라도 조절 불량인 중증 예에 대해 PSL의 점적 정맥주사를 병용한다. 보통 30~60mg/일의 투여를 실시해 증상의 완화, CRP의 음성화에 수반해 2주마다 10mg씩 감량해 성분 영양별로 경장 영양의 개시와 함께 스테로이드도 내복으로 변경한다. 스테로이드의 투여로 많은 증례는 증상의 개선이 나타나지만, 수공이나 치루(痔瘻)의 폐쇄까지는 기대할 수 없다. 스테로이드를 투여해도 효과가 불충분한 난치 예, 외루를 가지는 증례에 대해 면역억제제의 병용, 또는 항 TNF-항체(인플릭시맵<레미케이드®>) 의 투여가 유효하다.

스테로이드는 급성기에 완해도입을 목적으로 투여한다.

궤양성 대장염과 크론병에 있어서 스테로이드의 적응증과 사용법에 대해 해설했다. 활동기 궤양성 대장염과 대장형 크론병의 치료에 대해 스테로이드에 의한 약물요법이 중심이 된다. 스테로이드는 급성기에 완해도입을 목적으로 투여되는 약제이며, 완해도입 후의 계속적인 스테로이드 투여에 있어서의 재연 예방 효과에 관해서는 양질환 모두 완해유지 효과는 부정되고 있다. 따라서 완해도입 후도 산만하게 스테로이드의 투여를 계속해 감량을 게을리하는 것은 효과가 없을 뿐만 아니라 부작용의 발현을 조장 해, 환자의 삶의 질을 저하시키는 한 요인이 되는 것에 주의해야 한다. 스테로이드는 강력한 항염증 작용에 의해 효력을 발휘하지만, 한편으로 장기 대량 투여에 의해 손상 치유의 지체화를 초래한다고 하는 염증성 장질환에 대해 마이너스의 측면도 가지는 것을 잊어서는 안 된다.

[Yoshimura Naoki, Takazoe Masakazu]

30 쿠싱증후군 수술 후의 관리법

쿠싱증후군의 부신 병변 또는 뇌하수체 종양의 적출 후의 급성 코르티솔 결핍상태에 대해서는, 히드로코르티손에 의한 대상요법을 실시할 필요가 있다. 약간 부신부전 경향이 있으면 내인성의 부신피질자극호르몬 방출호르몬(CRH), 부신피질자극호르몬(ACTH) 분비가 항진하여 뇌하수체-부신계의 활성화가 도모되지만, 약간의 스트레스 (「39. 급성 부신부전에서의 스테로이드 사용법」 p.108를 참조)로 급속 진행성 의식장애, 쇼크를 수반하는 급성 부신부전에 빠진다. 미묘한 조절이 필요하며, 어떤 매개변수가 병태를 반영하는지까지 포함하여 수술 후의 조절 방법에 대해 개설한다.

부신성 쿠싱증후군의 수술 후에는 대상요법이 필요

ACTH 비의존성 부신 대결절성 과형성 등의 양측성 병변에서 부신을 적출하는 경우에는 전 생애요법이 필요하다. 편측 병변의 적출에서는 수술 중에서부터 히드로코르티손의 적출을 실시한다. 부신부전의 예방은 탈수, 저나트륨 혈증, 저혈당을 막는 것이 중요하므로 스테로이드 투여 이전에 보액요법이 우선시된다. 30-1에 수술 직후부터의 보충요법의 실제를 간단하게 나타냈다. 즉, 사용하는 당질 코르티코이드는 가능한 한 합성스테로이드의 사용을 피하고 자연 스테로이드인 히드로코르티손을 사용한다. 합성스테로이드는 반감기가 길어 뇌하수체-부신계를 더욱 강하게 억제하므로, 부신기능 회복에는 히드로코르티손을 사용하는 편이 낫다. 구체적인 사용법으로서는, 수술 중에서부터 점적 중인 히드로코르티손 100mg을 병에 혼합하여 천천히 점적한다. 수술 직후에는 다음날 아침까지 히드로코르티손을 총량 100~200mg을 지속적으로 정맥내 투여한다. 또한 출혈의 정도 또는 감염의 유무, 혈압에 의한 그 속도를 증감한다(병태에 의존하므로 당일 사용 총량이 500mg까지 달해도 문제없다). 단 너무 대용량을 사용하면 수술 상처의 치유에 많은 시간이 걸리게 되고, 기회감염의 근원이 되므로 주의가 필요하다. 그 후 30-1에 나타낸 것과 같이 감량을 실시하여 1일 15~30mg의 히드로코르티손 내복을 계속한다. 대상요법이 필요한 기간은 6개월에서 2년이다. 감량의 기준은 혈중 코르티솔 농도이다, 즉, 오전 중의 채혈에서 5g/dL 이상이 되면 부신부전을 방지하는 것이 가능해진다. 더욱이 신속 ACTH 부하시험에서 혈중 코르티솔의 증가반응을 검사하면 부신의 예비능이 명확해진다. 즉, 부하 후 30, 60분에서 혈중 코르티솔 농도가 10g/dL 이상으로 증가하면 부신기능의 개선이 있다고 판명되어 더욱 감량이 가능해진다. 물론, 뇌하수체 예비능이 부신기능 전에 개선되어야만 하므로 인슐린 저혈당 시험에서 스트레스를 주는 혈중 ACTH농도의 증가의 유무(20~50pg/ml 이상)를 검사하는 것으로, 생체의 스트레스의 대응이 가능한지 아닌지 판정할 수 있다. 양쪽 모두 부하시험이기 때문에 수술기법이 번잡하므로, 일반적으로는 오전 중의 채혈에 의해 코르티솔 초기치가 5μg/dL 이상이고 권태감, 식욕부진, 의욕상실, 관절통 등의 부신부전 징후가 없는 것을 확인한 뒤, 감량 또는 대상요법을 중지한다. 또한 부신피질의 다른 스테로이드인 DHEA-S의 혈중 농도도 대상요법의 지표가 되지만, 알도스테론은 수술 후 조기에 개선하므로 히드로코르티존 사용량의 기준이 되기 어렵다. 한편 DHEA-S의 혈중농도는 저치인 채여서 감량의 지표로서는 유용하지 않고, 대상요법을 중지한 후에도 당분간 저치인 채이다. 잔존 부신의 수술 후의 부신기능은 구상층-속상층-망상층의 순서로 개선된다고 생각된다. 따라서 수술 후의 부신피질기능의 지표는 혈중 코르티솔이 가장 유용하다. 고감도인 ACTH 측정법이 개발되면, 보다 간편한 지표의 하나가 된다.

뇌하수체성 쿠싱병 수술 후 : 금단증후군에 주의

뇌하수체 병변의 적출에 의해, 수술중으로부터 히드로코르티존의 점적을 실시한다. 부신성 쿠싱증후군의 수술 후와 대처법은 완전히 동일하다. 사용하는 당질 코르티코이드는 합성 코르티코이드 사용을 피하고 자연 스테로이드인 히드로코르티존을 사용한다. 수술 중, 직후, 그 후의 대상요법 등은 앞에서 말한 것과 같이 본질적으로는 부신성 쿠싱증후군의 수술과 같다. 단, 뇌하수체 선종이 완전히 적출되었는지 아닌지 히드로 코르티존의 사용량에 미묘한 차이가 있는 것을 알아둘 필요가 있다. 감량에는 앞서 말한 부신성 쿠싱증후군의 후술과 같은 대처법이 된다. 역시 오전 중의 채혈에 의한 코르티솔 기초치가 5μg/dL 이상이며, 권태감, 식욕부진, 의욕 상실, 관절통 등의 부신부전 징후가 없는 것을 확인한 후 감량한다. 부하 시험에서는 CRH test가 유용하다(大村昌夫 등 ACTH RELATED PEPTIDES 1996 ; 7 : 97-100). 필자가 경험한 예에서의 뇌하수체성 쿠싱병의 수술 전후의 CRH에서의 혈중 ACTH의 반응성과 신속 ACTH 부하 시험에서 혈중 코르티솔의 증가 반응의 비교를 30-2에 나타냈다. 대개 수술 후 1년에 코르티솔은 정상화한다. 그 때, CRH test에서의 혈중 ACTH 는 저치이면서 증가 반응을 나타내게 된다. 부신성 쿠싱증후군의 수술 후와 같이 자각 증상의 상세한 청취가 히드로코르티손 사용량을 결정하는데 가장 중요한 정보가 된다. 또한, 과량 투여로 의원성 쿠싱을 야기해 고혈압, 당뇨병, 골다공증의 진행이나 우울증의 지속이 생기고 스테로이드 이탈이 곤란해지므로 주의가 필요하다. 또, 감염, 출혈, 쇼크 등의 스트레스로 부신부전에 빠진다. 감량 시에 생기는 것이 withdrawal syndrome(금단증후군)이다. 급성 부신부전에 준거해 대처한다(「39. 급성 부신부전에서의 스테로이드 사용법」 p.108를 참조).

급성 부신부전을 예방하면서 감량에는 충분히 주의한다

쿠싱증후군 수술 후의 치료법을 중심으로 개설했지만, 급성 부신부전은 자주 응급 외래로 경험되는 위독한 질환이며, 그 진단에는 주의가 필요하다. 수술 후 대상요법은 앞서 말한 것처럼 비교적 간단하고, 본인에게로의 교육과 자각이 중요해 대상요법이 충분한지 아닌지는 자타각 소견이 중요하다. 이른바 sick day에서의 증량법도 본인에게 충분히 교육하면 수술 후의 부신 기능 저하에 의한 급성 부신부전은 막을 수 있다. 급성 부신부전을 예방하면서, 적절한 히드로코르티손의 양을 각종 파라미터를 참고로 결정해 감량에는 충분한 주의가 필요한 것을 강조하고 싶다.

[Nishikawa Tetsuo, Saito Jun, Ito Yuzuru]

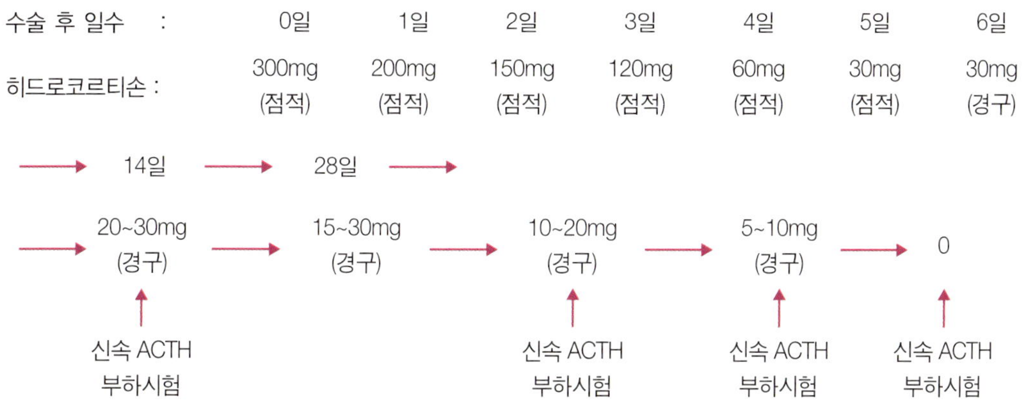

30-1 **쿠싱증후군(부신선종) 수술 후의 보충요법**
측정 항목 : DHEA-S, 코르티솔, 알도스테론

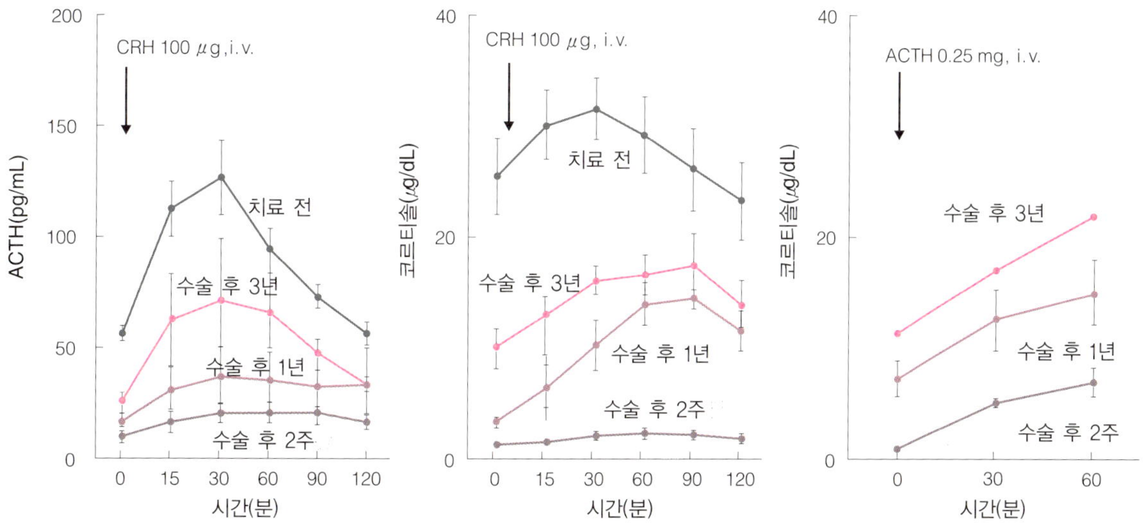

30-2 **쿠싱병 7예에서 수술 전후의 뇌하수체-부신기능의 비교** (大村昌夫 등 ACTH RELATED PEPTIDES 1996 ; 7 : 97-100)

31 크론병에 대한 스테로이드의 사용법

크론병도 궤양성 대장염과 같이 급성기 치료로서 스테로이드가 사용되지만, 그 중요성은 궤양성 대장염에 비해 낮다. 궤양성 대장염에서는 비교적 급성기와 완해기가 뚜렷한 데 비해, 크론병에서는 활동성의 염증 상태가 계속되는 것이 많은 경향이 있는 것이 그 한 요인이라고 생각된다. 종양·누공·협착 등을 일으키고 병태가 복잡해 단지 염증을 억제하면 좋은 것뿐이 아닌 경우가 많은 것도 원인의 하나이다. 일본에서의 크론병 치료의 중심은 성분 영양제를 중심으로 하는 영양요법이며, 이것은 완해도입·완해유지의 양쪽 모두에 유효하다. 한편, 서양에서의 크론병 치료에서는 영양요법은 거의 행해지지 않고 약물요법이 주체이다. 이번에는 크론병에 대한 스테로이드 치료의 위치와 특징을 설명하고 싶다.

치료 효과에 관한 증거 : 단기적 효과는 뚜렷

치료 효과에 관한 증거를 이해하기 전에, 완해의 정의를 이해할 필요가 있다. 임상시험으로 가장 범용되고 있는 인덱스는 CDAI(Crohn's disease activity index)이며, 설사나 연변(軟便)의 횟수, 복통의 정도, 전신 상태나 장관외 합병증의 유무 등을 그 힘에 따라 점수화한 것이다. 이 인덱스에서 150 이하를 완해로 하고 있다. 즉 절대적인 염증의 정도에 의해 정의되고 있는 것이 아니라, 그 환자의 삶의 질에 영향을 주는 신체 증상의 힘에 중점을 둔 인덱스인 것이다. 그런데 스테로이드의 치료 효과에 대한 해외의 임상시험에서는 활동기 크론병 환자에게 40~60mg의 프레드니솔론을 투여하면 3~4개월 이내에 약 65%의 환자가 완해 도입된다고 하는 결과가 나타나 있다(플라세보군의 완해 도입율은 30%). 또, 스테로이드의 효과는 설파사라진이나 완전 경장영양법보다 강하고 신속하다고 하는 것이 나타나 있다. 완해유지요법으로서는 궤양성 대장염과 같이 일반적으로 효과가 없다고 여겨지고 있어 부작용의 면으로부터도 장기 투여는 권장되지 않는다.

이와 같이 크론병의 증상에 대한 스테로이드의 단기적 효과는 매우 분명하지만, 흥미로운 점으로 내시경적인 염증 소견은 그다지 개선시키지 않는 것이 알려져 있다. CDEIS라고 하는 내시경적 활동성을 나타낸 인덱스를 이용한 스테로이드 투여 후의 대장 내시경 소견의 개선율은 10% 정도에 지나지 않고, 또 CDAI로 평가한 질환 활동성과 CDEIS에 의한 내시경적인 활동성은 상관하지 않는다.

위치 : 초발·재연 시의 급성기에 단기적으로 투여

스테로이드, 영양요법 외에 이용되는 치료로서는 아미노살칠산, 아자티오프린 등의 면역억제제(보험 적용 외), 메트로니다졸(보험 적용 외)등의 항생 물질, 외과 치료 등, 그리고 최근에서는 항 TNF-항체인 인플릭시맵(레미케이드®)가 적응이 되고 있다. 스테로이드를 적절히 사용하려면 이러한 치료법 속에서의 스테로이드의 위치를 정확하게 파악해야 한다. 완해유지 효과는 없어 적응은 활동기의 완해도입 목적이 되지만, 앞서 말한 것과 같이 영양요법이나 설파사라진보다 효과의 출현이 빠르고 강하기 때문에, 초발·재연 시의 급성기에 단기적으로 투여한다. 스테로이드 감량에 수반해 재연하는 「스테로이드 의존 예」에서는 영양요법, 면역억제제, 인플릭시맵, 수술 등으로 이탈을 꾀할 필요가 있다. 인플릭시맵의 등장에 의해 크론병의 치료는 크게 바뀌어 오고 있다. 인플릭시맵은 타제에 의한 치료 저항성의 난치성 크론병 환자에 대해에서도 약 80%로 높은 효과를 나타내, 또 스테로이드와 달리 내시경적 소견의 개선도 나타난다. 즉 점막 염증의 억제 효과는 스테로이드에 비해 꽤 높다. 또 일본에서는 아직 보험 적용이 되지 않지만, 정기적 투여에 의한 완해유지 효과도 증명되고 있다. 감염 등의 부작용의 걱정도 있지만, 미국에서의 시판 후 조사인 TREAT의 결과에서는 감염이나 사망에 대한 위험에 대해서는 인플릭시맵보다 스테로이드 쪽이 기여도가 높다는 것이 보고되었다. 하지만 반복 투여에 의해 인플릭시맵에 대한 항체가 형성되어 효과가 감약하고, 부작용이 생긴다.

급성기에 단기적으로 사용하고 다른 치료와 병용하는 것이 요령

크론병에 대한 스테로이드 사용의 요령은 급성기의 증상을 취하기 위해서 단기적으로 사용한다는 것이다. 인플릭시맵 정도의 효과는 얻을 수 없지만, 인플릭시맵과 달리 항체의 생산은 일어나지 않아 다른 치료와 잘 병용하여 사용해 나가는 것이 포인트이다.

[Watanabe Mamoru, Kubota Daisuke]

32 자가면역성 간질환, 특히 경미한 자가면역성 간염, overlap 증후군에 대한 부신피질스테로이드의 사용법

자가면역성 간질환의 스테로이드 사용은 치료적응을 고려

자가면역성 간염에 대한 부신피질스테로이드(corticosteroid, CS)와 아자티오프린의 유효성은 확립되어 있다. 특히 중증의 자가면역성 간염에 대한 CS의 유효성은 RCT로 증명되고 있다. 따라서 치료 전략에는 중증도의 판정이 중요해진다. 미국의 진료 가이드라인 및 일본의 진단 기준을 감안하면, 현시점에서의 자가면역성 간염에 대한 치료 적응은 이하에 나타내는 절대 적응과 상대 적응으로 나누어 고려하는 것이 타당하다.

절대 적응은 ① 혈청 트랜스아미나아제, 특히 ALT가 정상치의 10배를 넘는 상승을 나타내는 경우, ② ALT가 정상의 5배 이상으로 상승하고 감마글로불린이 정상의 2배 이상을 나타내는 경우, ③ 조직학적으로 가교 괴사나 다소엽성 괴사가 나타나는 경우이다. 임상적으로는 ALT가 200단위를 넘고 감마글로불린의 상승이 있는 경우는 우선 CS의 투여를 고려해야 한다.

상대 적응은 ① 자각 증상, 전신 권태나 황달이 나타나는 경우, ② 검사 소견은 절대 적응을 충족시키지 않지만 조직상으로 만성 간염상을 나타내 한계판 파괴가 분명한 경우이다.

CS 사용이 미루어지는 경우

① 일본의 증례는 서양 증례에 비해 증상은 경미하고, 또 증례의 상당수는 중년 이후의 여성이며 CS에 의한 골다공증의 악화, 또 미용적 문제로부터 투여가 미루어지는 경우나 동의를 얻기가 곤란한 경우도 적지 않다.

② 간 생검을 시행해도 진단 확정에는 이르지 않음에도 불구하고 다른 병인은 부정적이어서 자가면역 기전이 강하게 시사되는 증례도 적지 않다.

③ 원발성 담즙성 간경변에서는 담즙체로부터 지용성의 비타민 흡수 장애가 존재해, CS 투여는 골다공

증을 악화시켜, 자가면역성 간염의 합병, 이른바 overlap 증후군인 경우나 간세포 장애가 고도여도 그 사용은 미루어지는 경우가 많다.

④ 소아 증례에서는 CS 투여가 발달 장애를 야기하므로, 그 사용에는 성인과는 다른 대응이 필요하다.

⑤ 간염 바이러스 감염을 합병하고 있는 경우도 CS 사용은 주저하게 된다.

CS 사용이 미루어지는 경우의 대응

증상이 경미해 혈청 트랜스아미나아제가 100단위 이하를 나타내는 경우라도 조직학적으로 간세포 장애가 분명한 경우는 CS를 사용해야 한다. 이 때, 보통의 1mg/kg을 반감해 사용한다. 그러나 2주 이상의 투여로 효과 즉 혈청 트랜스아미나아제의 개선을 얻을 수 없는 경우는 신속하게 당초의 사용량으로 증량한다. 쓸데없이 저용량을 지속하는 것은 효과를 얻을 수 없을 뿐만 아니라 부작용만 출현되어 임상적으로는 피해야 하는 것이다. 당뇨병 합병 등의 이유로 증량이 곤란한 경우로 초기의 반 감량으로 효과가 나타나지 않는 경우는 아자티오프린 50~100mg/일을 병용한다. 또한, 조직학 검사가 시행되지 않거나 생검 표본이 판단에 충분하지 않은 경우에서 당초 치료 효과가 충분하지 않을 때는 다른 요인, 예를 들어 초기 간경변의 존재 등을 재차 고려하는 것이 중요하다.

조직학적으로도 간세포 장애 소견이 경미한 경우는 우르소데옥시콜산 600mg/일로 경과를 본다. 혈청 트랜스아미나아제가 정상화를 지속한다면 이 장기 투여로 경과를 관찰한다.

원발성 담즙성 간경변의 소견을 포함하는 이른바 overlap 증후군에서는 혈청 트랜스아미나아제가 200단위를 넘거나, 조직학적으로 간세포 장애 소견이 분명한 경우에는 0.5mg/kg 이하의 CS를 투여한다. 많은 경우 신속하게 혈청 트랜스아미나아제가 정상화하므로, 혈청 트랜스아미나아제치를 참고로 2주일 단위로 5mg씩 감량하고, 10mg/일이 되면 2.5mg씩 감량해, 5mg/일로 정상화가 계속되면 중지를 고려한다. 필자의 경험에서는 많은 경우 3개월 이내의 투여로 충분한 임상 효과를 얻을 수 있어 곤란한 유해사상(有害事象)의 발생은 나타나지 않았다. 소아의 경우는 당초의 치료를 스테로이드 미니 펄스로 하는 것으로 발달 장애를 회피할 수 있는 것이 보고되고 있다.

간염 바이러스 감염이 합병하고 있는 경우에는 병태를 판정하는 것이 중요하지만, 간세포 장애가 고도인 경우에는 자가면역성 간염에 준해 CS 사용을 우선한다. CS사용으로 안정기이며 인터페론 치료 효과를 바랄 수 있는 경우, 인터페론 치료는 가능하다.

[Zeniya Mikio]

33 자가면역성 간염의 스테로이드 치료 – 전격 감염증 예에서는 유효한가?

AIH에는 스테로이드 치료가 주효(奏效)하다

간질환 중에서, 스테로이드 치료가 유효한 대표적 질환은 자가면역성 간염(autoimmune hepatitis, AIH)이라고 할 수 있다. AIH는 중년 여성에게 자주 발생하며, 자기 항체의 출현, 혈청 IgG 의 증가를 수반하고, 자가면역 기전이 간세포 장애의 발증에 관여하고 있다고 상정되는 만성의 활동성 간염이다.

보통 AIH에는 스테로이드가 주효하며 그 양호한 반응성이 진단 기준에 포함되어 있을 정도이다. 일반적으로는 AIH는 예후가 양호하지만 약 0.2%에 급성 발병해 중증화하는 증례가 나타난다. 본고에서는 필자가 경험한 증례를 제시해 전격화를 초래한 AIH의 스테로이드 치료에 대해 해설하고자 한다.

급성 간부전에 있어서의 스테로이드 치료에는 한계가 있다

전국 조사의 결과에서는, AIH에 한정하지 않고 바이러스성 간질환까지 포함한 모든 전격 간염에 대해서, 65~70%의 증례에 스테로이드 치료를 하고 있다. 바이러스성 간질환에서는, 간염 바이러스 자체에는 간세포 장애성은 없다고 여겨져 바이러스 감염 간세포를 배제하기 위해 세포 장애성 T세포가 생산하는 각종 사이토카인의 생산 억제 효과와 이담(利膽)작용을 기대해 스테로이드가 투여된다. 어떤 원인이라도 급성 간부전 상태에서 황달이 증강하는 경우나 프로트롬빈 시간이 50% 미만인 중증 예에서는 스테로이드의 펄스요법을 실시한다. 그렇지만 발증한 지 10일 이내에 뇌증이 출현하는 급성 전격 간염에서 병태 완성까지의 시간을 생각하면, 간내에 존재하는 세포장애성 T세포의 양으로부터는 광범위한 간세포 괴사가 완성할 때까지의 시간이 너무 짧다. 이러한 단기간에 완성되는 병태를 설명하려면, 사이토카인 이외에 어떠한 순환 장애나 체액성 인자 등의 관여를 생각하지 않을 수 없다. 전격 간염의 스테로이드 치료에 한계가 있는 것은, 이러한 많은 인자가 병태에 관여하고 있기 때문이라고 생각된다.

전격 간염을 초래한 AIH 증례

필자가 경험한, 전격화를 초래한 AIH의 2증례를 경과표에 소개한다.

증례 1

25세, 여성(33-1참조). 갑작스런 황달로 입원한 증례이다. IgG 2,280mg/dL에서 각종 바이러스 검사가 음성으로 AIH가 의심되었다.

증례 2

22세, 여성(33-2참조). 권태감과 종아리의 부종을 주소로 타원에서 진찰받아, 처음으로 간기능 장애와 황달이 지적되어 당원에 입원이 된 증례이다. IgG 3,220mg/dL, 항핵항체 1,280배 이상 양성. 각종 바이러스 검사가 음성인 것으로부터 AIH이라고 진단했다.

2증례 모두 최초 발생 시에 전격화를 초래해 간이식을 실시했다. 증례 1은 생명을 구할 수 있었지만, 증례 2는 사망했다.

전격화를 초래한 AIH에서는 스테로이드 치료는 무효

일반적으로는 펄스요법으로서 메틸프레드니솔론 1g/일을 3일간 투여해, 4일째부터 프레드니솔론 1mg/g와 시클로스포린의 병용을 실시한다. 시클로스포린은 트로프 농도를 측정해, 100~150ng/mL 이하의 농도를 기준으로 사용한다. 간부전 상태에서는 출혈 경향이 나타나므로, 강력한 항궤양제를 병용한다. 진균증을 포함한 감염증에도 유의한다.

필자가 경험한 상기 2증례는 스테로이드 치료를 실시해도 황달은 개선되지 않고 의식 장애는 진행해 스테로이드 치료는 무효했다. 스테로이드 치료가 단독으로 행해지는 것은 보기 드물어, 실제로는 혈장교환이나 지속혈액투석여과요법(CHDF)과 병용해 펄스요법을 한다. 전격 간염 전국 조사 집계 결과에서, 2001년 이후에 AIH의 독립된 항목이 설치되어 전격화를 초래한 AIH의 병태 파악이 용이하게 되었다. 그것에 의하면, 2001년 이후의 전격화를 초래한 AIH에 대해서는 전 증례에 스테로이드 치료를 하고 있지만, 내과적인 치료로 구명할 수 있던 증례는 전무였다(33-3 참조). 구명율은 3/14 =21.4%로 낮고, 구명할 수 있던 증례는 전례 간이식을 시행한 증례였다. 전격화를 초래한 AIH에 대해서 약물요법만으로 구명 할 수 있을 가능성은 매우 낮고, 스테로이드는 간이식까지의 전신 상태의 유지를 위해서 사용되고 있는 것이 현상이다.

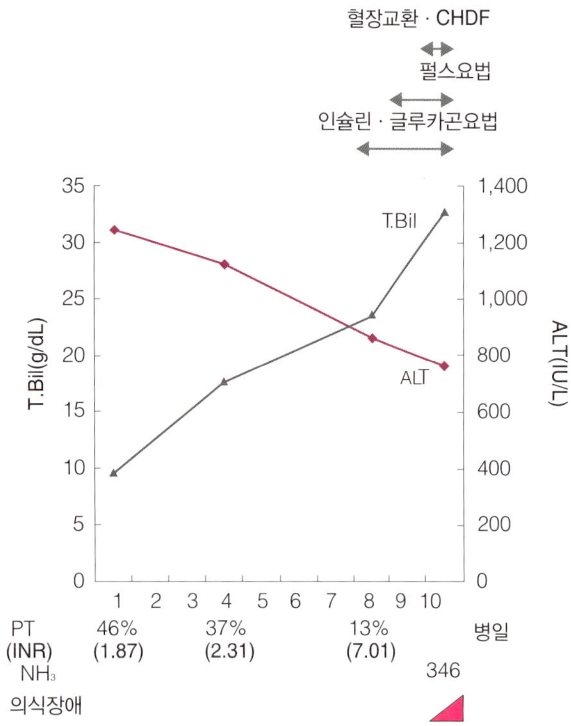

33-1 증례 1 (25세, 여성)의 경과

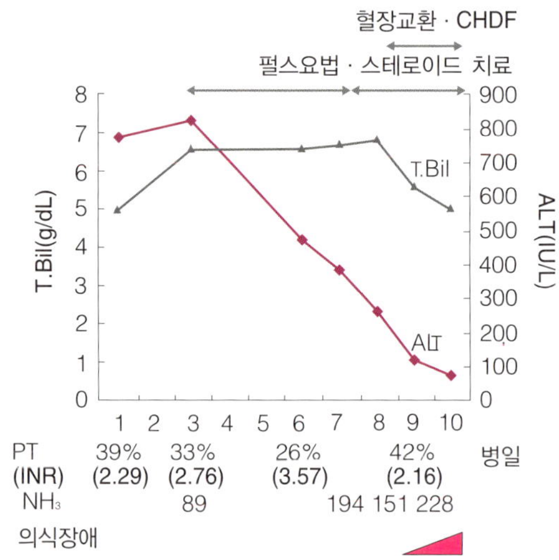

33-2 증례 2 (22세, 여성)의 경과

33-3 자가면역성 간염의 전격 예의 결과

	간이식 미시행 예		간이식 시행 예	
	생존	사망	생존	사망
2001년	0	0	1	1
2002년	0	6	2	2
2003년	0	2	0	0

(전격 감염 전국조사 집계 결과로부터)

33-4 전격 감염에 있어서 간이식 적응의 가이드라인

A. 뇌증 발현 시에 다음의 5항목 중 2항목 이상을 충족시키는 경우, 사망이라고 예측해 간이식의 등록을 실시한다.

1. 연령 : ≧45세
2. 초발 증상으로부터 뇌증발현까지의 일수 : ≧11일
3. 프로트롬빈 시간 : <10%
4. 혈청 총 비릴루빈 농도 : ≧18.0mg/dL
5. 직접/총 비릴루빈 비 : ≦0.67

B. 치료개시(뇌증 발현)로부터 5일 후에 있어서의 예후의 재평가

1. 뇌증이 I도 이내에 각성 또는 혼수도에서 II도 이상의 개선
2. 프로트롬빈 시간이 50% 이상으로 개선

이상의 항목 중에서, 나타나는 항목의 수가

2 항목인 경우 : 생존이라고 예측해 간이식 등록을 취소한다.

0 또는 1항목인 경우 : 사망이라고 예측해 간이식 등록을 계속한다.

(제22회 일본 급성 간부전 연구회, 1996)

한편, 이식을 담당하는 외과의의 입장으로부터는 장기화한 스테로이드 치료에 의해 난치성 감염증을 합병해, 이식 치료 자체가 금기가 되는 증례도 적지 않은 것이 지적된다. 전격 간염에 있어서의 간이식 적응의 가이드라인(33-4 참조)에 채용되고 있는 예후 예측식의 5항목 중 2항목을 채우면 재평가 이전의 시기라도 간이식의 적응이 있다. 스테로이드 치료를 고집하지 말고, 조기에 간이식을 염두에 둔 치료 방침을 진행시키는 것이 중요하다.

전격화를 초래한 AIH에는 간이식을 고려한다

스테로이드 치료에 양호한 반응을 나타내는 AIH이지만 전격화를 초래했을 경우는 스테로이드에 저항성을 나타내기 때문에 간이식을 고려해야 한다.

[Koyo Toshiya]

34 신증후군에 있어서의 스테로이드요법의 실제

신장 생검을 전제로 하지 않는 스테로이드 치료에의 접근법

신증후군은 대량의 뇨단백의 결과, 저단백혈증, 부종을 초래하는 신장 질환의 총칭이다. 이 중, 전신적인 장애에 의하지 않는, 이른바 원발성 신증후군의 병리 조직 분류는 미소변화군, 소상(巢狀) 사구체 경화증, 막성 신부전 등이며, 모두 면역학적 기전에 의한다는 관점으로부터 면역 억제이기 때문에 스테로이드가 제일 선택제로서 사용되어 왔다. 이 때, 신장 생검으로 조직상을 결정해 광학 현미경 소견뿐만 아니며 형광 항체법 등에 의해 면역 조직진단을 명확하게 해 스테로이드를 사용하는 것이 원칙이라고 생각된다. 그러나 신장 생검은 안전성을 생각했을 경우 안이하게 실시할 수 있는 검사가 아니며, 실시할 수 있는 신장 전문의는 한정된다. 여기에서는 독자의 대부분이 신장 전문의가 아닌 것을 염두에 두어 반드시 신장 생검을 전제로 하지 않는 스테로이드 치료에 대해 말하는 것으로 한다.

신증후군의 치료 효과는 기준으로 평가한다

뇨단백의 감소나 소실은 효과 판정 상에서 가장 중요하고, 일본에서는 구 후생성 신증후군조사연구반에서 만들어진 기준이 이용된다(34-1). 필자가 후생노동성 진행성신장애조사연구반에서 정리한 막성 신부전에서의 연구 결과에서는, 이 기준은 예후 예측 상에서도 매우 중요하다(34-2).

스테로이드 반응성 신증후군

신장 질환에 있어서의 스테로이드의 사용은 면역억제제로서의 효과를 기대한 것이지만, 그 기전은 분명하지 않다. 따라서 사용법은 많은 경험을 기초로 하고 있다. 그 결과, 신증후군의 대부분은 스테로이드에 잘 반응해 완전 관해가 되는 것을 알 수 있어, 스테로이드 반응성 신증후군으로 불린다. 병리학적으로는 그 대부분이 미소 변화군에 속하고 있으므로 반드시 신장 생검을 실시하지 않아도, 우선 스테로이드를 사용해 보는 것이 진단적 치료로서의 의미을 갖는다. 다만, 뇨침사에 있어서 혈뇨가 분명한 경우는 사구체 신염이나 소장 사구체 경화증 등의 이른바 난치성 신증후군인 것이 많으므로 신장 생검을 실시하는 것이 전제가 된다.

스테로이드 의존성 · 빈회 재발형 신증후군

스테로이드 반응성으로 완전 관해가 되면, 스테로이드는 감량 · 중지할 수 있지만, 약 반수는 1년 이내에 재발한다. 국제소아신장병연구반에서는, 6개월 이내에 2회 이상 재발하면 빈회 재발형이라하고, 감량 중이나 중지 2주간 이내에 재발하는 경우를 스테로이드 의존성이라고 정의하고 있다. 성인에서도 대개 이 정의는 준거할 수 있다. 이것들에서는 스테로이드를 장기간 투여하게 되므로 그 부작용의 빈도가 높다. 따라서 시클로스폴린 등의 면역억제제의 병용에 의해 재발을 방지할 필요가 생긴다.

스테로이드 저항성 신증후군

스테로이드에 반응하지 않는 신증후군은 스테로이드 저항성으로 불린다. 일본에 있어서의 원발성 난치성 신증후군은, 6개월간 스테로이드 등의 치료로 완전 관해 또는 불완전 관해 I형에 이르지 않는 것으로 여겨지고 있어 스테로이드 저항성과 같은 의미지만 실제로는 4~8주간의 치료로 판정된다. 이러한 경우에는 신장 생검에 의해 병리 진단을 분명히 해, 거기에 따라 스테로이드 펄스요법이나 면역억제제의 병용을 시도할 필요가 있다. 미소 변화군 이외의 병형, 즉 막성 신부전, 소상 사구체 경화증, 막성 증식성 사구체신염, IgA 신부전으로 나타나는 것이 많다.

40mg/일부터 20mg 격일투여까지 감량

원발성 신증후군에서는, 성인의 경우 프레드니솔론 0.6~0.8mg/kg표준 체중 상당을 초기량으로 하고 있어, 일반적으로는 40mg/일을 아침 1회 또는 아침 점심 두 번에 나누어 복용하도록 투여한다. 스테로이드 반응성의 경우는 완전 완화가 된 후 1주일~10일부터 감량을 개시해 원칙으로서 2주마다 5mg씩 감량한다. 재발의 우려가 있는 경우에는 10mg/일을 유지량으로서 투여를 계속한다. 필자는 부신부전의 증상이 없는 한, 격일 감량을 실시해 20mg 격일 투여를 유지량으로 하는 편이 스테로이드의 부작용은 적다고 생각하고 있다. 앞서 말한 것과 같이 스테로이드 의존성 · 여러 차례 재발형이나 스테로이드 저항성에서는 스테로이드 펄스요법이나 면역억제제의 병용에 의해 재발의 방지나 뇨단백의 감소를 꾀할 필요가 있다.

부작용을 우려하여 너무 삼가는 것도 문제

스테로이드의 부작용에 대해서는 본서의 여러 곳에 진술되어 있다고 생각되지만, 신증후군의 경우는 장기간의 사용이 되는 경우가 많기 때문에 감염증, 당뇨병, 골다공증의 출현에 주의해 필요에 따라서 그 치료를 고려한다. 그러나 이것들을 두려워한 나머지 스테로이드의 사용을 삼가는 것 때문에, 오히려 함정에 빠지는 경우가 있다. 특히 여러 차례 재발형에서는 뇨단백 출현 후 조기에 스테로이드를 재개 · 증량하는 것이 유효하므로 환자 스스로의 요검사도 권할 필요가 있다.

스테로이드요법을 정리한 알고리즘

신증후군의 치료를 정리하여 34-3의 알고리즘에 나타냈다.

[Saito Takao]

34-1 신증후군, 치료 효과 판정기준

· 완전관해 : 단백뇨 소실, 혈청단백의 개선 및 기타 모든 증상의 소실이 나타나는 것
· 불완전 관해 I형 : 혈청단백의 정상화와 임상증상의 소실이 나타나지만, 뇨단백이 존속하는 것
· 불완전 관해 II형 : 임상증상이 호전되지만, 불완전 관해 I형에 해당하지 않는 것
· 무효 : 치료에 전혀 반응하지 않는 것

효과 판정은, 뇨단백, 혈청 단백, 및 다른 모든 증상이 가장 개선한 치료 개시 후의 시점에서 실시하지만, 치료 개시 4~8주 이내에 행해지는 것이 통례이다.
불완전 관해 I형과 II형의 경계는, 신증후군조사연구반의 진단 기준에서는 명확하게 나타나지 않지만, 1일의 뇨단백이 1g 이하가 되었을 경우를 불완전 관해 I형으로 하는 것이 일반적이다.
[東條靜夫 : 후생성 특정질환신증후군 조사연구반 1974년도 연구 실적, p88, 1975]

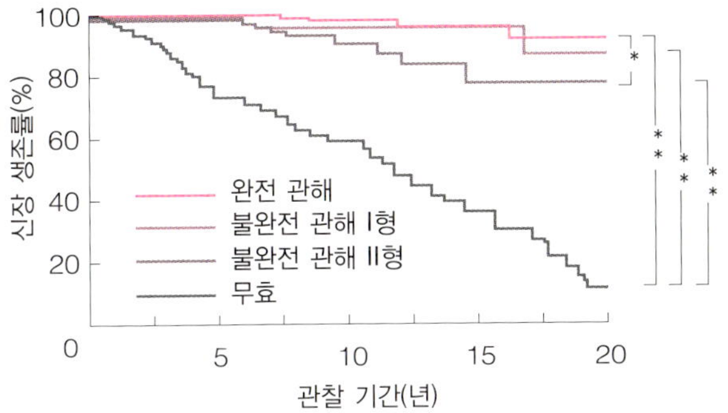

34-2 막성 신증에 있어서의 치료 효과와 예후의 관계

각 관해군과 무효군 및 완전 관해군과 불완전 관해II군의 사이에는 유의차가 있다.
*p=0.004, **p < 0.0001
(Shiiki, et al : Kidney Int 2004 ; 65 : 1400)

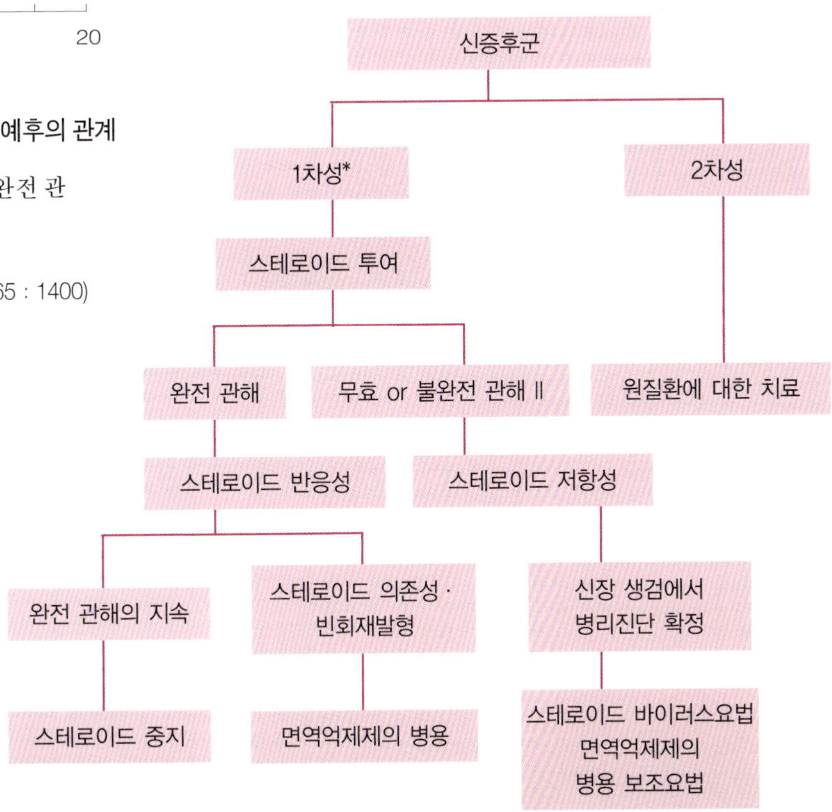

34-3 신증후군에 대한 스테로이드요법의 알고리즘
*혈뇨를 수반하는 경우는, 이 단계에서 신장 생검을 실시해 스테로이드나 각종 치료법을 선택한다.

35 간이식에 있어서의 스테로이드 사용법

면역억제요법은 간이식 후에 이식이 거절되는 것으로부터 지키는 데 필수 불가결하다. 그 안에서 스테로이드는 초기부터 아자티오프린 또는 시클로스포린과 함께 표준적인요법으로서 이용되어 왔다. 그러나 스테로이드에는 장기 투여 증례에 대해 고혈압, 당뇨병, 골다공증 등 다양한 부작용이 있기 때문에, 1980년대에 시클로스포린을 견디는 steroid-sparing effect를 갖는 타크로리무스 수화물(FK506)이 등장하고 나서는 스테로이드로부터 조기에 이탈해 그 부작용을 회피하려는 시도를 하게 되었다. 그렇지만 아직도 급성 거절에 대해서는 제1 선택이 되는 약제이다.

35-1 생체간이식의 표준 면역 억제요법(교토대학)

스테로이드			
수술 중	솔메드롤®	10mg/kg×1	i.v.
1~3일	솔메드롤®	1mg/kg×1	i.v.
4~6일	솔메드롤®	0.5mg/kg×1	i.v.
7일	솔메드롤®	0.3mg/kg×1	i.v.
2~4주	프레드닌®	0.3mg/kg×1	p.o.
2~3개월	프레드닌®	0.1mg/kg×1	p.o.
4개월 이후	중지		
타크로리무스			
수술 전일	0.4mg/kg×2		p.o.
1~2주	목표 최저 농도 12~15ng/mL		p.o.
3~4주	목표 최저 농도 8~10ng/mL		p.o.
5주 이후	목표 최저 농도 5~7ng/mL		p.o.
거절 · 감염 · 부작용의 정도에 따라 증감			

35-2 급성 거절반응에 대한 스테로이드 펄스요법

보통펄스요법		
제1일 : 솔메드롤®	10mg/kg	i.v.
제2일 : 솔메드롤®	10mg/kg	i.v.
제3일 : 솔메드롤®	10mg/kg	i.v.
미니펄스요법		
제1일 : 솔메드롤®	10mg/kg	i.v.
제2일 : 솔메드롤®	5mg/kg	i.v.
제3일 : 솔메드롤®	2.5mg/kg	i.v.

간이식수술 : 스테로이드와 타크로리무스의 병용요법

당과에 있어서의 간이식 수술 후의 표준적인 면역 억제는 타크로리무스와 스테로이드의 병용요법이다(35-1).

간이식 수술 중, 이식편에 문맥혈류를 흘리기 전에 10mg/kg의 메틸프레드니솔론(솔메드롤®)을 정맥주사한다. 이것은 면역 억제라고 하는 것보다는 스테로이드의 막안정화 작용에 의해 이식편으로의 허혈 재관류 장애를 억제하기 때문이다. 수술 후 7일째까지는 메틸프레드니솔론의 정맥주사를 실시해, 경구 섭취가 시작되는 수술 후 8일째부터 0.3mg/kg의 프레드니솔론(프레드닌®)의 내복으로 새롭게 바꾸고 있다. 수술 후 29일째부터 0.1mg/kg으로 감량한 후, 간기능에 문제가 없으면 수술 후 3개월을 목표로 중지하고 있다.

급성 거절 시 : 스테로이드 펄스요법이 제1 선택

경도의 거절은 보통, 타크로리무스의 증량에 의한 경과를 본다. 그렇지만 간 생검에서 병리 조직 소견상 경도의 거절이어도 간 기능의 악화가 현저한 것, 또는 병리 조직 소견상, 중등도 이상의 급성 거절의 진단을 얻은 것에 대해서는 스테로이드 펄스요법을 제일 선택으로 하고 있다(35-2). 펄스요법으로서는 보통 솔메드롤® 10mg/kg의 3일간 투여를 실시하지만, 거절의 정도에 따라 연일 반감시키는 미니 펄스요법을 실시하는 경우도 있다. 3일간의 펄스요법의 후 스테로이드는 필요에 따라서 점감한다. 거절이 난치성인 경우에는 아자티오프린, 미조리빈이나 미코페놀산 모페틸이라고 하는 타제를 병용하는 경우도 있다. 거절에서 펄스요법이 필요하지만, 위독한 감염증을 병발 하고 있는 경우에는 솔메드롤® 을 대신하여 작용 시간이 짧은 코하크산 히드로코르티손나트륨(솔코테프®)을 사용하는 일도 있다.

스테로이드의 사용 시에는 그 부작용에 주의

스테로이드 투여 시에는 위부 소화관 출혈을 예방하기 위해서 H_2 브로커 또는 프로톤 펌프 억제제(Proton Pump Inhibitor, PPI)의 병용을 실시한다. 또, 당뇨병의 기왕이 있는 사람에서는 현저한 고혈당을 나타내 인슐린 치료가 필요한 경우가 있다. 혈액형 부적합, 또는 반복되는 급성 거절 등으로 스테로이드가 보통보다 많이 투여되고 있는 증례에서는 수술 후 감염의 위험이 높고, 항진균류제의 예방적 투여가 필요하다. 또, 당과에서의 경험상, 스테로이드 대량 투여 증례에서는 사이토메갈로바이러스 양성율이 높기 때문에, 정기적으로 PCR나 C7-HRP(사이토메갈로 바이러스 항원)로 사이토메갈로 바이러스 감염의 유무를 검사하고 있다.

장기 투여에 있어서는 골다공증, 고지혈증, 체중 증가(중심성 비만), 또 소아에 있어 성장 장애등의 부작용이 있으므로, 막연하게 사용하는 것은 피해한다. 이식 초기의 난치성 거절반응에 대해서 여러 차례의 스테로이드 펄스요법 후 아무 문제 없이 3년이 경과한 후에 대퇴골 골두 괴사를 발병한 증례를 경험했다. 대량투여 또는 장기투여 증례에서는 이 점에도 유의하고 싶다.

질환별로 스테로이드를 구분하여 사용한다

원발성 담즙성 간경변이나 원발성 경화성 담관염 등의 자가면역성 질환에서는, 원질환의 재발을 방지하는 목적으로 수술 후 3개월이 경과해도 외래에서 계속해 스테로이드를 투여하고 있는 경우가 많다. 반대로 소아의 간아종, 성인의 진행 간세포암 등의 악성 질환에서는

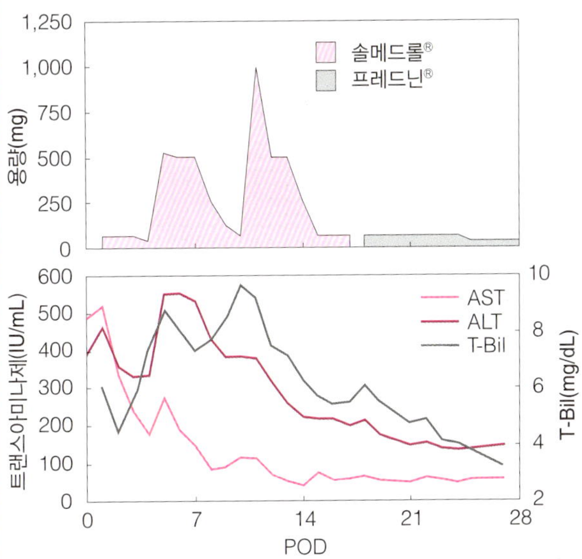

35-3 스테로이드 사용량 및 간 기능의 추이

수술 직후부터 스테로이드를 사용하지 않기도 하고, 또는 조기에 중지하거나 하여, 스테로이드의 사용량을 가급적 줄이는 경우가 많다. 최근에는 C형 간염 증례에 있어서 이식 후의 스테로이드가 바이러스량을 증가시킨다는 보고도 있어, 스테로이드를 사용하지 않는 면역 억제법을 검토하고 있다. 또, 최근 주목받고 있는 간이식 후의 합병증으로서 *de novo* AIH(autoimmuno hepatitis)가 있다. 이 합병증은 이식 후 반년부터 수년에 나타나는 자가면역형 거절반응이며, 형질 세포 주체의 세포 침윤이 나타나는 병리상도 그럴만 하지만, 타크로리무스 등의 칼시뉴린 반응억제제보다 스테로이드가 효과가 있는 것도 자가면역성 간염의 병상에 일치한다. 일반적인 AIH의 프로토콜을 이용하는데, 사춘기의 여성이 많고, 스테로이드의 부작용 때문에 자기 감량이나 중단을 실시하는 것에 의해 전격화하여 재이식에 빠진 증례도 있다.

급성 거절 시에 스테로이드 펄스요법이 주효한 증례

이식 수술 후에 급성 거절을 초래해, 스테로이드 치료가 효력이 있는 일례를 제시한다(35-3). 증례는 43세, 여

성. 원질환은 원발성 담즙성 간경변이었다. 남편을 장기 기증자(donor)로 하여 간우엽 이식편을 이용한 생체 간 이식술을 실시했다. 수술 후 트랜스아미나아제는 조금씩 내려갔지만 비릴루빈은 조금씩 상승해나가, 5일 후에는 트랜스아미나아제 및 비릴루빈이 현저하게 상승했다. 타크로리무스의 혈중농도는 11.6ng/mL으로 충분히 상승하고 있었지만, 급성 거절을 의심해 미코페놀산 모페틸의 병용 및 스테로이드 펄스요법을 실시했다. 간 기능은 서서히 개선했기 때문에 스테로이드를 점감해 갔지만 10일 후에 다시 간 기능이 상승했기 때문에 간 생검을 실시했더니 RAI=5인 중등도 거절이었다. 다시 펄스요법을 실시했더니 간 기능은 개선해 갔다. 31일 후에 실시한 보충 간생검에서는 급성 거절의 소견은 나타나지 않았다.

[Ogawa Kohei]

36 Guillain-Barrè 증후군(GBS)에 부신피질스테로이드요법은 유효한가?

Guillain-Barrè 증후군(GBS)은, 약 60%의 증례에서 상기도 감염, 위장염 등의 선행 감염을 나타내고, 그 1~2주 후에 사지의 원위부, 근위부, 구간의 좌우 대칭성의 운동장애를 주체로 한 신경 증상이 급성 발병하는 자가면역성 말초 신경 질환이다. 사지의 건반사는 저하하거나 소실해, 경과 중에 골수액으로 단백 세포 해리가 나타나는 것이 많아, 전기 생리학적 검사에서는 주로 탈골수, 또는 축색 장애를 시사하는 소견이 나타난다. 보통, 경과는 양호해, 약 2/3의 증례는 6개월 이내에 거의 회복되지만 일부 예후 불량한 증례도 있다.

GBS의 치료에는 혈액 정화요법과 IVIg가 권장된다.

GBS의 치료상 문제가 되는 것은, 병 초기부터 호흡근 마비를 수반하는 증례, 증상의 진행이 급속해 중증의 사지 마비나 근위축을 수반하는 증례 등으로, 이러한 증례에서는 조기 치료가 바람직하다. GBS의 치료로서 부신피질스테로이드요법이 유효하다고 보고되었던 시기도 있었지만, 현재는, 일본 신경치료학회/일본 신경면역학회 합동의 신경면역질환치료 가이드라인(일본 신경치료학회 치료지침 작성 위원회 : 신경 치료 2003 ; 20 : 194~200)에서 나타난 치료법, 즉 랜덤화비교시험(randomized controlled trial, RCT)으로 유용성이 확립되어 있는 혈액정화요법(단순혈장교환요법, 이중막여과법, 면역흡착요법)과 면역글로불린정맥주사요법(intrvenous immunoglobulin, IVIg)이 권장 된다.

부신피질스테로이드요법의 유용성은 뚜렷하지 않다

부신피질스테로이드요법

1987년의 Hughes 등에 의한 경구적 부신피질스테로이드요법의 RCT에서는, GBS를 프레드니솔론 투여군(60mg/일 · 7일 연속→40mg/일 · 4일 연속→30mg/일 · 3일간)과 프레드니솔론 비투여군으로 나누어 1, 3, 12개월 후의 신경 증상을 비교했다. 그 결과, 프레드니솔론 투여군은 비투여군보다 오히려 개선이 나빴다

(Hughes RAC, et al : Lancet 1993 ; ii : 750~753).

그리고, 1993년에 Guillain-Barre Syndrome Steroid Trial Group에 의한 GBS의 242예에 대량 부신피질스테로이드 정맥주사요법(메틸프레드니솔론 500mg/일 · 5일간)의 치료 효과를 플라세보 대조군과 비교했더니, 신경 기능 장애도, 폐활량, 인공호흡기로부터 이탈할 때까지의 기간, 독보 가능까지의 기간, 부작용, 재발, 전기 생리학적 검사 소견의 어느 항목에서도 의미가 있는 차이는 나타나지 않았다(Guillain-Barrè Syndrome Steroid Trial Group : Lancet 1993 ; 341 : 586~590).

이러한 연구 결과로부터, 현재 부신피질스테로이드요법은 경구, 대량 정맥주사요법 모두 단독 치료에서는 그 유효성은 부정되고 있다.

부신피질스테로이드 병용요법

1994년에 The Dutch Guallain-Barre Syndrome Study Group 에 의한 IVIg와 부신피질스테로이드요법과의 병용요법에 관한 오픈 시험의 결과가 발표되었다. IVIg와 메틸프레드니솔론 정맥주사요법(500mg/일 · 5일간)의 병용요법군 25예, IVIg 단독군 74예를 비교했더니, 4주 후의 개선도는 병용요법군 쪽이 높고, 또, 독보 가능까지의 평균기간도 병용요법군 쪽이 짧았던 것으로부터, IVIg와 메틸프레드니솔론 정맥주사요법의 병용요법은 IVIg 단독보다 효과적이라고 했다(p=0.04)(The Dutch Guallain-Barrè Syndrome Study Group : Ann Neurol 1994 ; 35, 749~754). 그러나 2004년에 van Koningsveld 등에 의한 RCT에서는, GBS의 233예에 IVIg(400mg/kg/일)의 개시 후 48시간 이내에 메틸프레드니솔론 정맥주사요법(성인에서는 500mg/일, 소아에서는 8mg/kg/일)을 5일간 투여하는 군 116예, 생리식염수를 투여하는 플라세보군 117예로 나누어 검토했는데, 임상 증상은 양군 모두 양호하게 개선했다. 그러나 개선율을 비교했더니, 메틸프레드니솔론 정맥주사요법 병용군에 의해 개선 경향을 나타냈지만(p=0.06), 분명한 유의차는 없었다(36-1)(van Koningsveld R, et al : Lancet 2004, 363 : 192~196). IVIg와 메틸프레드니솔론 정맥주사요법의 병용요법은, IVIg 단독에 비해 유효하다는 분명한 증거는 얻지는 못했지만, 앞으로는 스테로이드의 용량, 중증 예에 있어서의 유용성 등을 검토할 필요가 있다고 생각된다.

부신피질스테로이드요법과의 병용요법

혈액정화요법과 부신피질스테로이드요법의 병용요법에 관해서는, 소수 예만 보고되어 있을 뿐 일정한 견해는 없다. 1985년에 Mendell 등이 GBS의 25예에, 경구 프레드니존®과 단순혈장교환요법의 병용군과 단순혈장교환요법만의 군에서 비교했더니, 양군 간에 유의차가 나타나지 않았다(Mendell JR, et al : Neurology 1985 ; 35 : 1551~1555). 또, 현재까지 부신피질스테로이드요법과 면역 흡착요법과의 병용요법에 대한 RCT는 없다.

[Mitsui Takao, Nomura Kyoichi]

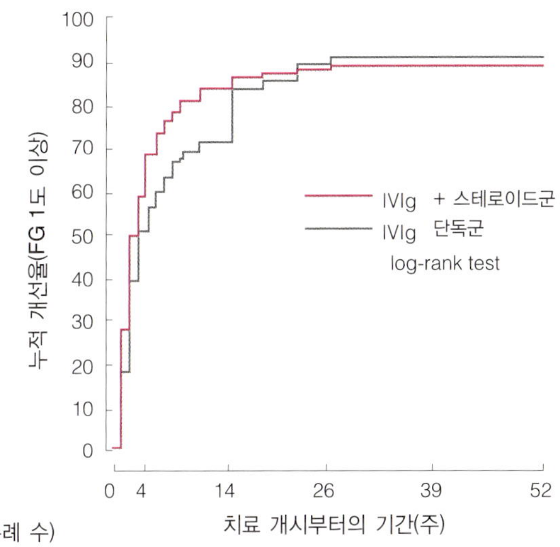

(잔존례 수)	0	4	14	26	39	52
IVIg+ 스테로이드군	112	46	18	11	11	10
IVIg 단독군	113	56	30	10	10	7

36-1 GBS에 대한 치료 효과

(van Koningsveld R, et al : Lancet 2004 ; 363 : 192-196에서 인용)

37 중증근무력증에 대해서 스테로이드 치료를 개시할 때

중증근무력증(myasthenia gravis, MG)은 연령, 병형(안구근육형, 전신형), 흉선 이상(흉선종, 흉선 과형성, 흉선 위축), 항아세틸콜린 수용체(AChR) 항체, HLA 등의 요소에 의해 다양성이 있는 임상상을 나타내며, 그 치료법에도 다양한 선택사항이 있다. 여기에서는 MG의 스테로이드 치료의 위치 구체적인 전략에 대해 생각한다.

스테로이드의 치료법은 장기적 면역요법의 하나

MG의 치료법에는 크게 나누어 면역요법과 대증요법이 있고(37-1), 스테로이드 치료는 장기적 면역요법의 하나이다.

37-1 MG의 치료법

I. 면역요법
1. 장기적 면역요법 1) 흉선 적출 2) 스테로이드 치료 3) 면역억제제 타크로리무스 수화물 아자티오프린 시클로포스파미드 시클로스포린 미코페놀산 모페틸 2.단기적 면역요법 1) 혈장 정화요법(plasmapheresis) 2) 면역 글로불린 정맥주사요법(IVIg)
II. 대증요법
1. 항 콜린에스테라아제 2. 일반 전신관리

스테로이드 치료는 면역억제 효과를 발휘한다

스테로이드 치료는, ① 흉선조직에 대한 여과성 증생 억제 작용, ② 신경근 접합부의 AChR 채널 · Na 채널에의 작용, ③ 면역계에 대한 염증성 사이토카인 억제 작용 등에 의해 면역 억제 효과를 발휘한다.

스테로이드 치료의 적응은 중증도에 따라 다르다

스테로이드 치료의 적응이나 투여량 · 투여 기간 등에 대한 생각은 매우 다양하지만, 현재 생각나는 것을 정리한다.

안구근육형

2년 이내에 전신형으로 이행하는 증례가 많으며(약 80%), 항콜린에스테라아제를 중심으로 치료를 계속하는데 항 AChR 항체가 고치를 나타내 임상 증상의 조절이 비교적 곤란한 경우에는 흉선 적출술 및 스테로이드 치료의 적응이 된다. 흉선 적출을 시행하기 이전의 단계에서 스테로이드 내복 치료(프레드니솔론<PSL> 40~60mg 연일 투여)를 실시했을 경우에도 임상 증상이 안정되었다는 보고도 있어, 안구 근육형 최초 발생 시부터의 스테로이드 치료에 대해서도 더욱 검토가 필요하다고 생각된다.

전신형

흉선 적출술이 기본 치료가 되지만, 임상 증상의 중증도 등에 의해 스테로이드 치료의 방법이 다르다. 구체적인 방법에 대해 아래에 설명한다.

스테로이드 치료의 실제

흉선 적출술의 시기

임상증후의 중증도 등에 의해 흉선 적출술의 시기를 검토한다.

① 연수마비(bulbar palsy)증상 · 호흡곤란을 수반하지 않고 전신 상태가 양호한 경우는 우선 흉선 적출술을 검토한다.

② 연수마비증상 · 호흡곤란을 수반하는 경우는 혈장 정화요법(plasmapheresis), 면역 글로불린 정맥주사요법(IVIg), 스테로이드요법 등에 의해 신경증후 · 전신 상태를 개선한 후 흉선 적출술을 검토한다.

상기의 판단에 기초하여, 흉선 적출술을 시행했을 경우, 수술 직후 PSL 20mg 전후의 격일 투여를 개시한다.

점증(漸增)요법

20/0/25/0/30/0mg으로 점증해, 최대량 60~80mg(중증예에서는 100mg)까지 증량한다. 최대량으로 약 1개월 이상(1~2개월) 유지한다. 이전의 점증 방법은 같은 양을 몇 차례 행하고 나서 서서히 증량하였지만 최대량에 도달할 때까지의 기간이 길어지기 때문에, 상기의 방법이 권장되고 있다[Wakata Nobuo(若田宣雄) : clinical Neuroscience 2005 ; 23<4> : 436~437]. 필요에 따라서 항 콜린에스테라아제의 병용을 검토한다.

초기 악화

소량으로부터의 점증요법은 초기 악화를 초래하는 것은 적지만, 스테로이드 투여 1~2주째에서 신경 증후가 악화되는 것 같으면 일시적으로 증량을 중지해, 같은 양으로 경과를 관찰한다. 신경 증후가 안정되면 점증을 재개한다.

점감(漸減)요법

점감 개시를 서두르면 재연이 많아지므로 충분한 유지기간이 필요하다. 기준으로서 복용일과 비복용일의 신경 증후의 차이가 없어진 상태를 안정기라고 생각해 점감 개시의 타이밍으로 한다.

우선, 60mg에 도달할 때까지는 10mg/4주(또는 5mg/2주), 그 후는 30mg까지는 5mg/4주, 30mg 이하에서는 2.5mg/4주 이상, 20mg 이하에서는 1mg/4주 이상과 같이 감량을 서두르지 않고 신중하게 점감한다.

유지량

증례에 따라 다르지만, 일반적으로 10~20mg 정도로 유지한다.

투여기간

전체로 약 3~5년이 되는 경우가 많지만, 증례에 따라 더욱 장기 투여가 필요한 증례가 많다.

재연(再燃)

유지량에 도달한 후, 신경 증후가 다시 심해진 경우, PSL을 30mg(증례에 따라서는 60mg도 있음) 정도까지 증량하고, 다시 점감한다.

스테로이드 펄스요법

주로 급성 악화 시에 시행된다. 메틸프레드니솔론 1,000mg/일 점적 정맥주사 3(~5)일간을 1kur로 하여, 1~2주 간격으로 1~3kur 시행한다. 초기 악화를 나타내는 경우는 적지만, 신경 증후의 안정이 유지되지 않는 경우가 많기 때문에, 후 요법으로서 스테로이드 대량 격일 투여를 개시해 점감해 나간다.

난치성 증례

다른 면역억제제의 병용과 함께 장기에 걸친 스테로이드 투여가 필요해 스테로이드의 부작용도 큰 문제가 되기 때문에 비스포스포네이트의 예방 투여 등이 필요하다.

스테로이드와 타크로리무스의 병용요법은 유효

타크로리무스는 MG 스코어의 개선, ADL의 개선, 항 AChR 항체값의 저하, IL-2 생산능의 저하 등을 나타내며, MG에 대한 유효성이 평가되고 있다[Takamory Masaharu(高守正治) 등 : 뇌의 과학 2001 ; 23<11> : 1003~1013].

실제의 투여 방법은 타크로리무스 2~3mg/일을 저녁

식사 후에 내복한다. 부작용으로서 두통 · 안통 · 소화기 증상, 적혈구 감소 · 림프구 감소 · 간기능 장애 · 고혈당 · 콜레스테롤치 상승, Hb A_{1c} 상승 등이 있어 주의가 필요하다. 투여 개시 후 3개월은 매월 혈중농도를 측정해, 혈중 최저치를 10mg/mL 이하로 조절한다.

[Onuki Manabu, Nomura Kyoichi]

38 선천성 부신피질 과형성증 – 성인기에 있어서의 스테로이드 보충

CAH의 성인 스테로이드 보충량을 결정하는 것은 어렵다

선천성 부신피질 과형성증(congenital adrenal hyperplasia, CAH)은 부신피질에 있어서의 스테로이드 호르몬 생합성의 과정에서, 선천적 효소 결손에 의해 부신피질로부터의 코르티솔 분비가 저하해 뇌하수체-부신피질계의 네가티브 피드백(negative feedback)에 의해 부신피질자극호르몬(ACTH) 과잉 분비가 일어나, 그 결과, 양측 부신피질이 과형성이 되는 질환군이다. 주된 병형으로서 리포이드 과형성, 3β–히드록시 스테로이드 데히드로게나아제 결손증, 17α–수산화 효소결손증, 21 수산화효소결손증, 11β–수산화 효소 결손증의 5가지가 있다. 어느 형태도 부신부전 증상 외, 성선 분화 이상을 나타내는 경우가 많다. 이 중에서는 빈도로서 21-수산화효소결손증이 약 90%를 차지한다.

치료의 포인트는 부신부전에 대한 보충요법과 ACTH 과잉 분비의 억제이다. 특히 소아기로는, ACTH 과잉 분비에 의한 부신 안드로겐을 억제하지 않으면 안드로겐 과잉에 의한 골단선 폐쇄를 촉진해 버리기 때문에 저신장을 초래해 버리므로 주의가 필요하다.

CAH의 성인기에 있어서의 스테로이드 보충량을 생각할 때 이론적으로는 코르티솔의 1일의 분비량 20mg을 보충하는 것이 좋다고 생각하기 쉽지만, 실제의 증례에 있어 혈중 17α-hydroxyprogestrone(17-OHP) 및 ACTH

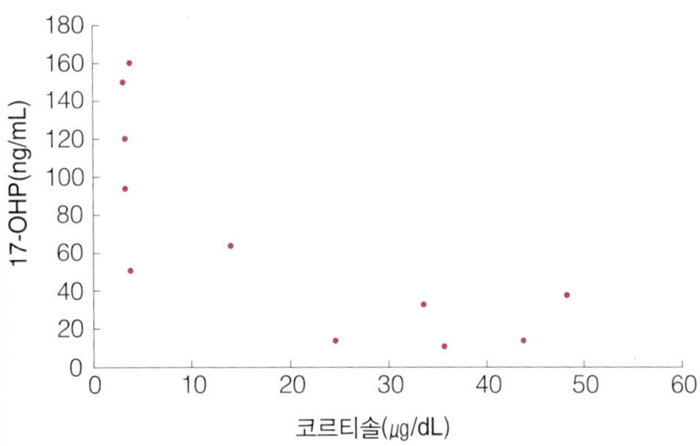

38-1 혈중 코르티솔과 17-OHP의 관계

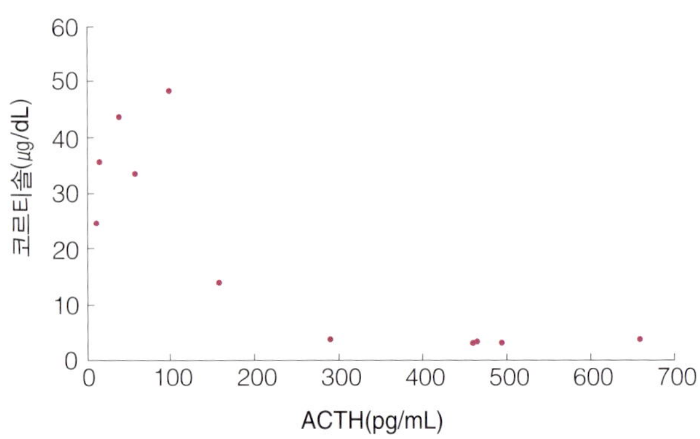

38-2 혈중 ACTH와 코르티솔의 관계

의 정상화가 힘든 경우가 많다. 본고에서는 CAH로 성인기에 접어들어, 11년 간 양호한 치료 경과를 쫓고 있는 증례에 대해 소개한다.

증례

병력

31세, 여성. 생후 몇 주째에 구토, 경련으로 근처 병원에서 진찰받았다. 외성기 남성형, 저나트륨혈증, 고칼륨혈증이 나타나 정밀 조사한 결과, 21-수산화 효소 결손에 의한 CAH라고 진단되었다. 여지혈(濾紙血) 중 17-OHP측정에 의한 신생아 집단검사는 아직 실시되지 않았기 때문에 위독한 증상에 빠져 내원하여 진단이 확정된 증례이다. 치료는 당질 코르티코이드, 미네랄 코르티코이드, NaCl 보충으로 실시해, 경과가 양호하고 비뇨·생식기의 형성술도 실시했다. 20세가 되어 소아과로부터 내과로 옮기기 위해 당과에 1994년 9월에 소개 진찰이 되었다. 신장 146cm, 체중 73kg, BMI 34.2로 비만이 나타나고, 혈압 148/98mmHg으로 고혈압도 나타났다. 다모는 나타나지 않고, 월경도 규칙적이었다.

검사 성적

1994년 당원 진찰 시, 혈청 Na 139mEq/L, K 3.4 mEq/L, 혈당 93mg/dL로 혈중 전해질은 정상적이며, 저혈당도 없고, 그 밖에, 혈산 및 혈청 생화학 검사 상 큰 이상은 나타나지 않았다. 내분비학적으로는 혈중 ACTH 12pg/mL(기준 9~52), 혈중 코르티솔 1.0μg/dL 이하(기준 4.0~18.3, 혈장 레닌 활성 0.93ng/mL/시, 혈중 알도스테론 48.3pg/mL였다. 이 때의 치료는 초산 코르티손(코튼®) 35mg, 프레드니솔론(프레드닌®) 5mg, 플루드로코르티손(플로리네프®) 0.2mg이었다.

치료 경과

비만과 고혈압이 나타났기 때문에, 우선 미네랄 코르티코이드인 플로리네프®를 점감·중지했다. 경과 중, 1995년 10월에 급성 신우염을 계기로 부신부전을 발병해 입원 요양을 실시했다. 당질 코르티코이드 보충은 경정맥적으로 코하크산 히드로코르티손(솔코테프®) 100mg/일을 사용해 항생 물질에서 염증이 개선함과 함께 경구적으로 히드로코르티손(코트릴®) 50mg/일로 퇴원하게 되었다. 그 후에는 부신부전의 발증도 없어 코트릴® 30mg/일로 보충중이다.

본 증례의 보충량은 정상역보다 높은 레벨로 유지되었다

본 증례의 코트릴®로 보충을 실시하고 있는 약 9년간의 혈중 ACTH, 코르티솔, 17-OHP의 관계를 조사해 보았더니(38-1, 2), 혈중 코르티솔 치가 대략 30μg/dL 이상을 유지하지 않으면 혈중 17-OHP치가 20ng/mL 이하로 조절되지 않는 것이 판명되었다. 이와 같이 혈중 ACTH치를 정상범위로 조절하려면, 혈중 코르티솔치가 대략 30μg/dL 이상을 유지하지 않으면 안 되는 것이 나타났다. CAH의 성인기에서의 조절 기준은 구체적으로는 나타나지 않지만, 이 증례와 같이 코트릴® 보충에서는 혈중 코르티솔치를 일반 정상역보다 높은 레벨로 유지해야 한다고 생각된다.

[Ueshiba Hajime]

39 급성 부신부전에서의 스테로이드 사용법

부신부전은 부신으로부터 분비되는 스테로이드의 절대적 또는 상대적 결핍에 의해 발병하는 병태이다. 부신부전은 특이적인 증상이 적고, 비특이적인 전신 증상이나 소화기, 호흡기 증상 때문에 간과될 가능성이 높다. 구역, 구토, 발열은 고빈도로 부신부전에 출현하는 증상이지만, 급성 복증, 감기 등으로 오진되어 치료가 늦어 예후에 영향을 주므로 주의가 필요하다. 급성 부신부전의 경우는 적절한 진단, 치료를 하지 않으면 죽음에 이르는 경우도 있다. 일상 진료에서도 본 질환을 염두에 두어 병력, 신체 소견으로부터 간과하지 않는 것이 중요하다.

조급한 치료를 필요로 하기 때문에 급성 부신부전을 의심하는 것이 중요하다

후생성 특정질환「부신호르몬생산이상증」조사연구반(1992년도 보고서)의 보고에 의한 급성 부신부전의 증상(39-1)은 모두 비특이적이고, 또 혈중 코르티솔은 곧바로 측정 결과가 나오지 않아 그 자리에서 확정 진단에 이르는 것은 곤란하다. 그렇지만 급한 치료가 요구되기 때문에 아래와 같은 병력, 검사 등에서 급성 부신부전을 의심하는 것이 중요하며, 그 혐의가 강해졌을 때에는 곧바로 치료를 개시한다.

병력

급성 부신부전의 기초 질환을 39-2에 나타낸다. 부신피질스테로이드 만성 투여 후의 중단, 부신 적출 후, 또는 Addison병 등의 내분비 질환의 진단을 받았는지 아닌지를 청취한다.

검사

39-3과 같이 저나트륨혈증이 60% 이상의 증례에서 나타나고, 저혈당이 30% 정도 나타난다고 여겨지고 있다. 혈중 ACTH, 코르티솔은 결과가 나오기까지 시간이 걸린다.

치료는 나트륨, 수분, 히드로코르티손의 보충

급성 부신부전이 의심된 경우, 호르몬 검사의 결과를 기다리지 않고 치료를 신속하게 개시한다.

나트륨 및 수분 결핍의 보완

체액량의 감소나 체내 Na의 감소를 시정한다. 5% 포도당액을 포함한 생리 식염액을 점적주입 투여한다. 혈압 등의 바이탈 사인을 보면서, 처음에는 1시간에 0.5~1.0L로 점적 주입하고, 24시간에 총 1.5~3.0L를 투여한다.

당질 코르티코이드의 보충

히드로코르티손 100~250mg을 정맥주사함과 동시에, 100mg를 점적 정맥주사 한다. 그리고 24시간 이내는 6~8시간 마다 100mg의 점적 정맥주사를 추가한다. 2일째는 1일량 150~200mg를 분할 점적 정맥주사 하고, 이후 상태를 봐서 1~2일 간격으로 반감해 유지량 15~30mg까지 감량한다. 경구 섭취가 가능해지면 경구제로 변경한다. 경구제는 정상 부신으로부터 분비되고 있는 코르티솔인 히드로코르티손을 이용하는 경우가 많다. 히드로코르티손은 광질 코르티코이드 작용도 겸비한다. 1일 기초 분비량인 히드로코르티손 15~30mg을, 내인성 코르티솔의 일내 변동을 고려해 아침 2 : 저녁 1의 비율로 분할 투여한다.

39-1 급성 부신부전의 임상 증상

증상	빈도
구역, 구토	66.1%
의식 장애	64.8%
허탈, 쇼크	64.2%
고열	51.9%
호흡곤란	28.8%
청색증	27.8%
설사	20.8%
경련	18.9%
소화관 출혈	11.5%
복통	11.8%
관절통	9.8%
근육통	7.8%
수막염 증상	7.7%

39-2 급성 부신부전의 기초 질환

질환	빈도
뇌하수체 부신부전	62%
스테로이드 투여 중의 부신 위축	16%
부신 적출술	11%
Addison병	7%
선천성 부신피질 과형성 선천성 부신 저형성	4%

39-3 급성 부신부전의 검사 성적

검사	빈도
혈중 ACTH 저치	80.6%
혈중 코르티솔 저치	79.1%
혈침 항진	65.5%
저나트륨 혈증	64.8%
저혈당	32.7%
혈중 크레아티닌 증가	15.4%
혈소판 감소	14.0%
혈중 요소 질소 증가	13.2%
고칼륨 혈증	9.3%

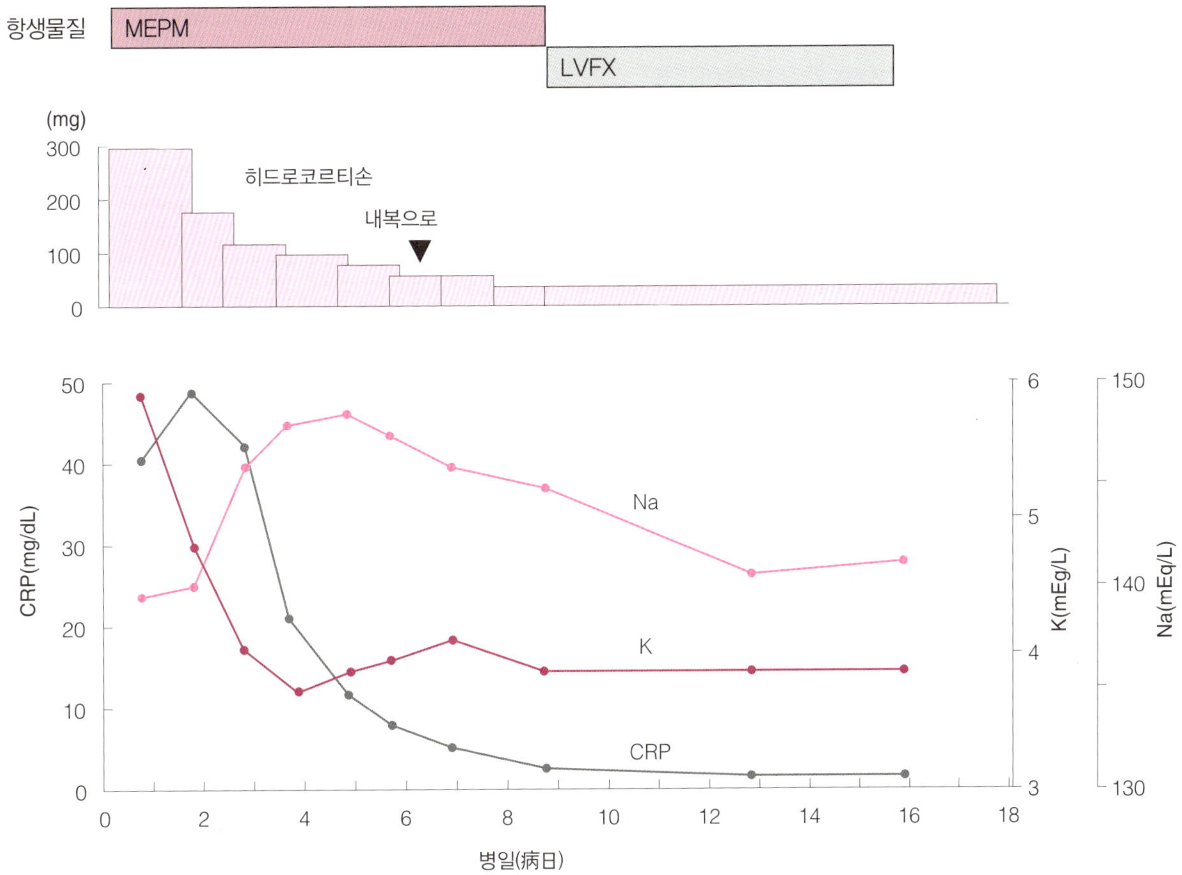

39-4 입원 후 경과
MEPM : 메로페넴 삼수화물
LVFX : 레보프록사신

부신부전의 치료를 실시한 증례

환자

40대, 남성

주소

전신 권태감

현병력

오른쪽 부신종양 정밀조사 목적으로 당과에서 진찰을 받았다. 중심성 비만, 보름달형 얼굴이다. 코르티솔의 지속 고치, 덱사메타손 억제 시험에서 코르티솔의 억제가 나타나지 않아 쿠싱증후군으로 진단. 1개월 후에 오른쪽 부신종양 적출술을 받는다. 수술 후 호르몬 검사에서는, ACTH 측정 감도 이하, 혈중 코르티솔 1.2μg/mL, ACTH 부하 시험에서 코르티솔의 반응은 없고 반대측의 왼쪽 부신은 억제 상태에 있어 히드로코르티손(코트릴®) 30mg 내복으로 퇴원하였다. 퇴원하고 나서 2개월 후 전신권태감이 출현하고, 복통도 나타나 응급 외래 진찰, 의식 JCS 3, 수축기 혈압 70mmHg대, WBC 18,600/μL, CRP 42mg/dL로 혈압 저하, 염증 소견 고치 때문에 긴급 입원하게 되었다.

신체 소견, 검사 성적

의식 JCS 3, 체온 37.1℃, 혈압 84/50mmHg, 복부 : 평탄연, 분명한 압통없음. 백혈구 18,600/μL, Na 138mEq/L, K 5.9mEq/L, Cl 103mEq/L, CRP 42.9mg/dL, PG 189mg/dL.

입원 후 경과(39-4)

쿠싱증후군, 오른쪽 부신종양 적출 후에 감염증 합병, 스트레스 증가에 의한 급성 부신부전의 발증이 의심되었다. ICU 입실 후 중심 정맥영양(IVH) 관리에 의해 감염증과 부신부전에 대해서 치료를 실시했다. 감염증은, 각종 배양을 실시했지만 원인균은 검출되지 않고 또 CT 등의 화상 검사에서도 감염원은 불명했지만 항생 물질 투여에서 염증 소견은 개선했다. 부신부전에 대해 히드로코르티손(솔코테프®) 300mg/일과 함께 포도당첨가 생리식염수의 정맥내 투여를 개시했다. 혈압 12/70 mmHg 전후로 상승, 전해질도 개선을 나타내고 스테로이드 점감 6일 후에는 코트릴® 60mg 내복으로 변경했다. 그 후 하루에 10mg씩 감량해 30mg이 되고, 다음에 25mg(아침 15mg, 저녁 10mg)으로 감량해 24일 후에 퇴원하게 되었다.

정리

본 증례는 탈수, 쇼크상태, 복통, 고칼륨혈증, 경도의 저나트륨혈증을 나타내고 있었다. 쿠싱증후군에서 환측 부신 적출 후에 코르티솔의 자기 분비는 현저하게 저하하고 있었다. 감염원이 불명했지만 감염증을 합병해 강한 압박이 가해져, 체내의 스테로이드는 상대적으로 부족했다고 예측되고 급성 부신부전의 발증이 강하게 의심되었다. 이와 같이 그 혐의가 강해졌을 때에는 순환동태에 주위를 기울이면서 곧바로 수분, 스테로이드의 보충을 개시한다.

[Ito Yuzuru, Saito Jun, Nishikawa Tetsuo]

40 패혈증성 쇼크 시의 스테로이드 투여 지침

스테로이드는 면역계를 억제해 감염성을 증강함과 함께 감염증에 대한 저항을 감약시키는 것이 알려져 있다. 실제로 전신홍반루푸스에 있어 감염증 발증 빈도는 스테로이드 투여량과 밀접하게 관련되며, 그 사인 중 감염증이 가장 고빈도이다. 따라서 스테로이드는 감염증에는 금기라고도 할 수 있다. 그러나 패혈증 등의 중증 감염증 발증 시, 염증성 사이토카인 등에 의한 방어 반응이 과잉이 되어 다장기 장애를 초래하는 것도 밝혀져, 스테로이드를 이용해 이러한 병태를 시정하려고 하는 시도도 있다.

패혈증성 쇼크 환자의 부신기능 평가와 스테로이드 보충

패혈증 환자의 40%는 코르티솔의 기초치가 정상적이어도 부신피질 자극호르몬(ACTH) 부하 시험에 저반응이며, 상대적 부신부전 상태에 있다고 하는 보고가 있다. 또 Annane 등은 300명의 패혈증 환자를 대상으로 ACTH 부하 시험을 전례에 실시해 플라세보와 히드로코르티손 단독(1일 200mg), 히드로코르티손과 플루드로코르티손 병용의 치료 효과를 비교 검토했다. ACTH 부하 시험 저반응의 부신부전 환자군에서는 플라세보군에 비해 스테로이드 소량 투여군은 카테콜아민에 대한 반응성이 좋고, 순환 동태가 조기에 개선해 카테콜아민의 투여기간이 짧게 걸렸다. 한편, 부신피질 기능이 정상적인 경우에는 히드로코르티손의 효과는 나타나지 않았다(40-1).

패혈증성 쇼크에 있어서의 스테로이드의 투여량에 관해서, 합계 13의 임상 연구를 메타분석을 이용해 해석한 연구가 보고되었다. 각 임상 연구 프로토콜이 규정한 스테로이드 투여량과 생존률의 관련을 보면, 소량 투여 후의 생존률이 대량 투여에 비해 분명하게 웃돌고 있었다(40-2).

패혈증성 쇼크 치료 시의 스테로이드 투여 지침

최근, 이러한 성적을 기반으로 중증 패혈증, 또는 패혈

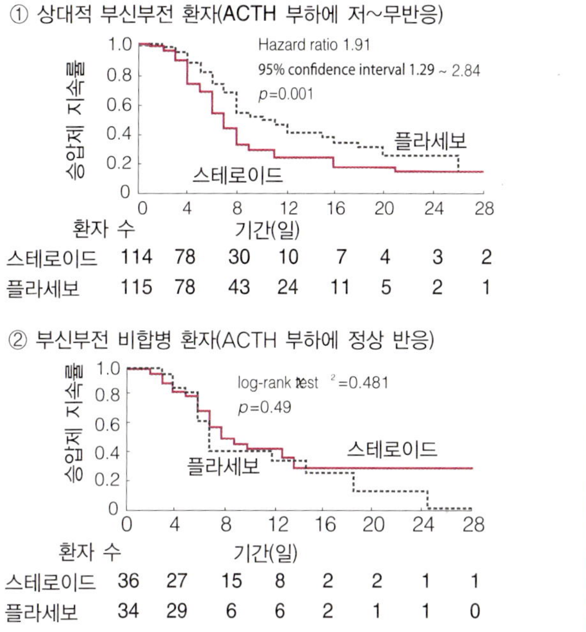

40-1 패혈증성 쇼크 환자 승압제 지속률의 Kaplan-Meier 해석
(Annane D, et al : JAMA 2002 ; 288 : 862~871에서 필자 일부 개변)

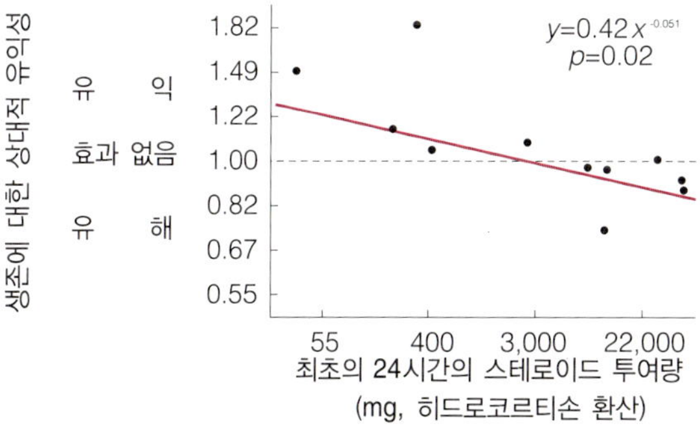

40-2 생존에 대한 스테로이드 투여량의 효과
(Minneci PC, et al : Ann Intern Med 2004 ; 141 : 47~56에서 필자 일부 개변)

증성 쇼크에 있어서의 스테로이드 치료의 지침이 제시되었다. 즉, 혈장 코르티솔이 저치인 경우, 부신부전이라고 진단해 스테로이드 보충요법(예, 히드로코르티손 100~200mg/일)을 실시한다. 정상적인 경우는 ACTH 부하 시험을 한다. 저반응의 경우는 부신부전에 준해 보충한다.

실제로 부신피질 기능 평가에 필요한 채혈 종료 후 우선 스테로이드 보충을 개시해 코르티솔의 결과를 참고로 투여 기간을 결정하는 것이 좋을 것이다. 한편, 정상적으로 반응하는 경우는 일반적으로는 보충할 필요는 없지만 코르티솔의 기초치가 매우 높은 경우는 말초의 스테로이드 저항증 병태도 염두에 둘 필요가 있을 것이다.

[Tanaka Hirotoshi, Hosono Osamu]

41 스테로이드 이탈에 있어서의 부신피질 기능 검사법

류마티스관절염 환자, 교원병환자에서 원 질환이 완화되었기 때문에, 스테로이드를 중지, 이탈하는 경우에 직면한다. 이 때, 어떤 검사를 이용해 시상하부 · 뇌하수체 · 부신피질계 기능이 정상적인 것을 증명해야 할 것인가?

검사법은 다양하지만 전부를 아는 것은 곤란

내분비학적으로 시상하부 · 뇌하수체 · 부신피질계 기능의 검사에는, 혈중 코르티솔 값, 혈중 ACTH 농도, 뇨중 17-OHCS, CRH 부하 시험, ACTH 시험, 메티라폰 시험, 인슐린 부하 시험 등을 들 수 있다. CRH 부하 시험은 뇌하수체 ACTH 분비능을 알고, ACTH시험은 부신피질의 코르티솔 분비, 예비능을 검사한다. 메티라폰 시험은 혈중 코르티솔의 저하에 의한 네가티브 피드백 기구에 의해 시상하부 · 뇌하수체 · 부신피질계 기능을 검사한다. 인슐린 부하 시험에서는 저혈당 스트레스에 대한 시상하부 · 뇌하수체 · 부신피질계 기능을 검사한다.

비록 이러한 부하 시험을 모두 실시해도 그 환자의 시상하부 · 뇌하수체 · 부신피질계 기능의 모든 것을 아는 것은 곤란하다. 실제의 스테로이드 이탈 시에 어떠한 방법을 취해야 하는 것일까. 데이터의 뒷받침은 불충분하지만, 다음과 같은 방법을 제안하고 싶다.

스테로이드를 복용하지 않고 혈중 코르티솔을 측정한다

류마티스관절염을 중심으로 생각하여, 스테로이드 투여량은 점감해, 아침 1회의 투여가 되고 있는 것으로 한다. 정상인의 부신피질로부터 분비되고 있는 코르티솔의 1일 분비량은 프레드니솔론 환산 2.5mg으로 되어 있다. 거기서, 부신부전을 일으키지 않는 양인 프레드니솔론 3.0mg/일(아침 1회 투여)까지 감량했을 때에, 당일의 프레드니솔론을 복용하지 않고 내원하게 하여, 혈중 코르티솔 농도를 측정한다. 가능하면 오전 중의 혈중 코르티솔 값을 측정한다. 이것을 내원 시에 3~4회 반복한다. 부신피질로부터의 코르티솔의 분비는 20분 정도의 사이에 최대량이 분비되고 그 후 전혀 분비되지 않는 시기가 계속된다고 한다. 말하자면 펄스형의 분비를 반복하고 있다. 따라서 몇 회인가 반복하면 혈중농도의 높은 값을 잡을 수 있다. 내원 시에 3~4회 측정한 코르티솔 농도는 부신기능이 정상적이면 몇 회인가는 정상 고치를 나타낼 것이다. 반대로 기능이 반 밖에 회복되어 있지 않으면 몇 회 측정해도 정상 범위의 반 정도 밖에 달하지 않게 된다.

결국, 이러한 측정치의 몇 개가 정상 범위내의 고치(당원의 정상치가 4~18g/dL이므로 11~18g/dL를 정상 고치라고 생각)를 나타내면, 시상하부 · 뇌하수체 · 부신피질계 기능은 거의 정상이라고 생각해도 좋다고 생각된다. 따라서 더욱 점감해 최종적으로는 이탈해도 문제없다고 생각해도 좋다.

충분량의 코르티솔 분비는 부신피질 기능의 정상화를 나타낸다

부신피질로부터 충분한 양의 코르티솔이 분비되고 있었던 것은, 뇌하수체로부터의 ACTH 분비가 장기에 걸쳐 정상적으로 행해져 부신피질 기능이 정상화하고 있던 것을 나타내기 때문이다. 게다가 뇌하수체의 ACTH 분비가 정상적인 것은 시상하부의 CRH 분비 기능도 정상적이었다고 해도 좋지 않을까? 물론 CRH, ACTH, 코르티솔의 분비는, 일내 변동, 스트레스, 피드백 등 다양한 요인으로 자극된다. 따라서 이러한 모두에 대한 반응성을 검사하면 이상적이겠만 현실적으로는 불가능하다. 또, 스트레스라고 해도 저혈당 스트레스, 수술 스트레스, 발열 스트레스 등 다양해 모든 것을 조사할 수 없다.

한편, 1년 이상의 일상생활에 있어 다양한 자극에 대해서 ACTH가 정상적으로 분비되어 그 자극에 의해 부신피질의 코르티솔의 분비가 정상적으로 행해지고 있었다고 하면 스테로이드로부터 이탈해도 부신부전에는 빠지지 않는다고 생각해도 좋을 것이다.

한편, 혈중 코르티솔 농도가 충분히 높은 값을 나타내지 않았을 때는 시상하부 · 뇌하수체 · 부신피질계의 기능이 아직 억제되고 있다고 생각한다. 그 경우는 아침 1회, 프레드니솔론 3mg 투여를 계속하거나, 6mg의 격일 조조 투여를 지속하면, 6~12개월 후에 기능은 정상화한다고 생각된다. 따라서, 3~6개월마다 혈중 코르티솔의 측정을 실시해 정상적인 것을 확인할 수 있으면, 더욱 감량해 이탈에 이르게 된다.

[Ichikawa Yoichi]

42 암성 통증과 스테로이드

완화곤란한 암성통증 환자는 약 10%

암성 통증 치료법의 보급과 함께 일본의 완화 의료는 진보해 왔다고 해도 과언은 아니다. 특히, 1986년에 발표된 WHO 방식에 의한 암 통증 치료법은 현재 세계적인 표준이며, 일반 병동뿐만 아니라 호스피스 · 완화 케어 병동에서도 항상 치료 계획에 대해 이용되고 있는 투여 방법이다. 그러나 이 WHO 방식의 암 통증 치료법을 사용했다고 해도 완화 곤란한 환자가 약 10% 정도 존재하는 것도 밝혀져 있다.

42-1에는 당원 호스피스에서 1년 동안 경험한 말기암 환자에 있어서의 모르핀의 최대 투여량의 분포를 나타낸다. 그것에 따르면 경구 환산 모르핀 양 60mg/일 이하로 통증 제거가 가능한 환자는 약 35%, 120mg/일 이하에서 약 60%, 180mg/일 이하에서 약 75%였다. 그러나 경구 환산으로 240mg/일 이상의 모르핀이 제통에 필요했던 환자

도 호스피스 입원 환자 중 약 15%나 있었다. 이 결과는 호스피스의 입원 환자이기 때문에 일반 병동보다 통증치료에 어려움을 겪는 환자가 많다는 것을 고려해야 하지만, 일본에 있어서의 대부분의 모르핀 제제의 보험상 용량인 20~120mg/일만으로는 완화 곤란한 환자가 매우 많다고 하는 것이라 할 수 있다. 42-2에는 경구 환산으로 360mg/일 이상의 모르핀이 필요한 환자의 내역을 나타낸다.

일반적으로 모르핀이 효과가 있기 쉬운 통증은 지속성의 둔통이라고 되어 있다. 이것들은 침해 수용성 통증(nociceptive pain)이라고도 하며 신경종말에 존재하는 감각 수용기에 물리적 또는 화학적인 자극이 더해지는 것으로 활동 전위가 발생해 신경 흥분이 일어나는 것에 의해 출현하는 통증이다. 내장통이나 골전이통이 대표적인 통증이다. 한편, 발작성의 날카로운 통증은 모르핀의 효과가 있기 어려운 통증으로 되어 있다. 그 대표적인 통증은 신경인성 통증(neuropathic pain)이며, 신경섬유 그 자체에 물리적 또는 화학적 자극이 더해져, 이소성의 이상 흥분이나 신경 억제계의 장애가 출현하는 것에 의해 일으켜지는 통증이다. 이 신경인성 통증은 암성 통증의 경우, 대부분은 종양이 신경 조직을 압박 · 침윤하는 것에 의해 출현한다고 여겨지고 있다. 42-3에 신경인성 통증의 특징을 정리한다.

이러한 신경인성 통증에는 종래부터 항울제(아미트리프탈린 등)이나 항경련제(카르바마제핀 등), 항부정맥제(멕실레틴 등)과 같은 진통 보조제로 불리는 약제가 그 치료에 사용된다. 한편, 많은 신경인성 통증은 종양의 신경 조직에 대한 압박 · 침윤에 의해 출현하는 것으로부터, 이 압박 · 침윤을 완화시키는 것이 통증완화에 도움이 된다고 여겨진다. 이러한 치료법으로서 외과적 감압술이나 방사선 치료를 하지만, 말기 암에 의한 전신 상태나 예측되는 생명 예후 속에서 충분한 효과를 기대할 수 없는 경우, 침습의 큰 치료법은 환자에게 선택할 수 없는 것이 적지 않다.

코르티코스테로이드에 의한 통증 치료는 점감법을 사용한다

이러한 경우, 완화 의료에 있어서의 코르티코스테로이드가 종료에 의한 압박 · 침윤을 완화시키는 것으로, 진통효과를 나타낸다고 생각되고 있다. 즉, 코르티코스테로이드를 투여하는 것으로써, 국소의 종양과 면역 담당 세포에 의한 면역 반응이 억제되어 종양 주위의 염증반응이나 그 결과 출현하는 국소의 부종을 억제하는 것으로써 종양에 의한 압박 · 침윤이 완화되어 진통효과를 초래한다고 생각할 수 있다(42-4).

말기암 환자에 있어 신경에의 압박 · 침윤에 의해 통증을 일으키기 쉬운 악성 종양을 42-5에 나타낸다. 이러한 악성 종양을 갖는 환자에서, 42-3과 같은 신경인성 통증의 특징을 갖고 있는 경우, 또한 WHO 방식의 암통증치료법에 따른 진통치료에 저항성으로, 다른 진통보조제라도 완화 곤란한 경우에는 코르티코스테로이드의 투여를 검토하는 것이 좋다.

동증에 대한 코르티코스테로이드의 투여 방법으로는 일반적으로 점감법이 이용된다. 즉 최초로 효과를 얻을 수 있다고 예측되는 충분한 양을 투여해, 그 후 효과가 유지되는 최저한의 투여량으로 계속한다고 하는 방법이다. 그 이유는 가능한 한 시급하게 효과를 얻을 수 있도록 투여해, 효과가 출현한 다음에는 장기 투여하고 수반하는 부작용을 가능한 한 경감하기 위해서이다. 구체적으로는 베타메타손을 정맥내 주사로 8~16mg/일로 개시해 효과와 생명 예후를 보면서 1~4mg/일까지 감량한다.

말기암 환자에게로의 코르티코스테로이드의 적응은 매우 많다

신경조직에 대한 압박 · 침윤의 완화에 의한 진통효과에 대해 말했는데, 그 밖의 암에 의한 증상, 즉 조직에 대한 종양의 압박 · 침윤에 수반하는 모든 증상에 대해서, 코르티코스테로이드는 그 증상에 대해서 유효하다. 42-6에는 통증 이외에 코르티코스테로이드의 투여가 적응이 되는 다양한 암환자의 임상 증상에 대해 나타낸다(암성 악액질 증후군에 수반하는 식욕부진과 전신권태감은 제외한다).

이상과 같이 말기암 환자에 대한 코르티코스테로이드의 적응은 매우 많아 적절한 환자에게는 적극적으로 사용해 나가는 것이 완화 의료를 진행시켜 나가는데 중요해진다.

[Ikenaga Masayuki]

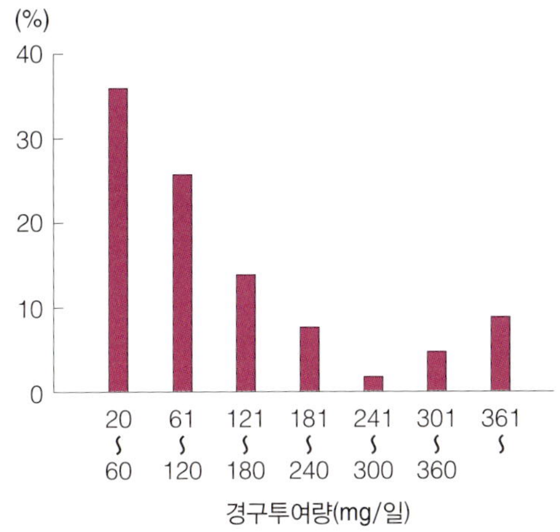

42-1 모르핀의 최대 투여량의 분포(당원 호스피스 55예)

42-2 모르핀 대량투여환자(당원 호스피스 206예)

원발	통증의 병태 · 종류	경구 투여량(mg/일)
폐	Pancoast 종양(신경 침윤)	1,000
직장	골반내 종양(신경 침윤)	800
직장	골반내 종양(신경 침윤)	600
폐	척추 전이(척수 침윤)	528
직장	골반내 종양(신경 침윤)	500
결장	골반내 종양(신경 침윤)	450
간장	종양 출혈(복막 자극)	384
간장	종양 출혈(복막 자극)	384
위	소화관 천공(복막 자극)	384
자궁	골반내 종양(신경 침윤)	384
폐	척추 전이(척수 침윤)	360
유방	흉벽 종양(신경 침윤)	360
폐	척추 전이(척수 침윤)	360

42-3 암성 통증에 있어서의 신경인성 통증의 특징

1. 말초 · 중추신경으로의 악성 종양의 압박 · 침윤에 의한 손상 · 장애가 곤란해진다.
2. 장애 신경의 지배영역에 통증이 출현한다.
3. 특징적인 통증 표현을 갖는다(사르는 듯한, 찌르는 듯한, 전기가 통하는 듯한)
4. 이상감각을 수반하는 경우가 있다(감각 저하, 저린 느낌, 무해자극통증*)
5. 모르핀이 작용하기 어렵다.
6. 진통보조제가 유효한 경우가 있다.

*무해자극통증(allodynia) : 가벼운 접촉으로도 통증으로 느끼는 상태

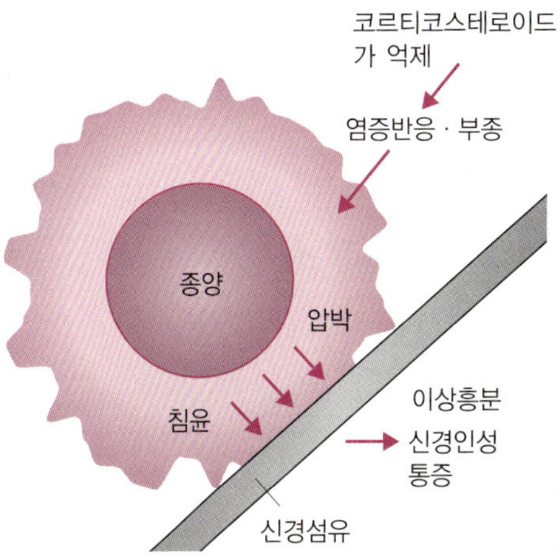

42-4 **코르티코스테로이드의 진통기전**
코르티코 스테로이드가 종양주위의 염증 반응 · 부종을 억제하는 것에 의해 통증이 완화된다.

42-5 신경에의 압박 · 침윤에 의해 진통을 일으키기 쉬운 악성 종양

1. 전이성 척추 종양의 척수나 신경근으로의 압박 · 침윤
2. 골반내 종양(직장암 · 자궁암)의 골반내 신경으로의 압박 · 침윤
3. Pancoast 종양의 완신경총에의 압박 · 침윤
4. 두경부 종양의 뇌신경에의 압박 · 침윤
5. 복강내 악성 종양(췌장암 · 위암)의 복강신경절에의 압박 · 침윤
6. 흉벽 종양의 늑간신경으로의 압박 · 침윤

42-6 말기암에 있어서 그 밖의 코르티코스테로이드의 적응

소화관 폐색, 암성 복막염에 의한 장폐색, 식도 협착, 간종대, 두개 내압 항진, 기도 협착(무기폐), 요관압박(수신증), 척수압박에 의한 마비, 상대정맥증후군, 암성 림프관증

43 암성 악액질증후군과 스테로이드

증례

연령 : 54세, 성별 : 남성, 진단 : 폐선암.

1년 전에 상기와 같이 진단되어 우상엽 절제술을 시행했다. 6개월 전부터 폐내전이와 간전이가 발견되었지만, 화학요법은 희망하지 않아 당원 호스피스의 외래에 통원하였다. 1개월 전부터 식욕부진과 전신권태감, 체중감소가 나타나, 장기 장애의 정도로부터 생명 예후는 1~2개월로 예측되었다. 혈액검사로부터, 고칼슘혈증, 간부전, 빈혈은 나타나지 않았다. 베타메타손 2mg/일 내복에 의해 식욕부진과 전신권태감은 매우 분명하게 개선되었다. 그 후, 서서히 호흡 곤란감이 증강해 증상 완화를 위해 베타메타손도 증량(최대 8mg/일)했지만 폐렴을 병발하여, 베타메타손 개시 40일 후에 영면했다.

전신권태감 · 식욕부진 : 말기암 특유의 대사 상태가 관여

말기암 환자에게 전신권태감이나 식욕부진이 출현하는 경우는 많다. 당원 호스피스에서 그 빈도는 사망 3개월 전에 약 30%, 사망 2개월 전에 약 50%, 사망 1개월 전에 약 75%, 사망 2주일 전에 약 80%라고 보고하고 있다(43-1). 즉, 사망 전까지 포함하면 암성 통증의 평균 출현 빈도인 약 70%보다 높아져, 완화 의료에 대해 그 증상 완화는 매우 중요하다고 생각되고 있다.

말기암 환자에게 나타나는 전신권태감 · 식욕부진의 치료에 대해, 43-2에 나타낸다. 원인이 뚜렷한 경우에는 그 원인 치료가 증상 완화에 가장 도움이 된다. 그러나 많은 경우는 원인을 특정하는 것은 어렵고 가능한 한 원인 치료를 실시했다고 해도 증상 완화가 어려운 것은 적지 않다. 최근, 이러한 경우 암성 악액질증후군이라고 하는 말기암 환자 특유의 대사 상태의 변화가 이러한 증상 출현에 크게 관여하고 있다고 생각되고 있다.

전신권태감 · 식욕부진에 코르티코스테로이드가 유효

암성 악액질증후군에 대해서는 지금까지도 많은 보고가 있다. 그것들을 정리하면 진행암과의 면역 반응에서 면역 담당 세포로부터 생산된 사이토카인(tumor necrosis factor ; TNF, interleukin-6, interleukin-1, interferon-γ 등)에 의한 단백화항진 · 지방분해 · 내당능 저하 등의 대사이상 상태라고 정의되고 있다. 이러한 대사이상에 의해 전신권태감, 식욕부진, 근위축, 체지방 감소 등이 특징적인 악액질 상태가 출현한다고 생각되고 있다.

이 암성 악액질증후군에 대해서 코르티코스테로이드는 면역학적인 변화를 일으켜, 사이토카인의 생산을 억제하는 것에 의해 이 병태에 수반하는 전신권태감 · 식욕부진을 개선한다고 여겨지고 있다. 이와 같이 사이토카인의 생산을 억제하는 것으로써, 암환자의 증상 완화에 도움이 되는 것은 완화 의료에 있어서 매우 많다. 예를 들어, 종양열이나 고칼슘혈증, 골전이통 등 종양과의 면역 반응으로 생산되는 사이토카인이 그 원인이 되고 있다고 생각되어 코르티코스테로이드가 증상 완화에 유효하다고 생각되고 있다.

43-3에 당원 호스피스에 있어서의, 암성 악액질증후군에 의한 전신권태감 · 식욕부진에 대한 코르티코스테로이드의 유효율을 나타낸다. 그것에 따르면 사망 전 4주일 사이에 약 70%, 사망 전 2주일 사이에 약 50%, 사망 전 1주일 사이에 약 30%였다. 생명 예후가 엄격해짐에 따라 유효율은 저하하지만, 코르티코스테로이드가 말기암 환자의 전신권태감 · 식욕부진에 유용하다고 하는 것을 알 수 있다.

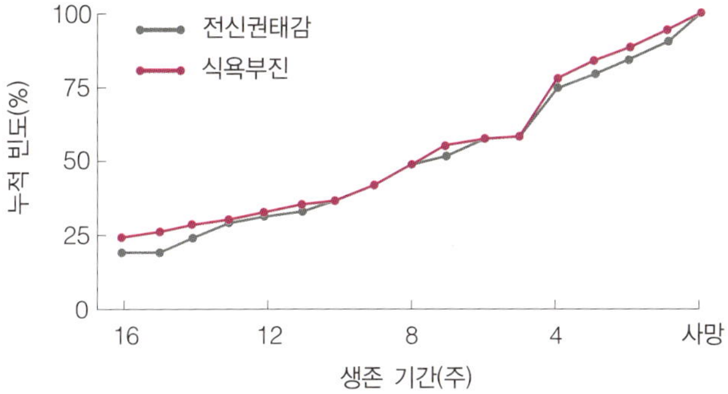

43-1 전신권태감 · 식욕부진의 출현 빈도(당원 호스피스 94예)

43-2 전신권태감 · 식욕부진의 치료

1. 원인이 뚜렷한 경우→원인 치료
   구역, 구토, 변비, 위 내용 정체, 구내염, 전해질 이상(고칼슘 혈증 등), 불안, 억울 등

2. 원인이 뚜렷하지 않은 경우→암성 악액질증후군
   합성 황체 호르몬 제제의 투여(산소 메드록시 프로게스테론)
   코르티코스테로이드의 투여(덱사메타손, 메틸프레드니솔론 등)

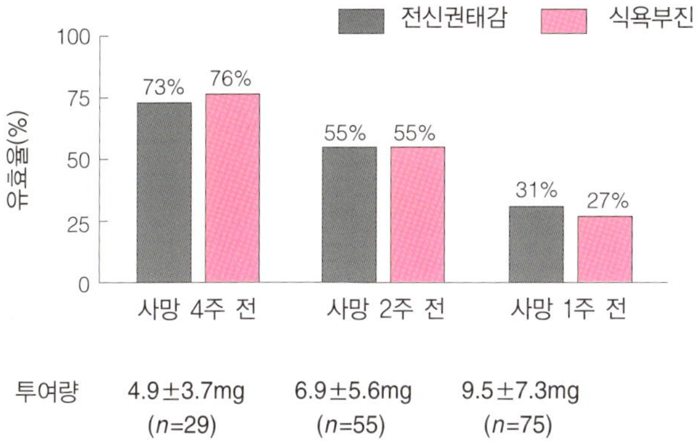

43-3 코르티코스테로이드의 1일 투여량과 유효율(당원 호스피스)

43-4 코르티코 스테로이드 투여 환자에 있어서의 수반증상(당원 호스피스 94예)

수반증상	출현빈도
1. 구강 칸디다증	37.2%
2. 피하출혈반	32.6%
3. 보름달형 얼굴	32.6%
4. 기분 고양	7.0%
5. 고혈당	7.0%
6. 근육병증(myopathy)	7.0%
7. 감염의 지연	4.7%
8. 소화관 출혈	4.7%
	45.7%

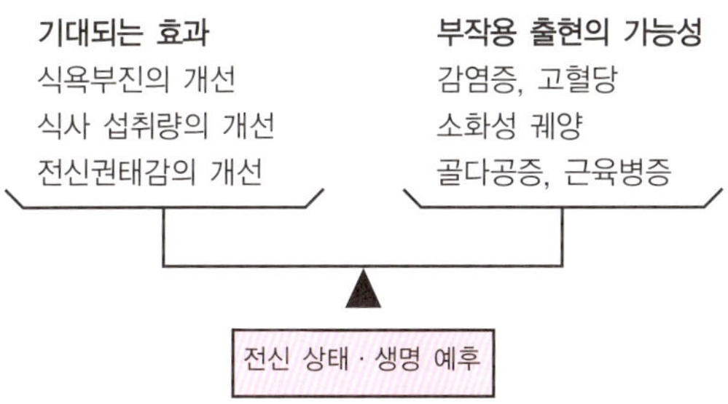

43-5 코르티코스테로이드의 치료 효과와 부작용 출현 밸런스
양자를 천칭에 놓고, 적절한 시기에 개시한다.

43-6 코르티코스테로이드의 투여법에 관한 고려 방법(당원에서의 권장)

1. 말기암 환자에게는 치료가 어려운 전신권태감 · 식욕부진이 생명 예후 2~3개월의 시기로부터 고율로 나타난다.
2. 코르티코스테로이드의 투여가 2개월 이상이 되면 위독한 부작용이 나타날 가능성이 있다.
3. 따라서, 투여개시는 생명 예후가 1~2개월이라고 판단된 시기가 적절하다고 생각된다.
4. 투여량은 1~2mg/일(베타메타손)의 소량으로 개시하여, 증상에 따라 8~10mg/일로 서서히 증량한다.
5. 수반 증상의 예방을 위해, 가능한 한 H_2 브로커와 항진균제의 투여를 실시한다.

말기암 환자에게 코르티코스테로이드를 사용하는 경우의 의사의 망설임

43-4에 코르티코스테로이드 투여 환자에 있어서의 수반증상에 대해 나타낸다. 구강 칸디다증이나 피하출혈반, 보름달형 얼굴의 출현 빈도가 높았다. 위독한 증상은 코르티코스테로이드의 장기 투여군(투여 기간 2개월 이상)에 한정되었다.

확실히, 코르티코스테로이드를 말기암 환자에게 투여하는 경우 ① 면역 기능에 대해서 억제적으로 작용해 감염의 위험이 높아지고, ② 소화성 궤양을 일으키기 쉬워지며, ③ 내당능 이상을 일으켜 혈당 조절이 곤란하게 되는, 등의 사용에 관한 의사가 주저하게 되는 것은 사실이다. 말기암 환자에서도, 코르티코스테로이드를 투여하는 경우에는 이러한 부작용에 대해 충분히 주의하지 않으면 안 된다. 그러나 부작용을 너무 경계한 나머지 코르티코스테로이드가 아니면 완화할 수 없는 전신권태감 · 식욕부진의 고통 완화가 늦어지는 경우가 없게 해야 한다(43-5). 이 점으로부터 말기암 환자에게 코르티코스테로이드를 투여하는 경우, 전신 상태의 평가와 생명 예후의 예측은 매우 중요하여 현재로서는 경험적으로 행해지는 경우가 많다. 이것은 앞으로 검토하지 않으면 안 되는 완화 의료에 있어서의 과제이다.

마지막으로 43-6에 당원호스피스에서 권장하고 있는 말기암 환자에게 출현하는 전신권태감 · 식욕부진에 대한 코르티코스테로이드의 투여법을 나타낸다.

[Ikenaga Masayuki]

44 현기증 질환에 대한 스테로이드 사용법

현기증 질환 중에서 이비인후과의사가 그 진단 및 치료에 적극적으로 관여하는 질환에는 메니에르병, 현기증을 수반하는 돌발성 난청, 양성 발작성 두위 현기증, 전정신경염, 내이염, 외림프액루, 약물 장애, 청신경 종양(주로 내이도 안에 국한된 것) 등이 있다. 이러한 것 중에 스테로이드 치료의 대상이 되는 것은 메니에르병, 현기증을 수반하는 돌발성 난청, 전정신경염이다. 현기증을 수반하는 돌발성 난청에 관해서는 주로 청력의 개선을 목적으로 스테로이드가 사용되고 있다. 본고에서는 현기증과 청력의 개선을 목적으로 스테로이드 투여를 하고 있는 메니에르병, 현기증의 개선 및 전정 대상의 촉진을 목적으로 스테로이드 투여를 하고 있는 전정신경염에 대해 해설을 더한다 .

메니에르병 : 현기증과 청력의 개선을 목적으로 투여

현기증, 난청, 이명을 세 가지 주된 징후로 하는 발작을 반복한다. 발작 간격은 수일에서 수년으로 다양하다. 그 사이는 무증상인 경우가 많다. 현기증의 성상은 회전성인 것이 많다. 현기증은 수 분에서 수 시간 지속하는 경우가 많다. 전정자율신경 반사에 의한 구역, 구토, 안면 창백, 식은 땀 등을 수반하는 경우가 있다. 현기증, 난청 등의 제Ⅷ신경증상 이외의 뇌신경 증상이나 의식소실을 수반하지 않는다. 44-1에 진단 기준을 나타낸다.

메니에르증후군의 병태는, 내이막 미로내 림프부종(44-2)이 병인이라고 생각되고 있다. 와우 혈관조로부터 내림프액의 생산 과잉 또는 내림프액낭에서의 흡수 장애가 그 원인이라고 생각되고 있다. 원인으로서 자율신경 이상, 알레르기, 물대사 이상 등의 관여가 나타나고 있지만, 그 자세한 것은 밝혀지지 않았다.

급성기(발작기)는 심신의 안정을 제일로 한다. 현기증 질환에 대한 일반적인 대증요법[진훈제(鎭暈劑), 진정제의 투여, 7% 중조수의 주사 등]에 가세해, 메니에르증후군에서는 특이한 치료법으로서 내림프액 수종의 경감을 목적으로 이소솔비드 내복 등의 탈수요법을 한다. 스테로이드의 사용에 대해서는, 구 후생성 특정질환전정기능이상조사연구반으로부터 메니에르증후군에 대한 스테로이드 사용을 위한 참고 자료가 보고되어 있다. 거기에 따르면 사용의 대상은 메니에르증후군 가운데 ① 면역 이상을 수반하거나 부신 기능 저하가 의심되는 증례, ② 급속히 난청이 진행하는 증례, ③ 청력 변동이 매우 현저한 증례 및 난청이 양측성이나 고도여서 타제가 무효인 경우로 되어 있다. 스테로이드의 구체적인 사용 방법에 대해서는 돌발성 난청에 준해 행해지는 것이 많다(점적주입에서는 히드로코르티손 200~ 500mg/일부터 점감, 내복에서는 프레드니솔론 30~60mg/일부터 점감 등).

메니에르병에 대한 스테로이드의 특이적인 사용법으로서는, 메니에르병에 대한 외과적 치료법인 동안 림프낭 개방술을 할 때, 개방한 내림프액낭으로부터 스테로이드를 내이에 직접 투여하는 방법이 최근 개발되어 그 유용성이 보고되고 있다.

전정신경염 : 반규관 기능의 개선을 목적으로 투여

갑자기 심한 현기증이 발증한다. 현기증과 직접 관련된 난청이나 이명을 수반하지 않는다. 심한 현기증 발작은 보통 한 번으로 끝이다. 격렬한 현기증 발작 시에는 구역, 구토를 수반한다. 회전성 현기증은 1~3일 내에 다스려지지만, 불쾌한 두중감과 몸을 움직일 때 또는 보행 시의 휘청거림이 수 주에서 수 개월간 잔존한다. 병인에 대해서는 현재 밝혀지지 않았지만 바이러스 감염, 순환장애 또는 탈골수성 병변이 생각되고 있다. 44-3에 진단기준을 나타낸다. 온도 안진검사로 환측 반규관 마비 또는 무반응을 나타낸다. 양측성도 있다. 현기증 발작 시에

44-1 메니에르병 진단의 안내

1. 회전성 현기증 발작을 반복하는 것
1) 현기증은 일반적으로 특별한 유인이 없이 발생해 구역, 구토를 수반하며, 수 분에서 수 시간 지속한다.
2) 발작 중에는「회전성」현기증이 아닌 경우도 있다.
3) 발작 중에는 수평, 회선 혼합성인 자발 안진을 나타내는 경우가 많다.
4) 반복성이 확인되지 않은 첫 회 발작에서는 현기증을 수반하는 돌발성 난청과 충분히 감별되지 않으면 안 된다.

2. 이명, 난청 등의 와우 증상이 반복, 소장(消長)하는 것
1) 이명, 난청의 양방 또는 어느 한 쪽의 변동에 수반하는 현기증 발작을 초래하는 경우가 많다.
2) 이폐색감이나 강한 음에 대한 과민성을 호소하는 예도 많다.
3) 청력 검사에서는 뚜렷한 중 · 저음 역치변동이나 소리의 크기의 보충 현상을 나타나는 경우가 많다.
4) 한쪽 귀 이환을 원칙으로 하지만 양쪽 귀의 경우도 나타난다.

3. 1, 2의 증상을 초래하는 중추신경질환 및 원인을 알고 있는 현기증, 난청을 주소로 하는 질환을 제외할 수 있다.
이러한 질환을 제외하기 위해서 문진, 일반 신경학적 검사, 평형기능 검사, 청력검사 등을 포함한 전문적인 임상 검사를 실시하고 가끔 경과관찰이 필요한 경우도 있다.

진단의 기준
I 확실한 예 : 1, 2, 3의 모든 조건을 충족시키는 것
II 의심되는 예 : 1과 3, 또는 2와 3의 조건을 충족시키는 것

(주) 1,2의 증후의 원 질환으로서 중이염, 중독성 내이장애, 매독 등 원인을 이미 알고 있는 질환을 제외할 수 없을 때에는 이러한 질환명을 병기하는 경우도 있다.

(진단기준, 1974년 구 후생성 연구)

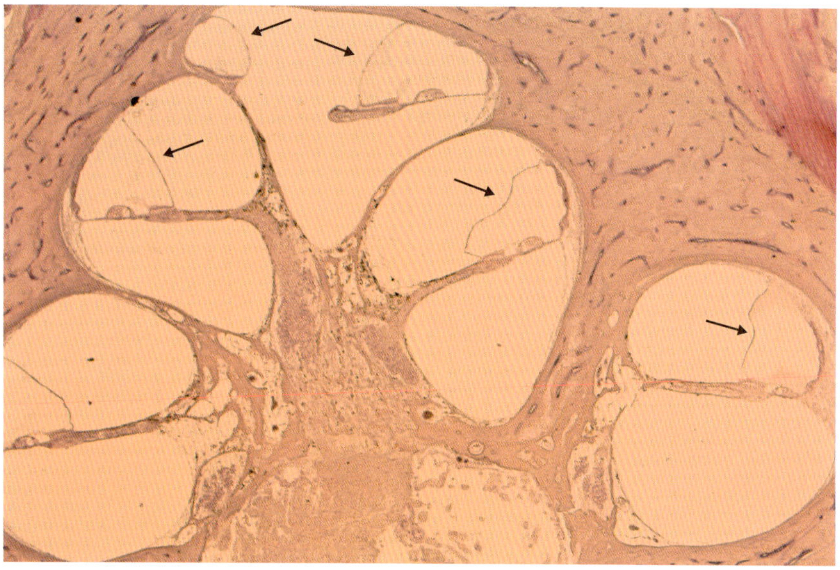

44-2 **내림프 수종의 부검 예(화살표 부분)**
① 전정계, ② 중앙계(와우관), ③ 고실계, ④ 라이스네일막, ⑤ 기저판

44-3 **전정신경염의 진단기준**

1. 현기증을 주소로 하는 큰 발작은, 보통 1도이다.
2. 온도 자극 검사에 의해, 반규관 기능의 일측 또는 양측의 고도 저하 또는 소실이 나타난다.
3. 현기증과 직접 관련을 갖는 와우증상 및 중추신경 증상이 나타나지 않는다.

해설
1) 현기증의 발현에 앞서 감기와 같은 증상 등을 나타내는 경우가 있다.
2) 현기증의 원인으로 추정되는 기존의 질환이나 투여제 · 처치 · 수술 등을 나타내지 않는다.
3) 직류 전기 자극 검사에서, 안진 또는 신체 동요 반응이 미약 · 소실을 나타내는 경우가 있다.
4) 양측 전정신경염은 「양측 전정기능 고도저하」에도 속하는 것을 생각할 수 있다.

(구 후생성 전정기능이상연구반)

는 자발 및 두위 안진검사로 방향 고정성 수평 · 선회 혼합성 안진을 나타낸다. 청력 검사에서는 정상 청력, 또는 현기증과 직접 관련을 갖지 않는 청력상을 나타낸다.

급성기는 지금까지 현기증 질환에 대한 일반적인 대증요법을 해 왔다. 그러나 필자의 검토에서는 경과 관찰 중, 반규관 기능이 회복되지 않은 증례는 장기에 걸쳐 몸을 움직일 때의 부동감(浮動感)이 지속되어, 일상생활에 지장을 초래하고 있는 것을 알 수 있었다. 따라서 반규관 기능의 개선을 목적으로 전정신경염 발증 초기, 스테로이드 치료를 실시하고 있다. 스테로이드의 구체적인 투여법에 대해서는 돌발성 난청에 준해 실시하고 있다. 스테로이드 치료에 의해 반규관 기능의 회복이 촉진되어 현기증의 타각적 목표 소견인 자발 안진은 조기에 소실하는 경향을 나타냈다. 그 결과, 환자의 일상생활 지장도도 개선하는 경향을 나타냈다.

[Koizuka Izumi]

연구가 필요한 증례

1 스테로이드 투여의 포인트

환자스테로이드는 강한 항염증 작용과 면역 억제 작용을 겸비한 약제이다. 이러한 두 개의 작용을 동시에 가지는 약제는 이것 외에는 존재하지 않는다. 그러나 스테로이드는 당 대사, 지방질 대사, 전해질 대사 등에 영향을 주는 것 외에도 조혈계, 신경계, 순환기계, 소화기계, 내분비계, 결합 조직계 등에도 널리 작용하기 때문에 장기 연속 외용은 다양한 폐해를 가져올 수 있다. 따라서 스테로이드는 말하자면 「양날의 검」이며 그 약리 작용을 숙지하면서 사용을 하는 것으로 최대한의 효과를 얻을 수 있다.

스테로이드 투여의 적응과 금기를 검토한다

스테로이드의 적응과 금기를 충분히 검토한 다음에 사용을 단행하는 것으로 스테로이드의 「전념하는」사용이 가능해져 충분한 효과 발현을 처음으로 기대할 수 있다.

스테로이드의 초기 초회투여량, 투여기간은 검토한다

진단 확정 후에 스테로이드를 투여하기 시작하면, 그 효과를 확인할 수 있을 때까지는 일정기간 사용한다. 진단이 충분히 확정되지 않는 채로 스테로이드의 사용을 개시해, 도중에 불안하게 되어 감량 · 중지를 하는 것 같은 스테로이드의 충분한 효과 발현은 기대할 수 없다. 예를 들어, 전신홍반루푸스(SLE)에서는 초기 투여량은 장기병변의 종류, 일단 사용을 개시했을 경우에는 (정도에 따라서 다르지만) 적어도 2~4주간은 첫 회 투여량을 계속해 투여한다.

스테로이드의 투여 경로를 검토한다

스테로이드는 원칙으로서 전신 투여를 실시하며, 보통은 경구 투여법이 이용된다. 스테로이드의 경구 섭취가 불가능한 경우에는 점적주입으로 투여한다. 그러나 알레르기비염에서는 점비 스테로이드, 기관지천식에서는 흡입 스테로이드, 피부 질환에서는 외용 스테로이드의 도포 등이 이용된다. 이러한 스테로이드의 국소 투여는 병소 선택적으로 약제 농도를 높이는 것으로, 스테로이드의 약리 작용을 보다 효율적으로 발휘할 수가 있다. 또, 스테로이드의 급속 또는 강력한 작용 발현을 기대하는 경우에는, 코하크산 메틸프레드니솔론(솔메드롤®)을 이용한 스테로이드 펄스요법을 실시하는 것도 검토한다.

사용하는 스테로이드의 종류를 검토한다

보통은 혈중 반감기가 비교적 긴 프레드니솔론이나 메틸프레드니솔론이 이용된다. 다만, 금단증후군 등의 경우에는 즉효성의 스테로이드(히드로코르티손 등)가 사용된다. 관절내 주사에는 반감기가 긴 덱사메타손이 유용하다.

스테로이드의 점감은 일정한 속도와 비율로 실시한다

스테로이드의 초기 투여량을 이용하는 것에 의해 목적으로 하는 효과 발현이 나타났을 때에는 점감을 고려한다. 이 경우, 임상 증상, 검사 성적 등을 효과의 지표로서 설정하는 것이 중요하다.

점감의 기준은, 만성 질환에서는 초기 투여량의 5~10%를 2~4주간에 걸쳐 감량한다. 급성 질환에서는 더욱 급속한 감량도 가능하다.

스테로이드의 부작용을 정기적으로 모니터링 한다

스테로이드의 중증 부작용 출현의 유무를 정기적으로

모니터링 하는 것은 매우 중요하다. 만약 중증 부작용이 나타났을 경우에는 즉시 대증적인 처치가 필요할 뿐만 아니라 스테로이드의 감량을 고려하지 않으면 안 된다.

스테로이드 저항성인 경우에는 면역억제제의 병용을 고려한다

충분한 양의 스테로이드 투여를 충분한 기간 투여해도 효과를 얻을 수 없는 경우에는 면역억제제의 병용도 고려해야 한다. 특히 SLE, 다발근육염/피부근육염 등의 교원병에서는 스테로이드 저항성인 경우가 적지 않다. 다만, 양자의 병용은 기회감염증의 유발을 초래하는 일이 있으므로 충분히 고려해야 한다.

20세기에서는 부작용 대책이 최대의 테마

스테로이드요법은 20세기의 중반에 개화하여 놀라울 정도로 다채로운 질환에 뛰어난 약효를 발휘하며 널리 보급하게 되어 현재에도 당연한 것처럼 사용되고 있다. 프레드니솔론의 첨부 문서만 봐도 100종 이상의 질환에 적응이 나타나고 있다. 한편, 스테로이드는 중대한 부작용도 가지고 있다는 점에서 사용법이 어려운 「양날의 검」과 같은 약이라는 것도 옛부터 잘 알려져 있어 그 부작용 대책이 20세기의 스테로이드요법 연구의 최대의 테마였다.

[Miyasaka Nobuyuki]

2 환자 중심의 스테로이드요법을 생각한다 – 행동의학적 접근법

스테로이드요법의 부작용 대책은 아직 불충분

부작용 대책에 대해서는 두 가지의 대응이 있는데, 그 하나는 부작용이 없는 스테로이드(호르몬 작용과 약리 작용의 분리)의 개발이었지만 아직 성공하지 않았다. 또 하나는 현실적으로 스테로이드의 사용법의 연구에 의해 부작용을 줄이는 것으로 기관지천식에 대한 흡입 스테로이드의 개발이 그 예이다. 다만 일반적으로는 완전하지 않은 것이 현상이며, 이 부작용의 문제가 스테로이드요법에서 큰 어두운 면을 제시하고 있다. 이러한 점을 근거로 하면 20세기의 스테로이드요법의 평가는 '보급시켰지만 정착되지 않았다' 라고 하는 상황이라고 생각된다. 스테로이드요법을 진정한 의미로 의료에 정착시키는 것은 21세기의 하나의 과제라고 생각된다. 그러기 위해서는 환자의 목소리에 귀를 기울일 필요가 있다.

환자 중심의 스테로이드요법을 확립할 필요가 있다

「부작용이 있는 것은 알고 있지만, 나에게 있어 어느 정도 사용하며, 어느 정도의 부작용이 있는 것인가? 의사는 이 정도라면 부작용의 걱정은 없다고 말했지만, 무엇을 기준으로 한 것인지 설명해 주었으면 좋겠다」라고 하는 환자의 말을 들으면 스테로이드에 부작용의 이미지가 강해 환자는 불안을 안고 치료를 받고 있는 것을 알 수 있다. 이러한 점을 생각하면 스테로이드요법을 정착시키려면 부작용을 줄이는 노력도 중요하지만, 무엇보다도 환자 중심의 스테로이드요법을 확립할 필요가 있다고 생각된다.

21세기의 의료는 의사 중심의 의료가 아니라 참된 의미에서의 환자 중심의 의료가 아니면 안 된다고 하는 지적이 이루어지고 있다. 그것은 또한 병의 치료가 아닌 환자의 치료를 목표로 하는 것의 중요성을 의미하고 있다. 패러다임의 변화가 요구되고 있는 것이다. 이것은 스테로이드요법에 대해서도 의료 이상인 것과 같다.

정확한 부작용 정보에 근거한 환자 중심의 임상 기법을 목표로 한다

환자 중심의 의료, 환자 중심의 스테로이드요법을 실시할 때에는 지금까지 많은 연구자에 의해 방법이 검토되어 왔다. 그 대표적인 행동 의학적 접근법으로서 Stuwert 등의 모델을 생각해 보면 의사는 환자에 대해서 질환의 진단을 정확하게 실시해 치료법, 이 경우는 스테로이드요법을 선택한다고 하는 종래부터의 의사 중심(paternalism)의 질환 치료를 실시하는 것과 동시에 환자와의 상호접촉을 중시해 환자의 병에 대한 체험, 예를 들어 무엇을 생각하고 무엇을 무서워하며 무엇을 의사에 기대하는지 또 자신의 병과 그에 대한 치료(여기에서는 스테로이드요법)가 자신의 생활에 어떠한 영향을 미치는가 하는 점 등을 전인적으로 이해한다. 그리고 환자라고 하는 것보다도 의료의 좋은 파트너가 되어 주어 의사와 환자의 의견의 종합에 의해 관계를 향상시켜, 보다 좋은 효과적인 치료를 목표로 한다고 하는 것이다. 이와 같이 해 순응도를 좋게하고, 나아가서는 환자가 일단 승낙을 한 치료법(스테로이드요법)을 환자가 주체적으로 계속하는 정도(adherence)를 좋게 하는 것이 스테로이드요법을 성공시키는 열쇠가 된다고 생각된다.

그 때, 스테로이드요법의 승낙(informed consent)을 얻기에 즈음해, 정확한 부작용 정보가 필요하지만, 환자 개인에게 있어 유용한 정보를 얻기 어려운 것이 실상이다. 프레드니솔론의 첨부 문서 중의 부작용 항목을 보면 중대한 부작용(감염증, 당뇨병 등 10항목)에 대해 「모두 빈도 불명」(부작용 발현 빈도가 명확하게 되는 조사를 실시하고 있지 않기 때문)이다. 부작용에 관한 맞춤 대책이 가능해지는 것이 환자 중심의 스테로이드요법을 성공시키기 위한 열쇠라고 생각된다.

[Osawa Nakaaki]

3 중장기적 예후를 확인한 스테로이드요법

중장기적 예후 개선도 시야에 넣은 치료전략이 필요

교원병 · 류마티스의 치료는 이전에는 단기적인 질환 활동성의 조절에만 초점이 맞추어져 왔다. 그러나 류마티스관절염(RA)에서는 단기적인 관절염의 경감은 나타나도, 중장기적인 관절 파괴에 근거하는 ADL의 저하나, 생명 예후의 개선이 나타나지 않는 것이 지적되게 되었다. 전신홍반루푸스(SLE)에 대해서도 스테로이드에 의해 급성기 병태의 상당수는 조절 가능해져, 급성기 사망이나 신부전에의 진전을 감소시켰지만 중장기적으로는 스테로이드 부작용에 의한 혈관성 병변에 기초를 둔 뇌혈관 장애, 관동맥 질환에 의한 사망이 문제가 되고 있다. 스테로이드 치료에 의해 급성기의 단기적 지표는 개선되었지만, 중장기적인 결과를 지표로 한 스테로이드 치료의 재검토가 급선무가 되고 있다. 따라서, 스테로이드 치료를 실시할 때에는 단기적 효과를 달성하는 것은 물론, 동시에 중장기적 예후 개선도 시야에 넣는 치료 전략이 필요하다.

SLE의 15년 생존율은 충분히 향상되지 않고 있다

스테로이드요법이 도입되고 이전의 SLE의 5년 생존율은 60% 이하로, 당시는 신부전(요독증)이 사인의 제1위였다. 그 후, 급속히 SLE의 단기적 예후는 향상되어 현재는 많은 선진 제국에서 5년 생존율은 90%를 넘고 있다. 그 배경에는 스테로이드 사용법의 확립, 면역억제제의 보급, 항생 물질을 중심으로 한 감염증 치료나 혈액 투석 · 인공호흡기 관리 · 강압제 등의 지지요법의 진보 등이 크게 공헌하고 있다. 또 면역 · 혈청 학적 검사의 진보나 보급에 수반해, SLE의 병태나 활동성 평가의 정밀도가 향상함과 함께 SLE 분류 기준에 의해 많은 경증예가 포함되게 된 가능성도 빼놓을 수 없다.

SLE의 사인으로서는 SLE에 의한 장기병변, 면역 억제 요법에 관련한 감염증, SLE에 의한 혈관병변과 스테로이드의 영향에 의한 동맥경화 성병변이 주요한 것으로 여겨진다(Gladman DD, et al : Prognosis, mortality, and morbidity in systemic lupus erythematosus. In : Wallace DJ, et al, editors. Dubois' lupus erythematosus. 6th ed. Philadelphia, USA ; 2002. p.1255 / Urowitz MB, et al : J Rheumatol 1997 ; 24 : 1061). 일본에서도 1985년의 후생성 연구반에 의한 다시설 공동 연구에서, 사망 SLE 212예의 직접 사인으로서 감염증이 가장 많고, 그 다음에 뇌혈관 장애, 중추신경 루푸스, 신부전이 되고 있다[Ichikawa Yuichi(市川 陽一) 등 : 류마티스 1985 ; 25 : 258]. SLE의 사인을 고찰하는 데 중요한 점은 1976년에 Urowitz 등이 보고한 2봉성 존재이다(Urowitz MB, et al : Am J Med 1976, 60 : 221). SLE의 진단 · 치료 개시부터 단기간에 사망하는 예는 SLE 활동성 병변이 조절 곤란해, 미만성 폐포 출혈 등의 장기병변 자체, 또는 강력한 치료에 연발한 패혈증이나 사이토메갈로 바이러스 감염증 등의 기회 감염이 사인이 되기 쉽다. 한편 SLE의 진단으로부터 수년 이상을 거쳐 사망하는 예는 활동성의 재연이나 거기에 따르는 치료 등에 기인하지 않고, 활동성이 안정되어 있는 시기에 발병한 뇌 · 심혈관 장애가 주된 사인이 되는 경향이 있다. 이것과 관련해, 스테로이드를 중심으로 한 SLE의 치료의 진보나 항생 물질의 진보는 단기적 예후에 반영되기 쉬워 5년 생존률은 90% 이상이 되었지만, 후술의 동맥경화성 병변에의 대책은 크게 뒤지고 있어 15년 생존율이 충분히 향상하고 있다고는 말할 수 없다(3-1). 여기에 중장기적 예후를 염두에 둔 스테로이드 치료가 요구되는 배경이 있다(Urowitz MB, et al : Rheumatology 2000 ; 39 : 238).

최대 투여량, 총 투여량을 감소시켜 부작용을 최소화한다

일반적으로 약제의 부작용은 일부의 환자에만 발현하는 것이지만, 스테로이드는 잠재적인 것도 포함하면 많은 증례에 출현할 가능성이 있다. 그런데도 현재까지 여전히 널리 이용되고 있는 것은, 유효한 대체 치료제가 없기 때문이다. 이러한 종래의 스테로이드 중심의 교원병 치료는 주로 1~2년의 단기적 지표에 근거하여 행해져 온 것이다. 앞서 말한 것과 같이, SLE의 5년 생존률은 90% 이상으로 향상되었지만, 15~20년 생존율은 여전히 60~70%로 침체하고 있어[Ichikawa Yuichi(市川 陽一) 등 : 류마티스 1985 ; 25 : 258], 20대에서 발병한 환자가 30~40대에서 동맥경화성 장애에 의해 사망하는 현상이 있다. 따라서 「스테로이드를 투여하면 개선 · 완화하기 때문에」라는 것은 투여 이유로서 불충분하고, RA의 치료와 같이 중장기적 결과를 전망해 다른 치료법의 가능성을 충분히 검토한 후에 스테로이드요법을 결정해야 한다.

이러한 시점에서 실시해야 할 스테로이드 치료란, 스테로이드는 어디까지나 대증요법제이라고 하는 이해하에서, ① 병태 조절에 필요 최저한의 투여량으로 하고, ② 가급적 신속하게 감량을 꾀하며, ③ 재연 횟수를 줄이는 것에 의해 최대 투여량, 총 투여량을 줄여 그에 따라 야기되는 부작용을 경감시키는 전략이다. 초기의 최대 투여량도 적고 감량 스피드도 빠르며 또 유지량도 적은 것이 이상적이지만, 종종 초기 투여량을 줄였기 때문에 감량이 곤란하게 되어 결과적으로 총 투여량이 증가해

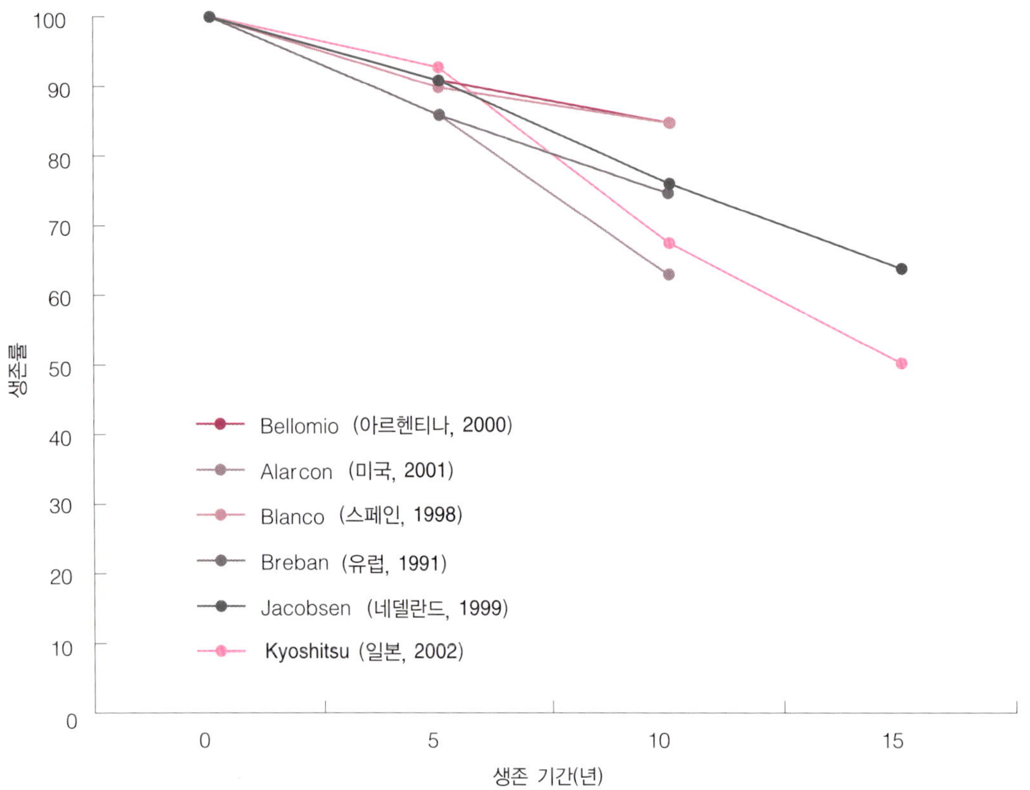

3-1 **전신홍반루푸스의 생명 예후**

버리거나 재연을 초래해 끝낸다고 하는 나쁜 결과를 이끌어 낼 수도 있다.

거기서, 작용점, 부작용 프로필이 스테로이드와는 다른 면역억제제를 병용하는 것에 의해, 활동성 조절에 필요한 스테로이드양을 줄이고 한편, 부작용을 경감시키는 방법을 생각할 수 있다. 이러한 면역억제제 병용의 접근법이 널리 검토되고 있다. 그러나 이 접근법이 정말로 중장기적 예후를 개선시켰는지 어떠했는지는 아직도 밝혀지지 않았다. 그 결론을 얻으려면, 긴 관찰 기간이 필요하며 또 대상 증례 수도 상당한 수가 필요하다고 추측되기 때문에 결론을 얻기 위해서는 많은 어려움이 예측된다.

면역억제제 병용의 유용성을 검토한다

스테로이드 치료의 한계로는, ① 스테로이드 대량 투여에 반응하지 않는 난치성 병태, ② 스테로이드 증량이 곤란한 당뇨병, 척추 압박 골절, 대퇴골 골두 괴사 등의 합병증 예의 치료, ③ 스테로이드 감량이 곤란한 증례, 로 대별된다. 현재 이러한 케이스에서는 적극적으로 면역억제제가 병용된다. 한편, 면역억제제 병용을 적극적으로 실시해, 스테로이드 투여량을 줄이는 시도는 이제 막 시작되었다. 앞으로 이 치료법의 유용성을 검토하는 것과 동시에 중장기적 예후 개선을 목표로 한 치료법의 도입이 꼭 필요하다(Urowitz MB, et al : Rheumatology 2000 ; 39 : 238).

[Takeuchi Tsutomu, Kameda Hideto]

4 스테로이드 감량 시 환자에게의 설명

스테로이드 치료에서는 환자에게의 설명이 중요

스테로이드는 많은 자가면역 질환, 알레르기 질환으로 사용된다. 사용을 개시할 때는 증상이 강한 경우도 많아, 필요성을 충분히 설명하고 이해를 얻을 수 있는 경우가 많지만, 특히 전신성 자가면역 질환으로 장기 계속의 필요성을 설명하는 것은 곤란하다고 하고, 감량에 있어서는 재연의 위험성 등에 대해서 충분히 설명해 이해받는 것이 중요하다.

스테로이드 사용은 원인요법이 아닌 것을 설명한다

자가면역 질환, 이른바 교원병에 있어서의 스테로이드 투여에 있어서는, 스테로이드가 자가면역 질환을 조절하기 위한 약제이며 근본적 치료를 위한 약제가 아닌 것을 충분히 설명하는 것이 중요하다. 전문 용어나 검사 성적의 경과를 이용한 병상 설명도 중요하지만 증상이 안정되어 급속한 감량이나 중지를 희망하는 환자, 고령 환자 등에는 질환, 도깨비상자 등에 비유하여 이야기를 하면 이해를 얻을 수 있는 경우도 많다(4-1).

질환 활동성이 높고, 증상이나 검사치 이상의 정도가 높은 상태는, 도깨비상자의 뚜껑이 열린 상태이며, 뚜껑을 제대로 닫는 데는 상당한 무게의 추(스테로이드)를 필요로 한다. 그러나 한 번 제대로 뚜껑을 닫으면, 추를 조금씩 줄여 가도 뚜껑은 열리지지 않는 경우가 많다. 그러나 너무 서둘러 추를 줄이거나 추를 너무 가볍게 하거나 하면 뚜껑이 열려 버릴 가능성이 높아진다. 추의 양을 조금 줄이면, 그 양의 추로 뚜껑이 열리지 않는 것을 충분히 확인하고 난 다음에 추를 줄이는 편이 안전하다. 따라서 검사 성적이나 증상을 보면서 최소한의 추(스테로이드)를 실어 두는 것이 질환의 조절에 중요하다. 또 한 번 뚜껑이 열려 버리면, 다시 뚜껑을 닫기 위해서는 추를 조금 늘리는 것만으로는(감량 전의 양으로 되돌리는 것만으로는) 불충분한 경우가 많아, 초기의 양까지 되돌리지 않을 수 없는 경우가 많은데, 이 점도 도깨비상자의 비유를 이용하면 쉽게 이해시킬 수 있다. 이와 같이 이야기를 하면 증상이 안정되어 있다고 해도 스테로이드를 안이 하게 감량하거나 중단하는 것이 위험하다는 것을 이해하게 할 수 있는 경우가 많다. 또, 질환 활동성을 충분히 조절할 수 있는 스테로이드의 유지량은 환자에 따라서 달라, 같은 질환이어도 감량의 속도나 유지량은 다르다. 비록 동일 질환이라도 타 환자의 스테로이드의 양이나 감량의 속도와 비교하는 것은 그다지 의미가 없다는 것도 미리 충분히 설명해 둘 필요가 있다.

당연한 일이지만 검사 성적을 환자에게 보여주는 것도 스테로이드 양 조정의 필요성을 이해시키는 데 도움이 된다. 전신홍반루푸스 등의 관해기에서는 증상은 침착하고 있어, 보름달형 얼굴 등 스테로이드의 부작용만이 전면에 나와 있는 경우가 많다. 항 DNA 항체, 보체 등의 데이터를 제시해, 경과를 설명하는 것으로써 현재 스테로이드 감량이 가능한지 어떤지의 의사 측의 판단을 이해시킬 수 있는 경우가 많다. 또 보름달형 얼굴 등 외관상에 나타나는 스테로이드의 부작용은 감량에 수반해 개선해 나가는 것 병세가 악화되는 위험이 높을 때는 어느 정도 어쩔 수 없다는 것을 충분히 설명한다.

스테로이드 감량(병세 재연)의 위험을 설명한다

스테로이드를 감량한다고 하는 것은 치료를 느슨하게 한다(뚜껑 위의 추를 줄인다)는 것이므로, 아무래도 병세가 다시 심해질 위험이 따른다. 감량 후에는 당분간 컨디션을 신중하게 관찰해, 그다지 무리를 하지 않는 편이 좋다고 생각된다. 그 시점에서의 질환 활동성이나 스테로이드 투여량 등에도 따르지만, 해외여행이나 입학

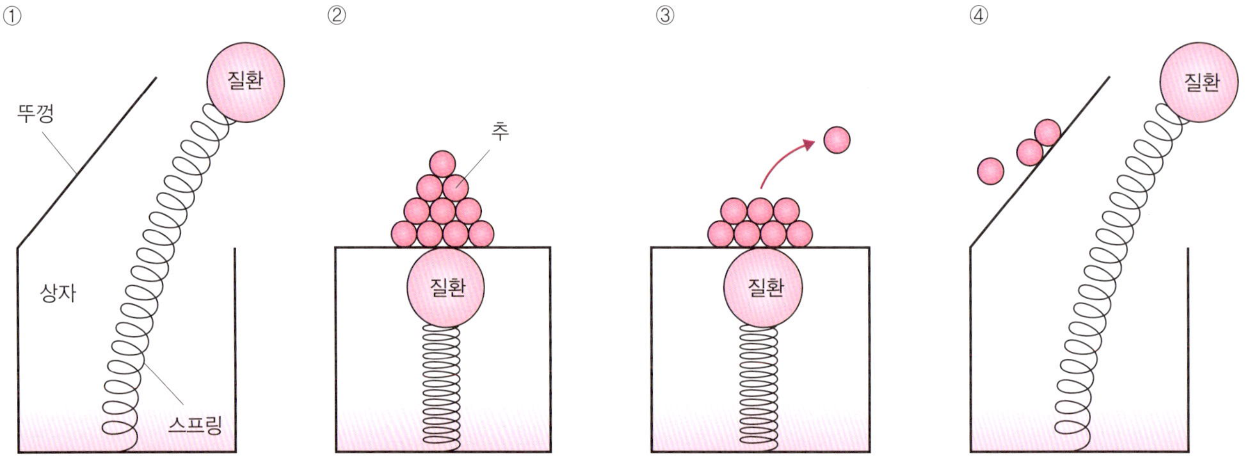

4-1 **자가면역 질환치료에 있어서 스테로이드의 이미지**

① 질환 활동성이 높은 상태(안 좋을 때)에는 도깨비상자의 뚜껑이 열려버린 것 같은 상태이다.
② 충분한 양의 추(스테로이드)를 사용하는 것에 의해 질환 활동성을 억제할 수 있다.
③ 질환 활동성이 안정되면 조금씩 추(스테로이드)의 수를 줄여나가 뚜껑이 열리지 않는 최소한의 양으로 한다. 이것을 유지량이라 한다. 어느 정도의 유지량이 필요한 지는 환자에 따라 다르며 같은 질환이라고 해서 유지량이 같다고 할 수는 없다.
④ 추(스테로이드)의 양이 너무 줄어들어 도깨비 상자의 뚜껑이 완전히 열려버렸을 때(질환 활동성이 높아져 버렸을 때)에는 다시 한 번 충분량 까지 추의 양을 증가시켜 뚜껑을 확실히 닫을 필요가 있다. 따라서 감량할 때 천천히 시행하는 경우가 많지만 늘릴 때는 어느 정도 정해진 양을 늘리지 않으면 안 되는 경우가 많다. 검사 성적 등에서 뚜껑이 열려버린 것 같은 징후가 나타날 때에는 미리 소량의 추(스테로이드)를 추가해 두거나 추를 줄이는 것을 연기하는 것도 고려할 수 있다.

시험의 직전 등에 굳이 감량하는 것은 가능한 한 피하는 것이 바람직하다는 것을 설명한다.

유지량 이후의 감량에 대해서는 환자의 의사를 존중한다

어느 정도 병세가 침착해, 스테로이드 투여량이 유지량이라고 해도 좋은 양에 이른 후 더욱 감량을 진행시킬지 어떨지는 환자의 생각이나 가치관에도 충분히 배려하는 것이 필요하다. 그 때문에 스테로이드 투여의 이유, 기대되는 효과와 부작용, 현재의 질환 활동성, 감량에 의한 재연의 위험성 등을 충분히 설명하는 것이 중요하다. 이와 같이 의사와 환자의 사이에 충분히 의사소통을 하도록 배려하는 것으로, 스테로이드의 자기 판단에 의한 감량이나 중단을 줄일 수가 있다.

컨디션의 악화 시의 조기진단의 필요성을 설명한다

앞서 말한 것과 같이 병상이 안정되어 있던 환자라도 스테로이드 감량 후는 어느 정도 질환 활동성이 상승하는 위험을 수반한다. 컨디션이 보통과 달라졌을 때, 불안감이 있을 때 등에, 반드시 다음 번의 진찰 예약일 등에 구애되지 않고 조기 진찰하도록 전달해 두는 것이 중요하다.

[Tsutsumi Akito]

5 스테로이드의 약물 상호작용 - 스테로이드 불응증에의 대처

가끔 스테로이드에 반응하기 어려운 증례를 경험한다

스테로이드는, 근대 의학에 가장 공헌한 약물의 하나이지만, 임상에서는 가끔 스테로이드에 반응하기 어려운 증례를 경험한다. 이러한 예에서는 다양한 원인을 생각할 수 있지만, 이러한 중에서 원인이 분명하고, 어떠

5-1 스테로이드의 약물 상호작용

기전	다른 약물	영향을 주는 방향	스테로이드	결과
1. 같은 작용 (부작용)	면역억제제	↔	스테로이드	위독한 감염증
	암호테리신 B 티아지드계 이뇨제 에타크린산 푸로세미드 감초(리콜리스)	↔	스테로이드 (특히 전해질 작용이 강한 것)	저칼륨 혈증
	비스테로이드 항염증제	↔	스테로이드	소화성 궤양 합병율 증가
2. 상반된 작용	경구 혈당 강하제 생 백신 항응고제	← ← ←	스테로이드 스테로이드 스테로이드	혈당치 상승 약독백신의 전신 감염증 항응고 효과의 감약/증강?
3. 흡수저해	경구 칼슘 규산 알루미늄	← →	스테로이드 덱사메타손	흡수율 저하 흡수율 저하?
4. 결합단백	경구 피임약 (에스트로겐을 포함한 제제)		프레드니솔론	결합단백 증가에 의한 약효감약*1
5. 약물대사	발비탈계 약물 (페노발비탈 등) 페니토인 카르바마제핀 리판피신	→	스테로이드 (종류에 따라 대사항진의 정도가 다르다*2)	CYP3A4 유도에 의한 스테로이드 대사 항진 때문에 약효 저하
	시클로포스파미드 경구 피임약 (에스트로겐을 포함한 제제)	← →	스테로이드 프레드니솔론	활성화 감약(초기) 활성화 증강(장기 병용) 대사 저해에 의한 약효 증강*1
6. 수용체 길항	이미다졸 계 항진균제	→	스테로이드	결합저해에 의한 약효 저하

*1 약효감약과 증강이라고 하는 상반된 결과가 되지만 대사 저해에 의한 작용이 보다 강해, 결국 약효는 증강한다.
*2 덱사메타손 〉프레드니솔론 〉히드로코르티손의 순서

[Kawai Shinichi ; (川合眞一) : 오늘의 치료제 2005, 水島裕(編), 南江堂 : 2005, p66]

한 대책이 가능한 것이 약물 상호작용에 의한 스테로이드 불응증이다. 본고에서는 5-1에 정리한 스테로이드의 약물 상호작용 중에서, 약물 대사에 관계된 상호작용에 대해 해설한다.

스테로이드 불응증은 스테로이드 대사의 항진에 따른다

체내에 흡수된 후에 생긴 스테로이드 불응증의 원인으로서 가장 영향이 큰 것은 스테로이드 대사의 용진에 의한 것이다. 스테로이드 불응증의 원인으로서 가장 영향이 강하다고 생각되는 것은, 스테로이드 대사의 항진에 의한 것이다. 내인성 스테로이드의 하나인 코르티솔의 주된 대사 경로는, 스테로이드 골격 중의 A환의 환원 반응과 그에 따른 계속되는 글로크론산 포합인데, 다른 대사 부위로서는, 간장의 P450에 의해 대사되는 6 위의 수산화 반응이 있다. 이 반응은, P450 중에서도 CYP3A4라고 하는 아이소자임이다. CYP3A4는, 항결핵제의 리판피신, 또 항간질제인 페니토인이나 발비탈 등에 의해 강력하게 유도되어 활성이 증가한다. 그 결과, 스테로이드의 대사가 항진해, 스테로이드 불응성이 된다.

한편, 스테로이드는 그 종류에 의해 대사 경로에 차이가 난다. 코르티솔에서는 주된 대사 경로는 A환의 환원인 것에 비해, 덱사메타손이나 베타메타손에서는 A환 환원은 없고, 6 수산화가 대사의 중심이다. 프레드니솔론은 정확히 그 중간에서, 일부가 6 수산화 경로로 되어 있다. 따라서 CYP3A4의 유도에 의해 스테로이드 대사가 항진하는 경우, 덱사메타손이나 베타메타손이 가장 영향을 받기 쉽고, 스테로이드의 효과가 1/5 정도로까지 현저하게 줄어든다. 한편, 코르티솔은 20% 정도 항진할 뿐이다. 또, 프레드니솔론은 정확히 중간으로 효과는 1/2 정도가 된다. 예를들어 리판피신을 복용하고 있었을 경우, 1일 30mg의 프레드니솔론을 내복하고 있었다고 해도 약 반인 1일 15mg 미만 정도의 효과가 되는 것이 예측된다.

스테로이드에 부적응이 생기면 원인 약제를 바꾼다

이러한 스테로이드 불응증이 생겼을 경우, CYP3A4 유도의 원인 약제가 예를 들어 리판피신이면, 다른 항결핵제로 바꾸는 것이 내책의 하나이다. 다른 대책으로서는, 만약 덱사메타손이나 베타메타손을 사용하는 방법이 있었다고 하면, 효소 유도의 영향을 입는 것이 보다 적은 프레드니솔론이나 코르티솔로 변경하는 방법이 생각된다. 다만 코르티솔로 변경할 경우에는 전해질 코르티코이드 작용이 강해지기 때문에, 혈압이나 심장에의 영향에 대해서는 특히 유의할 필요가 있다. 또, 예를 들어 프레드니솔론을 사용하고 있으면, 이론적으로는 2배량을 복용하면 리판피신 등을 병용한 채로도 기대하는 효과를 얻을 수 있다. 다만, 그 경우는 본래의 용량의 임상적 타당성을 충분히 재확인할 필요가 있다.

[Tsutsumi Akito]

6 투여량은 적당한가? - 스테로이드 투여의 목적은?

목적이 소염인지 면역억제인지에 따라 투여량도 다르다

무엇을 목적으로 해 스테로이드를 투여하는지 잘 인식하고 있지 않으면 안 된다. 목적으로 하는 것이 소염인지 면역 억제도 기대하고 있는 지에 따라 투여량도 다르다. 일반적으로는 면역 억제를 목표로 하려면 프레드니솔론(PSL) 30mg(평균적으로는 0.5mg/kg) 이상을 필요로 한다고 생각해도 좋다.

장기 장애나 그 정도에 따라 염증의 강도는 다르다

장애 장기에 따라, 또 그 장애의 정도에 따라 염증의 강도는 다르다고 말해지고 있다. 관절염과 신장염에서는 보통 신장염 쪽이 대량의 스테로이드를 필요로 한다. 그리고 신장염에서도 조직형에 의해, 치료에 필요한 스테로이드양은 다르다. WHO의 루푸스신염의 조직 분류의 I, II형이면 중등량의 PSL로 좋지만 III, IV형이 되면 대량 또는 스테로이드 펄스요법이 필요하게 된다. 실제로는 간단하게 신장의 조직 소견을 얻을 수 있는 것은 아니기 때문에 장기 장애의 정도를 어떻게 파악할지가 문제이다. 또, 장기간에 대해도 염증의 정도에는 차이가 나타난다. 발열, 전신 권태감이 있어 체중도 감소하고 있는 증례로, 그야말로 전신의 염증 증상이 강하다고 생각되는 환자라도 전신홍반루푸스(SLE) 등에서는 반드시 신장염을 수반하지 않는 예가 적지 않다. 이러한 증례는 중추신경 증상이 전면에 나온 CNS 루푸스이거나 하는 경우도 있다. 증상이나 그 조합, 염증의 정도도 다양하다. 따라서 6-1과 같은 의견 일치의 하에서, SLE의 병태에 따른 스테로이드의 투여량을 결정할 수 있게 된다.

SLE 이외의 질환에서도 폐나 신장 등 중요 장기 장애에 대해서는 대량의 스테로이드가 필요하다. 다음으로 그 염증의 정도가 문제가 된다. SLE의 신부전에 대해서는 간단하게 말했다. 그러나 다발근육염 · 피부근육염(PM/DM)의 염증의 정도가 되면 어렵다. 크레아틴키나제(CK)나 알도라아제 등의 근 일탈 효소치, 근력 저하의 정도, 병리조직 소견의 정성적 염증 반응 등이 지표가 될 것 같지만, 현실적으로는 지표가 되지 않는다. 따라서, 일반적으로는 PSL 대량 투여가 된다. 반대로 강피증 섬유화의 강한 염증, 예를 들어 피부 경화나 폐섬유증 등은 섬유 화가 주체로 염증의 정도로서는 스테로이드의 적응도 없는 것이 많다고 생각되고 있어 질환이나 병태에 따라 투여량이 적절한지 아닌지를 판단하지 않으면 안 된다.

6-1 SLE의 병태에 따른 스테로이드 투여량

A. 소량에서 중등량 이하(PSL 10~20mg)
NSAIDs 불응의 발열 관절염
B. 중등량(PSL 20~45mg)
장막염 경도의 견장애
C. 대량(PSL 45~60mg 또는 스테로이드 펄스요법)
대량의 단백뇨를 수반하는 신증 신증후군 용혈성 빈혈 고도의 혈소판 감소증 CNS 루푸스 간질성 폐렴 폐출혈

검사 이상 : 질환 활동성과 관련된 지표에는 주의가 필요하다

특정의 장기 장애의 지표가 높은 동안은 장기 장애가 지속하고 있다고 판단하지 않을 수 없다. 문제는 면역 이상이다. 면역 이상이어도 질환의 활동성과 관련하고 있는 것과 단지 질환의 표지로서 측정의 의의가 있는 것으로 크게 양자로 나누어진다. 이 때 문제는 질환 활동성과 관련한다고 생각되는 지표이다. 강피증의 항핵 항체의 역가(titer)가 높기 때문이라고 해 치료하는 의사는 없다. 그러나 SLE의 항 DNA 항체, 혈관 염증후군의 ANCA, 보체가, 면역복합체 등은 한마디로 말할 수 없는 면이 있다. 다시 말하면 SLE의 백혈구 감소를 신경 쓰는 의사도 있다. 모두 활동성의 지표라고 말하고 있는 교과서도 있다. 그럼 만약 치료해야 한다고 하면 어느 정도까지 증량해야 할 것인가. 실제로는 결론은 없다고 생각한다. 증량하지 않아 악화하면 후회가 남는다. 증량하지 않고도 병세가 악화되지 않으면 안도로 가슴을 쓸어 내리게 될 것이다. 이에 대한 논의는 앞으로의 과제라고 할 수 있다.

결론으로부터 보면 적당한 투여량에 정답은 없는 것인지도 모른다. 끊임없는 환자 관찰이 필요하다.

[Inada Shinichi]

7 펄스요법의 효과와 적응

1969년 Kountz 등은, 신장 이식에 있어서의 이식신장의 정착율의 향상에 초대형량의 스테로이드(부신피질스테로이드 : GC) 정맥주사요법 즉 스테로이드 펄스요법(펄스요법)이 유효한 것을 보고했다. 이후 GC펄스요법은 이식 면역뿐만 아니라 강력한 항염증 작용이나 면역억제 작용을 가지는 것으로부터, 루푸스신염이나 난치성의 류마티스관절염(RA), 과민성 폐렴, 염증성 장질환 등이 많은 자가면역성 질환이나 염증성 질환의 치료에 시도되게 되었다.

펄스요법의 분자작용 기전 : GCR에 의한 억제작용

GC는 세포내로 확산된 후 수용체와 결합한다. GC 수용체 결합복합체(GCR)는, 핵내로 이행해 2량체를 형성하고, DNA상의 특이한 염기 배열(GRE)과 결합해, RNA에의 전사(trans activation), 그리고 단백 합성을 통해서 작용을 나타낸다(7-1). 포스포리파아제 A_2 저해 작용을 갖는 항염증성 단백, 리포 모듈린 등의 합성이 촉진되어 염증과 관계되는 여러 가지의 프로스타그란딘(PG)이나 로이코트리엔 생산이 억제된다.

GCR은 AP-1, NF-AT나 NF-kB 등의 전사 인자와의 상호작용에 의해 유전자의 발현을 억제한다(trans inhibition). 인타로이킨 2(IL-2)를 시작으로 하는 사이토카인이나 ICAM-1 등의 접착 분자, 사이클로 옥시게나아제 2 등의 PG 생산과 관계되는 효소의 유전자의 전사 조절을 한다. GCR는 AP-1과 결합함으로써 AP-1의 전사 인자 활성을 억제하지만, GRE를 통한 GC의 작용(trans activation)도 억제한다. GCR에 의한 억제 작용에는 수용체의 3량체 형성이나 DNA 결합 도메인의 존재는 필수가 아니고, GRE를 통한 유전자의 활성화보다 저농도로 효과가 나타난다.

GC수용체의 친화성(K_d)은 10^{-8}M 정도로, 활성형 GCR의 핵내 농도(저류 시간)는, GC 농도와 수용체수에 의해 결정되지만, 수용체의 포화에 필요로 하는 GC량의 100~1,000배의 양을 투여하는 펄스요법의 지적용량이나

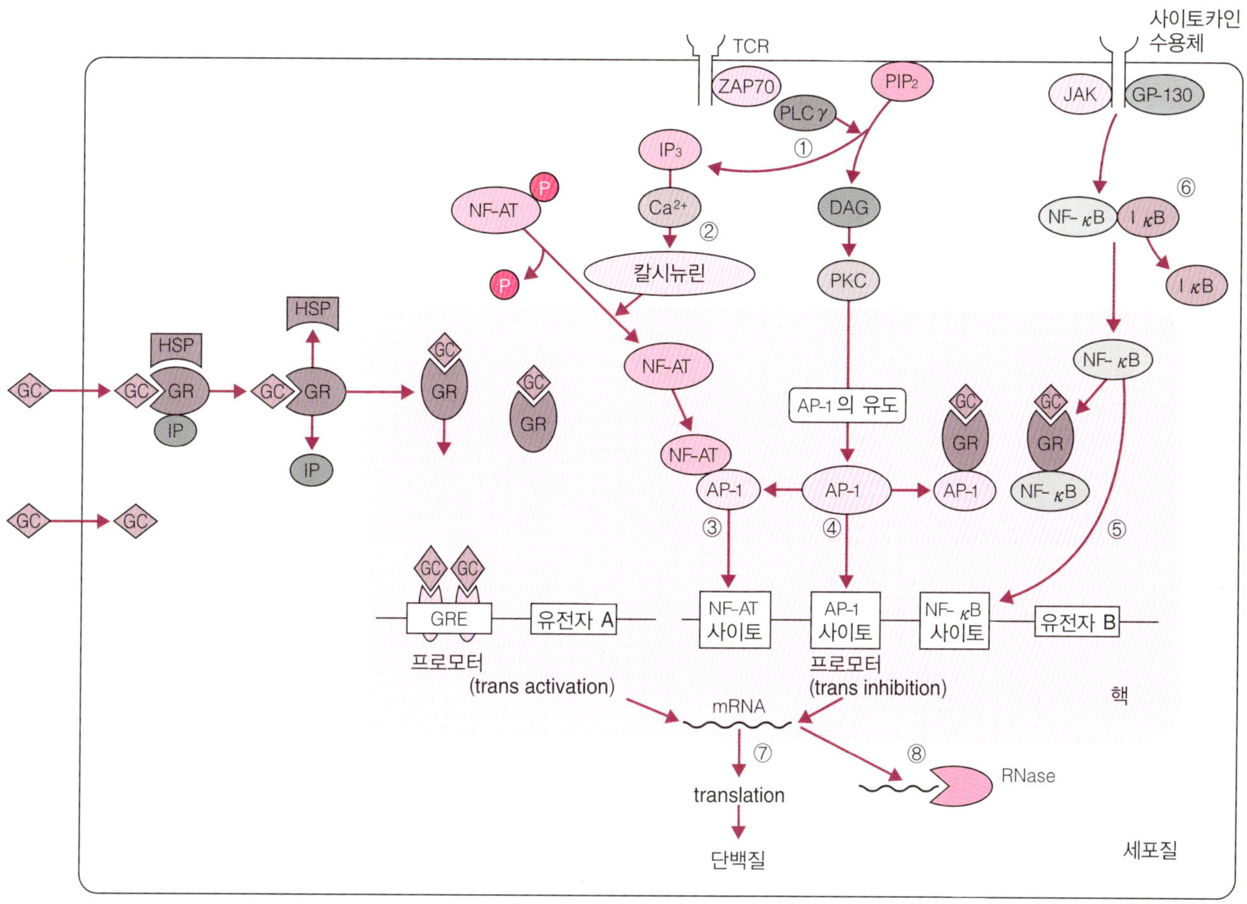

7-1 **펄스요법의 분자 작용 기전**

①~⑧은 GC의 작용 부위를 나타낸다.

GR : GC수용체, HSP : 열쇼크 단백 90, IP : 임노피린, TCR : T세포 수용체, ZAP70 : ζ-associated protein tyrosine kinase, PKC : 프로테인 C, PLC γ: 포스포리파아제 C γ, PIP_2 : 포스파치질이노시톨 2 인산, IP_3 : 이노시톨 3 인산, DAG : 디아실 글리세롤, GRE : glucocorticoid response element, NF-AT : nuclear factor of activated T cell, AP-1 : activating protein-1, NF-κB : nuclear factor-κB, JAK : Janus kinase.

투여 기간, 후 요법의 점감법 등 앞으로의 검토가 필요하다. 또 펄스요법의 즉효성의 효과나 활성화 된 T세포 등의 면역 담당 세포에 있어서의 trans activation에 의한 효과는 수용체의 친화성만으로는 설명하기 어렵다.

펄스요법은 종래의 GC요법 보다 강력하고 대사 작용도 강하다

펄스요법에서는, 보통 전해질(미네랄 코르티코이드) 작용이 없는 메틸프레드니솔론 500~1,000mg(소아에서는 15~30mg/kg)을 1시간 이상에 걸쳐 점적 정맥주사해, 이것을 3일간 계속하여 1kur로 하고 있다.

메틸프레드니솔론은 프레드니솔론에 비해 단백 결합율이 낮고, 혈중에서는 유리형으로 존재한다. GC 농도는 10^{-4}M에 달해, 세포내에 대량으로 이행한다. GC는 매크로 살균 바이러스나 림프구로부터의 사이토카인 생성이나 접착 분자의 발현을 억제하는 것으로써 호중구나 림프구의 염증 국소에의 침윤을 저해해, 활성 산소나 프로테아제 등의 생산을 억제해, 항염증 작용 및 면역 억제 작용을 나타낸다. 펄스요법은 종래의 GC요법에 비해

7-2 루푸스신염에 대한 펄스요법의 효과(주요 대조시험)

보고자	펄스요법			대조약	관찰 기간	치료 효과
	1회 용량	기간	증례 수			
Honma (本問) 등 (1982)	MP : 1g	1kur(3일간)	16예	프레드니솔론 : 60~80mg/일	6개월	네프로제 증후군의 개선, 군간 유의차 있음 혈청 감마 글로불린치 저하, 군간 유의차 있음
Barron 등 (1982)	MP : 30mg/kg	6일간	7예 (소아 예)	프레드니존 : 2mg/kg	6개월	조기(1개월) 사구체 여과율 개선 장기(6개월) 신장 기능 개선은 군간 유의차 없음
Liebling 등(1982)	MP : 1g	매월 1kur, 1년간 1kur(3일간)	5예	플라세보	2년간	9개월 이후, 혈청 크레아티닌치 저하 장기(2년) 혈청 IgG치 저하, 군간 유의차 있음 장기(치료 후 경과 2년) 신기능(혈청 크레아치닌, 사구체 여과율)의 증악없음, 군간유의차 있음
Boumpas 등(1992)	MP : 1g/m² 체표면적	매월 1회, 6개월간(첫회 만 3일간)	25예	① IV-CY 매월 1회, 6개월 ② IV-CY 매월 1회, 6개월 + 3개월 씩, 2년간	60개월	신기능 악화율(혈청 크레아티닌치 배가율) IV-CY군에 비해 고율
Honma (本問) 등 (1994)	MP : 400mg	1kur(3일간)	39예	프레드니솔론 : 50mg/일	3개월	조기(1주) 항 DNA 항체가의 개선, 군간 유의차 있음 3개월, 전반 개선도 군간 유의차 있음 장기(26개월), 누적 투석 이행율 유의차 없음

강력하고 대사 작용도 강하다고 생각된다.

임상적으로는 골수 이식 후의 GVHD에 대한 펄스요법의 효과(5~10mg/kg/일)나 중추신경 루푸스에 대한 효과(400~800mg/일)에 용량 반응성이 나타나는 등 초대형량 GC요법의 유용성을 시사한다. 전신홍반루푸스(SLE) 환자에서는 T세포가 펄스요법 후 조기(6시간 이내)부터 매우 분명하게 감소해 항체 생산이나 급성 반응물질(혈청 CRP치)도 급속히 저하하지만, 펄스요법의 효과나 그 지속 시간은 질환에 따라서도 다르다.

펄스요법의 부작용 : 감염증 유발 등에 주의

점적주입 중에 전신 권태감, 안면 홍조, 금속맛, 두통이 출현하고 1~2주일 후에 슬관절통이 일과성으로 나타나는 경우가 있다. 무균성 골괴사의 발증이 고율이라고 하는 보고도 있지만 일반적인 부작용의 빈도는 후요법의 GC량이 감량 가능하기 때문이거나 오히려 저율이다.

심방세포나 협심증, 심막염을 합병한 환자에서는 심근경색이나 돌연사가 나타나는 일이 있어 관동맥 질환을 가지는 예에서는 GC의 급속한 점적주입이나 푸로세미드 등의 이뇨제의 병용에는 주의가 필요하다. 펄스요법에서는 대량이기 때문에 GC의 미네랄코르티코이드 작용이 무시할 수 없게 되어 수분의 저장이나 전해질의 이상, 신증후군에서의 일과성의 신장 기능의 악화가 나타나는 일도 있다.

종래의 GC량에서는 나타나지 않는 다형핵 백혈구의 접착능이나 세균의 빈식 등의 살균 기능의 저하가 펄스요법 후에 나타난다는 보고도 있어 감염증 유발 등의 부작용에도 주의가 필요하다.

루푸스신염에 대한 펄스요법은 유효

1976년 Cathcart 등에 의해 신장 기능이 급속히 악화된 7예의 루푸스신염(DPLN : 만성 증식성 루푸스신염)에 대해서 펄스요법이 처음으로 시도되어 5예에서 급속한 신장 기능과 혈청 학적인 소견의 개선이 나타났다.

신장병리조직학적으로 사구체성 세포 증식, 세포성 반달 체형성이나 휘블린 혈전의 존재 등(급성지수가 높다)이 나타나는 증례에 유효 예가 많아, 경구 대량 GC 요법과 같이 신부전 발증까지의 기간의 짧은 것, 항DNA 항체값이 높고 혈청보체치가 낮은 등 혈청 학적으로 활동성이 높은 것, 급속히 신장 기능이 병세가 악화되는 증례에 펄스요법이 유효하다.

Barron 등은 소아 루푸스신염 예(DPLN)에 펄스요법을 시행해, 종래의 GC량(2mg/kg)과의 비교에 의해, 사구체 여과량이나 신장 기능의 급속한 개선을 나타냈다(7-2).

일본의 성적에서는, 메틸프레드니솔론(400mg/일) 투여와 경구 GC(50mg/일)의 2군으로 비교했지만, 3개월 후 전반 개선율이 400mg/일 투여군(미니 펄스요법)으로 의미가 있게 높았다. 대량 GC요법에서는 사구체 경화를 촉진하기 위해 사구체 경화나 간질성 병변이 강한 증례에서는 장기의 신장 기능의 예후는 불량이라고 생각되고 있다. 펄스요법의 적정 용량에 대해서는 보통 용량의 약 1/2(400mg/일)에서도 동등한 효과가 나타나고 있어 실시에 즈음해서는 신장병리조직소견 등을 참고하여 고려해야 한다.

루푸스신염 이외의 SLE 장기 장애에 대한 펄스요법에서는 중추신경 루푸스나 혈소판 감소증에 유효했던 것이 보고되고 있다. 기질성 뇌증후군을 생각하게 하는 루푸스성 발작에서는 불가역성 변화를 피하기 위해서라도 조기에 펄스요법이 필요하다. 그러나 종래의 GC요법으로 저항성의 폐포 출혈 예나 전신형 혈관염에 있어서의 펄스요법의 효과는 일정하지 않다.

[Yoshida Tadashi]

8 스테로이드의 이탈법

뇌하수체 기능부전 또는 부신 기능부전증이 아닌 한, 부신피질스테로이드를 계속 복용하고 싶다고 생각하는 사람은 없다. 스테로이드는 현대 의료에 있어 필요 불가결한 것이지만, 부작용을 고려하면 불필요한 투여는 피해야 하는 것이다. 그러나 류마티스관절염 중 하나로서도 70%의 환자가 스테로이드의 투여를 받고 있다는 류마티스 재단의 과거 조사보고도 있다. 아마 중지가 곤란해 스테로이드를 그만둘 수 없는 환자도 다수 들어가 있다고 생각된다. 또, 적응이 불명확한 채 스테로이드가 개시된 환자도 있다고 생각된다. 이러한 사례는 강피증이나 쇼그렌증후군 등의 질환에서도 많이 있다고 추측된다. 그럼 왜 스테로이드를 그만둘 수 없는가. 감량 중지에 의해 일어나는 현상이 문제일 것이다. 그 현상이란 원병의 악화(리바운드 등도 포함), 또는 스테로이드 금단증후군 등으로 생각할 수 있다. 그 각각에 대해 대책을 검토할 필요가 있다.

스테로이드를 대신할 약이 있을 때에는 중지 · 감량이 가능

질환 수식성 항류마티스제(DMARDs)

류마티스관절염의 치료는 최근 눈부시게 진보하고 있다. 특히 메토트렉세이트가 보험 적용이 되고 나서, 치료의 선택사항이 넓어졌다. 생물학적 제제에 의한 항사이토카인요법이 가능하게 되어, 더욱 밝은 전망이 열릴 것 같다. 관해 도입 방법에 관해서는 미국 또는 일본의 류마티스 학회로부터 류마티스 치료 가이드라인은 나와 있지만, DMARDs 병용요법의 시비에 결정이 내려져 있지 않은 현재 상태로서는 절대적인 것은 없다. 그러나 의료의 현장에서는 사용 중인 DMARDs의 효과가 뚜렷하면, 병용하고 있던 비스테로이드 항염증제(NSAIDs)나 스테로이드를 중지하는 것이 가능하다. 뚜렷하지는 않아도 효과가 있으면, 투여 스테로이드 양을 가능한 한 점감하는 것이 바람직하다.

면역억제제

전신홍반루푸스(SLE), 다발근육염 · 피부근육염(PM/DM), 혈관염 증후군에서는 장기 장애의 종류, 정도에 따라 투여 스테로이드양이 정해지고 치료 개시가 된다. 치료 효과가 나오는 대로 스테로이드는 점감해 유지량이 된다. 유감스럽게도 flare일 때에는 증량하고, 그 후 또 감량을 반복하게 된다. 스테로이드 단독으로는 충분한 치료 효과를 얻을 수 없을 때, 또는 스테로이드의 부작용(예, 당뇨병)이 강하게 출현했을 때 등에는 면역억제제의 병용한다. SLE 신부전 등에서는 시클로포스파미드의 대량 간헐 투여법이 확립되어 있어, 면역억제제의 병용이 권장되고 있는 병태가 있다. 혈관염 증후군 중에서도 Wegener 육아종증에 있어서의 경구의 시클로포스파미드도 그렇고, 증거가 스테로이드 이상에 있다. 새로운 것은 PM/DM의 간질성 폐렴 급성 악화시의 시클로스포린 등이다(이것은 현시점에서는 아직 근거는 확립되어 있지 않다). 병용 면역억제제의 효과가 나왔을 때에는 스테로이드의 감량이 가능해진다.

원병의 활동성이 안정되어 있을 때 이탈할 수 있는 경우도 있다

원병의 활동성이 안정되어 있어 유지량에서도 재연이 나타나지 않을 때에는, 누구라도 스테로이드 이탈의 유혹에 휩싸인다. 의사, 환자 양자 모두이다. SLE나 혼합성 결합 조직병(MCTD) 증례에 대해, Raynaud 현상이나 관절 증상이 전면에 나와 있는 증례에서는 활동성이 침착해 오면 스테로이드를 중지할 수 있는 경우가 있다. 또, 다발근육염에서도 근육 염증만의 증상으로 발병해 면역학적 이상 소견이 부족한 증례에서는 한 번 관해에 도입되면 재연하지 않는 예도 있어 스테로이드를 끊는 것이 가능한 경우가 있다. 물론 이러한 증례의 원병이 완치되었다고 해도 좋은지 어떤지는 다른 논의가 된다.

장기 투여 예에서는 가능한 한 점감하여 중지한다

스테로이드, 특히 부신피질호르몬의 이탈이 문제가 되는 것은 사람이 생명을 유지하기 위해서 부신피질 호르몬 코르티솔을 생산하고 있기 때문에 이야기가 복잡해진다. 외부로부터 투여된 스테로이드에 의한 피드백 기구로 뇌하수체 부신 기능이 억제되고 있을 가능성이 있다. 즉 자기 부담의 코르티솔이 생산 할 수 없는 상황이 될 수 있다. 물론 투여 스테로이드의 사용 기간, 양 또는 개체 차이에 의해서도 억제의 정도에는 격차가 있다. 전술한 원병의 활동성과 두 가지 면으로부터 이탈을 생각하지 않으면 안 된다.

옛날에는 투여 스테로이드의 종류를 역가뿐만 아니라, 대사 속도를 감안해 투여 간격 등을 연구하는 것이 제창되어 왔다. 그러나 실제로는 투여하고 있는(프레드니솔론<PSL>이 많음) 스테로이드를 점감해 PSL이 소량(일반적으로는 5mg 이하)이 되었을 때에 투여 간격을 비우면서 중지해 나간다. 사람은 야간 스테로이드를 생산하므로, 투여 스테로이드가 소량이 되었을 때는 아침 1회의 내복으로 해 가는 것도 이탈을 위해서는 중요하다. 사람이 항상적으로 생산 하고 있는 코르티솔은 10~20mg으로 여겨지고 PSL 5mg 또는 메틸프레드니솔론 4mg과 같은 것으로 여겨져 왔다. 이러한 관점으로부터 PSL 5mg 이하가 장기가 되면, 이탈 가능하다고 생각되고 있다. 그러나 1일 생산 코르티솔 양은 2.5mg라는 설도 최근에는 있어, 신중하게 증례마다의 이탈법을 생각해야 할 것이다. 이 때에는 환자의 복약의 순응도도 고려할 필요가 있다.

물론 돌발성 난청 등 스테로이드 대량에서도 단기간에 점감 중지(일반적으로 tapering이라고 부르는 경우도 있다)가 가능한 경우는 이것 뿐이다. 이러한 단기 투여 1~2주로는 부신의 기능 회복은 신속하게 되고 있다.

감량, 이탈을 위해서는 격일 투여법은 유효

이탈 수법의 하나로서 투여 스테로이드의 격일 투여법이 있다. 그러나 격일 투여법은 대량 스테로이드 투여 시에도 행해진다. 특히 혈관염 증후군에서는 주로 미국에서 권장되고 있다. 이 대량 투여 시의 격일 투여법은 부작용 경감의 의미가 있다고 여겨지고 있다. 유감스럽게도 일본에 있어서의 검토에서는 부작용의 경감과 동시에 작용의 감약도 일어날 수 있다는 것이 나타나고 있어 반드시 성인에서는 권장되지 않는다. 다만 감량, 이탈을 위해서는 격일투여법은 유익한 방법이라고 할 수 있으니, 혼동하지 않길 바란다.

갑자기 중지하거나 대폭 감량했을 때에는 금단증후군이 일어날 수 있다

부신 기능이 회복하는 능력이 없는 점에서, 투여 스테로이드가 갑자기 중지하거나 큰폭으로 감량하게 되면 급성 부신부전이 되어 금단증후군으로 불리는 증상을 나타낸다. 매우 분명한 전신 권태감, 이피로감, 식욕부진, 구토, 정동 불안 등을 초래한다. 고열을 수반해 진행하면 쇼크가 되어 생명 예후에 관계해 온다. 스테로이드의 이탈에는 금단증후군이 일어날 수 있다는 것을 알아두어야 한다.

특별히 이탈과는 관계없지만, 필자의 경험에서도 50대의 주부가 감기를 계기로 의식 장애 때문에 입원하였다. 증상이나 MRI 등의 화상 검사로부터도 뇌염 등 기질적인 질환이 의심되었다. 그러나 문진을 자세히 다시 했더니, 20대의 출산 시에 대량 출혈을 했던 것이 판명되어 Sheehan 증후군에 의한 급성 부신부전으로 확진되었다. 감기 등의 스트레스에 대해서 부신을 대응하지 못하고, 부신부전이 현성화한 것이라고 진단할 수 있었다.

다행인지 불행인지 스테로이드 투여를 받고 있는 환자가 의료 정보 없이 다른 의사에게 진찰을 받아, 비의도적으로 스테로이드가 갑자기 중지되어 버리거나 하는 일이 있다. 상황에 따라서는 의식 장애나 쇼크가 되는 금단증후군을 일으킬 수 있으므로 충분한 주의가 필요하다. 이 점은 항결핵제(리판피신)나 항경련제(페노발비탈) 등으로 대표되는 병용제에도 주의할 필요가 있다. PSL 등의 약효가 반감하므로 금단증후군에 가까운 일이 일어날 수 있다는 것을 인식해 둘 필요가 있다.

[Inada Shinichi]

9 염증성 · 면역질환에 대한 스테로이드요법의 요령

스테로이드는 요령이 있는 약제로서 널리 사용되고 있다

염증성 면역 질환에 대한 스테로이드요법, 특히 내복요법과 관절 주사요법에 관해서는, 최근 그다지 진보는 없다. 그 이유는 새로운 스테로이드의 개발이 줄고 있고, 다른 요법의 진보가 현저하기 때문이다. 그러나 현재에도 스테로이드는 염증성 면역 질환에 가장 효과가 있고, 또 '사용법'이 중요, 즉 요령이 있는 약제로서 가장 널리 사용되고 있는 약의 하나이다.

위와 같은 이유도 있어, 필자가 예전에 기술한 『오늘의

9-1 스테로이드요법에 대한 어드바이스

1. 스테로이드 초기 투여량은 염증성 질환에서는 보통 프레드닌®으로 10~30mg/일, 면역질환에서는 30~60mg(양자의 중간 있음)
2. 초기량은 넉넉하게 하고, 증상을 봐서 감량한다.
3. 많은 자각 증상의 개선(종종 극적)은 반나절~2일 이내로 나타난다.
4. 검사소견이나 일부의 증상의 개선은 2~4주 걸리는 경우도 있다.
5. 단기 사용으로 해결되는 경우는 다량 투여해도 괜찮다.
6. 만성으로 중요 장기에 원병의 병변이 없는 경우는 적은듯하게 투여한다.
7. 감량은 반드시 적절한 증상이나 검사치 등의 지표를 참고로 하여 실시한다.
8. 약간의 증상 악화로 재증량하지 않는다. 그러나 증량할 때는 넉넉하게 한다.
9. 프레드닌® 효과가 약할 때, 린데론®등으로의 변경으로 뚜렷한 효과를 나타내는 경우가 있다.
10. 부신 위축을 막기 위해, 또는 이탈을 위해서는 프레드닌® 투여간격을 연장한다.
11. 약간 가볍게 여겨지고 있는 중요한 부작용 : 골다공증, 혈관장애(동맥경화)

또, 표는 상품명으로 나타내고 있다. 프레드닌®의 약품명은 프레드니솔론, 린데론® 약품명은 베타메타손이다. 또 프레드닌® 25mg(1정)과 린데론®, 데카도론® 0.5mg(1정)은 역가는 아니고, 보통 우리는 6배 정도, 즉 프레드니솔론 2정과 린데론® 3정 또는 약간 그 이상을 같은 역가로 하고 있다.

9-2 스테로이드요법 내복의 주의

1. 1일의 연속 외용량은 2정을 넘지 않도록 한다.
2. 유지량은 가능하면 1정 이하가 바람직하다.
3. 증상을 완전히 억제할 정도로 충분히 사용하지 않는다.
4. 1일 1회 투여 시에는 통증이 강한 시각의 4~8시간 전에 투여한다.
5. 반드시 다른 요법을 병용하고 항상 감량의 가능성을 생각한다.
6. 감량은 소량씩 천천히 실시한다.
7. 완전 이탈 시에는 투여 간격(격일 투여 등)을 두는 것이 좋다.
8. 스테로이드 사용 중에는 증상이 치료되었어도 과도한 관절운동은 피한다.
9. 스테로이드에 의한 위독한 감염증의 증상이 숨겨져 있는 경우가 있으므로 주의한다.
10. 스테로이드 사용 중의 사고, 급성 합병증, 수술 시에는 일시적으로 스테로이드를 역으로 증량한다.
11. 여러 가지 부작용에 대처한다.
12. 환자에게 스테로이드요법의 특징을 잘 설명한다.

치료제』(南江堂)나 『류마티스 치료의 요령』(南江堂)의 기술한 것 등을 다소 변경해, 아래에 기술하고자 한다.

스테로이드요법에 대한 어드바이스

9-1에 스테로이드요법에 대한 어드바이스를 나타냈다.

RA의 스테로이드 내복요법

현재에도 어떤 조사에 따르면 스테로이드 복용이 가장 많이 사용되고 있는 것은 류마티스관절염(RA)이다. 그 때문에 RA를 염두에 두고 그것과 유사한 면역이 된 염증성 질환, 기관지천식이나 화분증 등의 아토피성 질환의 일부, 또 일부의 특발성 혈소판감소성 자반병(ITP) 등에도 통용된다. 스테로이드요법 내복의 주의, 말하자면 그 요령을 9-2에 나타냈다. 그러나 RA여도 초기 투여량은 약간 넉넉하게 해, 증상을 억제하고 나서 9-2에 나타낸 기준에 따라 사용하는 것이 좋은 경우가 많다.

관절내 스테로이드 주입방법

현재에도 RA 및 변형관절증(OA) 등에 관해서는 관절내 스테로이드 주입요법이 많이 사용되어지고 있다. 그 정리를 9-3에 나타냈다. 9-3은 RA를 염두에 두고 쓴 것이지만 OA에 대해서도 참고가 될 것이라고 생각된다.

스테로이드 흡입제 · 연고 · 크림

스테로이드 흡입제는 현재 기관지천식의 제1선택의 하나이며, 스테로이드 연고 · 크림은 피부질환에 많이 사용되고 있다. 각각 사용법의 요령이 있지만 다른 집필자들이 썼으므로 여기에서는 생략한다.

[Inada Shinichi]

9-3 관절내 스테로이드 주입요법의 정리

장점
1. 전신적 부작용의 방지 2. 국소 효과의 증강
적응례
1. 1~2의 관절에만 염증이 있는 경우 2. 다발성이라도 한 두 관절에만 강한 염증이 있는 경우 3. 스테로이드의 경구 투여가 금기이거나 부작용 때문에 불가능한 경우 4. 두 세 손가락의 소관절이 침범되어 있는 경우(한 번 시도할 가치 있음) 5. 진행하는 관절의 피부괴사나 변형의 방지 6. 운동 연습이나 관절의 교정 시에 일시적으로 실시
비적응례
1. 관절 또는 그 부근에 감염, 강도의 골위축, 골절이 있는 경우 2. 주입 후, 전혀 또는 조금 밖에 증상이 완화하지 않는 경우
관절주입요법에 관한 주의
1. 염증을 일시적으로 억제하는 것뿐이므로 기초요법, 다른 약물요법을 중심으로 하고, 관절 주입은 하나의 보조수단으로 한다. 2. 증상만의 완화이므로 과도한 운동, 보행은 피한다. 3. 뼈의 파괴가 진행하지 않는지를 X선 검사로 확인한다.

10 스테로이드 치료 – Komagome 알레르기 교원병 프로토콜

부신피질스테로이드 호르몬은 필수 약제이다

약효가 다방면에 걸쳐있는 것, 부작용도 다방면에 걸쳐있는 것, 금단증후군을 일으키는 것, 그리고, 그 용량이 폭넓은 것은 다른 약에는 그다지 나타나지 않는 특징이다. 어느 사항에 대해서도 해명되어야 할 점은 아직도 많이 남아 있다.

이렇게 매우 유효한 약제의 더욱 유용한 사용법을 개발해 나가는 것이 오늘의 과제이며, 일정한 프로토콜에 따른 치료 경험의 축적이 필요하다. 긍정적 임상시험을 짜는 일도 생각할 수 있고, 일상 진료를 우선시키는 임상의가 종래의 경험을 살려 각 예의 치료를 하면서도, 되돌아 보고 검증을 반복하는 것으로 새로운 지견을 제출할 수 있다.

Komagome 알레르기 교원병의 프로토콜

도립 코마고메병원 알레르기 교원병과에서는 20년에 걸친 경험으로부터 다음과 같은 기본적 프로토콜이 정착하게 되었다.

초기투여량

아래 중 하나를 선택

소량 : 프레드니솔론(PSL) 10mg/일 이내

중등량(conventional dose) 0.4 : PSL 환산으로 0.4mg/체중 kg/일

중등량 0.8 : PSL 환산으로 0.8mg/체중 kg/일

중등량 1.2 : PSL 환산으로 1.2mg/체중 kg/일

저용량 펄스 : 메틸프레드니솔론(MPSL) 500mg/일, 3일 연속/kur. 1 kur 12주

표준 펄스 : MPSL 1,000mg/일, 3일 연속/kur. 1 kur/2주

초기량 투여기간

소량~중등량 내복 : 4주간

펄스 : 3~5회. 펄스요법이 효과가 있다고 생각되었을 경우 2회 추가한다. 5회를 넘겨 계속 진행하는 것은 일반적으로는 하지 않는다.

펄스요법의 후요법의 초기량 : 펄스 투여 기간을 포함해 4 주간

감량법

중등량, 후 요법에 대해서는, 감량폭을 10% 이내로서 유지량까지 1주마다 감량

유지량

5mg/일

투여시간

아침 식사 후. 발열을 억제할 수 없는 등의 경우 분할을 고려. 분할을 하는 경우도 아침에 더 많이 배분

스테로이드 투여의 대상 질환 · 병태인지를 검증

오랜 세월에 걸친 지견의 축적으로 투여 적응이 이미 합의되어 있는 질병 · 병태인지는, 투여할 때 마다 반드시 검토한다. 막연하게는 이용하지 않는다.

투여 후는, 「질환 수식(disease modify)」이 생겼는지를 세심하게 검증한다. 스테로이드를 투여하는 것으로, 일견 또는 일시적으로 건강하게 된 것처럼 보여 환자가 자각적으로도 그처럼 느끼는 경우는 자주 있다. 질환 수식이 이루어지지는 않다고 판단하면, 스테로이드 치료를 금단증후군이 생기지 않도록 끝맺지 않으면 안 된다. 그리고 다음의 치료를 선택하지 않으면 안 된다.

부작용 : 가장 중증인 것은 감염증

중등량 이상의 스테로이드를 일정기간 이용하면 부작용은 반드시 발생하는 것이라고 생각해도 좋다. 필자의 경험에서는 가장 중증이 되는 것은 감염증이며 다음은 정신 증상, 골다공증에 의한 골절이다. 당뇨병은 일과성이 아니고 잔존하는 일이 있다. 골두 괴사는 빈도가 현저하게 높지는 않지만 중증의 병태이다.

뉴모시스티스 폐렴 예방

후생노동성 연구 사업「면역 질환의 합병증과 그 치료에 관한 연구」(2004년도에 일단 종료)의 조사에서, 중증 감염증으로서는 뉴모시스티스 폐렴(PCP), CMV 감염증의 발증 빈도가 높은 것이 밝혀졌다. 이 연구반에서의 검토도 참고로 해 아래의 것을 프로토콜로 하고 있다.

PCP 일차 예방 기준

50세 이상에서,

① PSL 환산으로 1.2mg/kg/일 이상 사용,

② APSL 환산으로 0.8mg/kg/일 이상 및 면역억제제 병용,

③ 면역억제제 사용중에서 말초혈 림프구수 500L/건 이하,

중 어느 쪽인가에 합치하는 경우

중지기준

① PSL 0.4mg/kg/일 이하,

② 면역억제제 사용중 말초혈 림프구수가 안정되어 500/L 이상

2차 예방 기준

발증 예 전례에서, 일차 예방의 중지 기준을 충족시킬 때까지

[Inokuma Shigeko]

11 교원병의 스테로이드 치료
– 검사치를 정상화하는 것이 치료의 목적은 아니다

스테로이드 사용의 목적은 병태의 관해 도입과 관해 상태의 유지

스테로이드가 사용되는 이유는 다른 약제보다 강력한 항염증 작용과 다량 투여로 나타나는 면역 억제 효과에 있다. 스테로이드는 림프구를 비롯한 여러 가지의 세포에 작용하여 당질 코르티코이드 수용체를 통해 전사 인자를 억제하는 것 등에 의해, 염증성 사이토카인이나 세포 표면분자의 발현을 억제 효과를 발현한다. 이러한 작용은 비특이적인 것이며, 따라서 스테로이드 치료는 어느 질환에 대해도 원인요법은 될 수 없다. 스테로이드 사용의 목적은 병태의 관해 도입과 관해 상태의 장기 유지이다. 따라서, 질환 활동성을 지표로 점감요법을 하고 유지요법은 장기간 필요한 경우가 많다. 다만, 당질 코르티코이드는 종종 부작용을 겸비하므로, 그 투여는 막연하게 아무렇게나 해서는 안되며 스테로이드 저항성이나 감량 곤란한 증례, 또는 위독한 부작용으로 계속하기 어려운 경우에는 면역억제제나 그 외의 치료법을 검토할 필요가 있다.

치료 전에 치료 효과 판정의 지표를 결정한다

교원병은 전신성 질환이며, 다채로운 증상이나 병태를 나타내는 경우가 종종 있다. 스테로이드 개시 시에서는, 진단뿐만 아니라 어느 병태를 치료하기 위해서 투여하는지를 명확하게 해야 하고, 또 치료 전에 치료 효과 판정의 지표를 결정하는 것이 중요하다(11-1).하나의 혈액검사 소견뿐만 아니라 증상이나 이학적 소견 등을 포함한 복수의 지표를 생각한다. 치료를 개시해 버리면 병태가 수식되기 때문에 개시 전에 가능하면 많은 정보를 얻도록 하는 것이 중요하다.

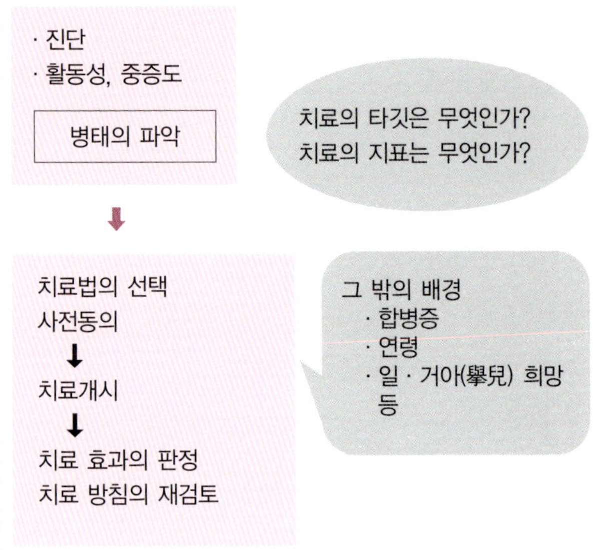

11-1 교원병의 치료

검사치에만 얽매이지 않는 것이 중요

스테로이드의 초기량은 질환이나 병태에 의해 경험적으로 결정되고 있지만, 치료 반응성 등에 의해 실제의 투여 기간, 감량의 속도나 유지량은 각각의 병태나 개개의 증례에 따라 다양하고, 경험에 의하는 부분도 크다. 일반적으로는 초기량을 4주간 계속해도 기대되는 효과가 나타나지 않는 경우는 중등량 이하이면 증량을, 이미 그 이상을 투여하고 있으면 면역억제제 등 타제의 병용을 고려한다. 전신홍반루푸스(SLE)에 있어서의 저보체혈증이나 항 2본쇄 DNA 항체값 등은 늦게 개선되는 경우가 있기 때문에 요소견 등 병태의 개선이 있으면 예정대로에 감량해도 좋다. 또, 다발근육염 · 피부근육염에 대해서는 크레아티닌키나아제(CK)가 완전하게 정상화할 때까지 감량을 기다릴 필요는 없다. 항 2본쇄 DNA 항체 외, 질환의 활동성을 반영하는 자기 항체에는 항호중구 세포질 항체(antineutrophil cytoplasmic antibody, ANCA)가 있어, 항 U1-RNP 항체나 항 SS-A, 항 SS-B항체 등의 자기 항체는 진단에 중요하지만 질환 활동성을 반영하지 않아 치료 후에도 음성이 되지는 않는다. 또, 혈청 보체가는 cold activation 등에 의해 활동성과 관련 없이 저치가 지속하는 경우가 있기 때문에 주의가 필요하고, 검사치 비정상에 관해서는 원 질환에 의한 이상치인지 다른 원인인지 충분히 검토한다. 특히 감염증에 대해서는 주의한다.

교원병은 조기에 진단되는 증례가 증가해 그 예후도 개선해 오고 있지만 감염증이나 골다공증, 동맥경화 등의 합병증에 의한 사망이나 삶의 질의 저하가 문제가 되어 지고 있다. 스테로이드 치료의 목적은 염증이나 면역이상에 따라 일어나는 병태를 개선하는 것에 있다. 증상이나 이학적 소견, 요검사나 흉부 X선 등의 직접 병태를 반영하는 검사 소견이 개선하는 것이 중요하고, 하나의 검사치 이상에만 얽매이면 실제의 병태에 합치하지 않는 스테로이드 치료를 실시해 나아가서는 그것이 합병증의 원인이 될 가능성도 있으므로 충분한 주의가 필요하다.

[Tamura Naoto, Hashimoto Hiroshi]

12 항류마티스제 사용 시, 소량의 스테로이드 추가에 의해 매우 분명한 염증 소견, 자각 증상의 개선을 경험한 구체적인 예

증례

49세, 여성. 류마티스관절염(RA), Stage III, 병력 15년(1990년 발증)

현병력

메토트렉세이트(MTX) 8mg/주와 NSAID(인도메타신 파르네실) 400mg/일에서 경과 양호하여 관찰 중이었지만, 2004년 6월 23일에 동계(動悸), 헐떡임을 자각해 같은 날 즉시 당원에서 진찰을 받았다. 흉부 X선상에서 경도의 간질성 폐렴을 의심하게 하는 소견이 있어, 만약을 위해 MTX를 휴약했다. KL-6은 6월부터 9월까지의 기간에는 정상치였고 그 후 류마티스에 수반하는 관절 증상이 서서히 악화되었기 때문에, 8월 23일부터 다시 MTX 4mg/주로 감량해 신중하게 투여를 재개했다. 흉부 X선 소견의 악화 및 호흡기, 순환기 증상의 출현은 없지만 관절 증상은 강해, 9월 15일부터 메틸프레드니솔론 4mg/일의 추가 투여를 실시했다. 그 다음날부터 관절 증상의 경감이 현저해 ADL의 매우 분명한 개선을 얻을 수 있었다.

또, 12-1에 나타나듯이 MTX 재개 후에도 CRP는 계속 상승해 스테로이드를 투여하고 나서 간신히 CRP의 개선이 나타나고 있다. MMP-3으로 혈침은 MTX 투여 후보다 개선하고 있는 것처럼 보이지만 도중의 9월 15일에는 측정하고 있지 않았기 때문에 그 때의 값이 불명해 이미 개선되었는지 어떠했는지는 모른다. 오히려 매회 채혈하고 있는 RBC나 Hb의 움직임을 보는 편이 그 사이의 데이터의 추이를 잘 알 수 있다(12-2). 즉, 본례는 MTX를 중지해 RA가 악화된 것이지만 그에 따라 빈혈도 진행했다. 그러나 MTX의 재개 시나 스테로이드의 추가 투여에 의해 빈혈의 지수도 순조롭게 개선되었다. 이 움직임을 자세하게 보면 MTX를 개시하고 나서 즉시 이러한 지수가 개선해 온 것은 아니고, 9월 15일에는 아직 빈혈은 진행 중이다. 9월 15일에 스테로이드를 투여하고, 그 후 처음으로 9월 22일에 개선을 나타내고 있다. 역시, 이 빈혈의 개선에 대해서도 소량이라도 스테로이드의 유효성은 분명하다. 이와 같이 긴 이병력 속에서 스테로이드를 사용하지 않고 있던 증례였지만 MTX 중지에 의한 RA 증상의 악화, 재연에 대해서 소량의 스테로이드의 효과가 뚜렷했다.

그 후에도 본 증례는 경과가 좋고, MTX에 의한 것으로 생각되는 탈모를 병발했기 때문에, 본제를 4mg에서 3mg으로 감량했다. 그런데도 RA 증상 등의 경과가 좋아 메틸프레드니솔론을 4mg/일로부터 서서히 줄여, 현재는 3mg/일로 RA 증상이나 빈혈같은 건 없고 양호한 상태를 유지하고 있다.

고안 : 소량의 스테로이드에서 뚜렷한 개선이 나타났다

본 증례에 있어서 MTX는 장기에 걸쳐 양호한 효과를 나타내고 있었지만, 호흡기 증상과 X선 소견에서 간질성 음영이 의심되었기 때문에 중지하지 않을 수 없었다. 어쩔 수 없는 것이었다고 생각한다. 그러나 본제의 중지에 의해 RA의 매우 분명한 악화가 나타났기 때문에 그 후의 경과와 검사 소견(X선상이나 KL-6)에서 부작용의 가능성은 없는 것이라고 판단해 MTX의 소량 신중 투여를 개시했다. 그것만으로는 급한 개선을 얻을 수 없다고 판단해 무리하게 스테로이드를 소량으로부터 개시했더니 큰 반응을 얻을 수 있었다. 이것은 가끔 경험하는 것으로 구명적인 긴급성이 아닌 한 이 정도의 양으로부터 시작해 효과가 불충분하면 점증법으로도 대처할 수 있다고 생각된다.

MTX에 관해서는 어떠한 문제가 있어 일시 휴약하는 일이 있어도 경과를 신중하게 분석해 보면 반드시 두 번 다시 투여할 수 없다고는 할 수 없다. 만약 그러한 가능성이 있고 유효 예이면, 엽산을 병용하면서 소량으로부터 재투여해 신중하게 보는 일도 있을 수 있다. 이번 예가 그러한 증례이다.

[Sagawa Akira]

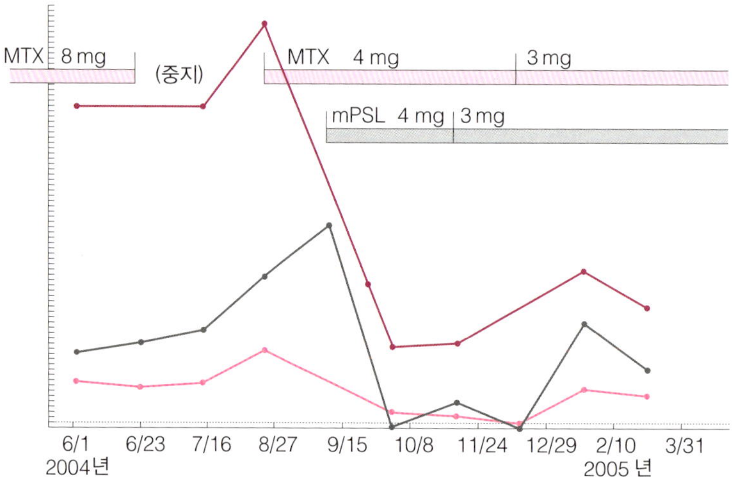

● 1H	73	65	72	119		30	24	14	63	54
● MMP-3	1,360		1,370	1,700		372	386		694	538
● CRP-T	3.9	4.4	5.0	7.6	10.1	0.3	1.5	0.3	5.4	3.1

12-1 류마티스 관련 데이터의 추이

류마티스 관련의 데이터로서 혈침, MMP-3, CRP의 추이와 메토트렉세이트(MTX) 및 스테로이드(메틸프레드니솔론 〈 mPSL 〉)의 투여 상태를 나타낸다. MTX 8mg으로 경과 관찰 중에 간질성 폐렴이 의심되어 본제를 중지했더니 관절 증상의 악화와 함께 상기 모든 지표가 악화되고 있다. 그것들은 MTX 재개 후 다시 개선 경향에 있지만, CRP은 스테로이드를 투여하고 처음으로 개선하고 있다(본문 참조).

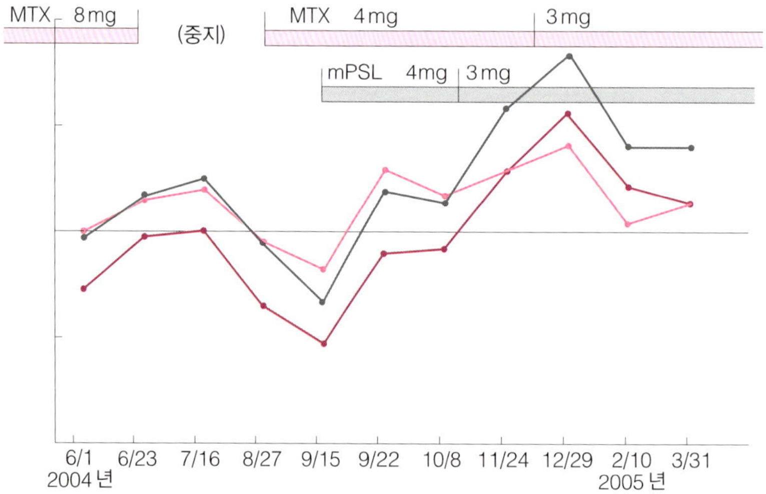

● RBC	375	396	402	370	353	414	397	412	428	382	394
● Hb	10.2	11.2	11.3	9.9	9.3	10.9	11.0	12.5	13.5	12.2	11.9
● Ht	33.2	35.3	36.3	32.8	29.6	35.7	35.2	40.3	43.2	38.3	38.3

12-2 경과 중 빈혈 데이터의 추이

MTX를 중지해 RA의 악화에 수반해 빈혈도 진행되고 있다. 그러나 MTX의 재개나 스테로이드의 추가 투여에 의해 빈혈의 지수도 순조롭게 개선이 나타났다. 이 움직임을 자세히 보면 MTX를 개시하고 나서 즉시 이러한 지수가 개선해 온 것은 아니고, 9월 15일에는 아직 빈혈은 진행 중이다. 9월 15일에 스테로이드를 투여해, 그 후 처음으로 9월 22일에 개선을 나타내고 있다. 역시 이 빈혈의 개선에 대해서도 스테로이드의 유효성은 분명하다(본문 참조).

13 류마티스관절염 치료의 새로운 전략과 스테로이드 치료 - 스테로이드를 능숙하게 사용하기 위해서

1948년에 Hench 등이 합성 스테로이드(코르티손)를 류마티스관절염(RA) 환자에게 사용해 극적인 효과를 발휘한 이래, RA에 대한 부신피질스테로이드(스테로이드)의 공죄에 대해 시대에 따라 그 평가는 변화하였다. 21세기에 접어들어 새로운 면역억제제의 개발, 생물학적 제제의 등장에 의해 RA 치료에 있어서의 스테로이드요법의 위치도 새로운 전개를 보이려 하고 있다.

RA에 대한 스테로이드요법이 재평가되고 있다

스테로이드는 내당능 이상, 골다공증, 감염성, 동맥경화에 의한 심·뇌혈관 장애 등의 위독한 부작용이 출현하는 일이 있어, RA에 대한 스테로이드요법의 평가는 결코 높은 것은 아니었다. 그러나 스테로이드가 갖는 신속하고 강력한 항염증 작용 때문에 위독한 부작용 발생을 우려하면서도 RA 환자의 30~40%에 사용되고 있는 것이 현상태이다. 그러나 최근에는 소량의 스테로이드요법으로 연골대사에 영향을 주지 않고 활막조직의 증식을 감소시켰다는 보고나, 조기 RA에 프레드니솔론(PSL) 7.5mg/일을 투여했더니 골파괴가 억제되어 중지에 의해 관절 파괴가 다시 진행하기 시작했다는 보고 등 스테로이드가 RA의 골파괴를 억제한다는 근거가 있는 보고가 계속되어 RA에 대한 스테로이드요법이 재평가 되려고 하고 있다.

ACR 가이드라인에서는 조기 스테로이드요법을 높이 평가한다

1996년, 미국 류마티스 학회(American College of Rheumatology, ACR)가 처음으로 RA에 대한 관리 가이드라인을 발표했다. 그 후, RA 발증 조기에 치료를 개시하는 것으로써 관절 파괴를 억제하고 그 후의 기능 장애의 진전을 막는 것이 분명해져 그것을 가능하게 하는 치료제도 개발되어 왔다. ACR은 1996년 이래 RA 의료의 진보를 근거로 하고 2002년에 가이드라인을 개정(13-1)했다. 이 새로운 가이드라인의 특징은 RA 진단 후 3개월 이내에 메토트렉세이트(MTX)를 중심으로 한 질환 수식성 항류마티스제(DMARDs) 치료를 개시해야 한다고 하고 있는 것이다. 그리고 DMARDs 치료를 개시하고 3개월 후에 평가를 실시하고, 또한 질환 활동성이 지속하는 경우에는 DMARDs의 변경, 병용요법, 나아가서는 생물학적 제제의 사용을 고려해야 한다고 하고 있다. 이 새로운 가이드라인에서는 스테로이드가 RA환자의 증상을 지연시켜 관절 기능을 유지하는 것에 가세해 관절 파괴를 지연시키는 질환 수식 작용을 가진다고 지적해, RA 발증 조기부터 스테로이드의 사용을 높이 평가하고 있다.

조기 RA에 소량의 스테로이드와 DMARDs를 병용

새로운 가이드라인에 근거해 RA 진단 후, 3개월 이내에 비스테로이드 항염증제(NSAIDs)에서 RA 활동성이 억제되지 않고 격렬한 관절염이 지속하는 경우에는 소량의 스테로이드를 DMARDs와 병용치료한다. ACR에서는 소량 스테로이드를 PSL 10mg/일 이하로 하고 있지만, 일본에서는 7.5mg/일 이하를 가리키는 경우가 많다. DMARDs의 효과가 나타난 시점에서 감량을 계획하지만, RA 활동성을 보면서 1~2개월마다 1mg/일씩 신중하게 감량하는 것이 좋다. 감량은 관절 종창의 소실과 CRP치 1.0mg/dL 이하를 기준으로 한다.

스테로이드 감량 중의 일과성의 악화는 경과를 본다

RA에 있어서의 스테로이드요법은 적어도 단기적으로는 DMARDs와 같이 RA의 진행을 억제하는 것이 분명

초기 치료
- 환자교육
- 3개월 이내에 DMARDs 개시
- NSAIDs, **소량 스테로이드 투여, 관절주사**를 고려
- 이학요법, 작업요법

↓

3개월 치료 후에도 RA 활동성이 지속

↓

DMARDs의 변경, 추가
MTX 미투여 → MTX or 타제단독 or 병용요법
MTX 무효 → 병용요법 or 타제단독
MTX 무효 → 생물학적 제제 → 단독요법 or 병용요법

↓

증상 지속, 관절 파괴 → 수술요법

13-1 ACR의 RA 매니지먼트 가이드라인(새로운 가이드라인, 2002년)
ACR : 미국 류마티스학회, DMARDs : 질환 수식성 항류마티스제
NSAIDs : 비스테로이드 항염증제, MTX : 메토트렉세이트

13-2 부신피질스테로이드의 부작용

위독한 것	경증인 것
· 감염성	· 좌창형 발진, 보름달형 얼굴
· 소화성 궤양	· 식욕항진, 체중증가
· 당뇨병	· 부종, 다모증
· 정신장애	· 월경 이상
· 골다공증, 골절	· 피하출혈
· 고지혈증	· (얼굴 등이)달아오름
· 고혈압증, 동맥경화	· 다뇨, 다한
· 부신부전	· 불면
· 백내장, 녹내장	· 백혈구 증가, 저 칼륨 혈증
· 무균성 골괴사	
· 근력 저하	

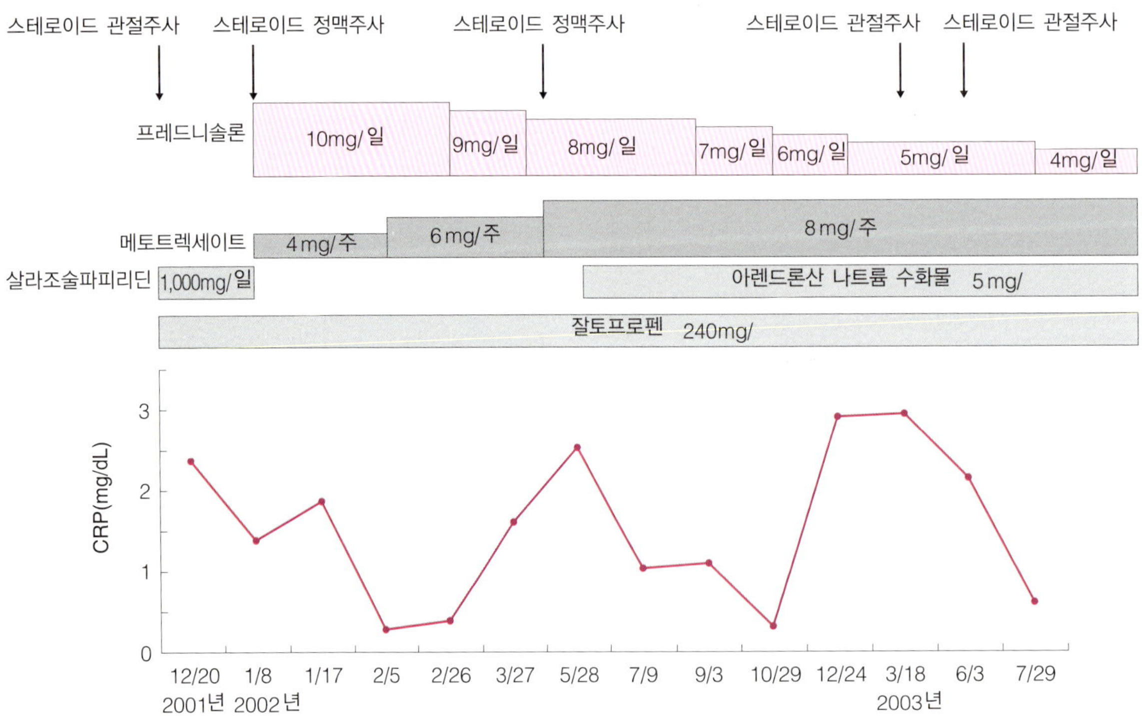

13-3 스테로이드 중개요법이 성공한 조기 RA 증례
65세, 여성 2001년 10월 발증, stage I, class 2

해졌지만, 장기적으로도 관절 파괴의 진행을 억제했다고 하는 보고나, 스테로이드만으로 RA 관해를 달성했다고 하는 증거는 아직 눈에 띄지 않는다. 게다가 스테로이드의 투여량이나 투여 기간과 관련하여 스테로이드 부작용의 발현 빈도가 더하는 것이 알려져 있다. 현시점에서의 RA에 대한 스테로이드요법은 스테로이드가 갖는 신속하고 강력한 항염증 작용을 능숙하게 활용해 DMARDs의 효과가 발현할 때까지의 중개요법(bridge therapy)으로서 생각해 DMARDs가 효과를 발휘하면 조기에 스테로이드의 이탈을 꾀하지 않으면 안 된다. 스테로이드 감량 후, 1~2주간에 일과성의 관절통이 악화되는 경우가 있지만, 관절 종창의 재연이나 일상생활에 큰 영향을 줄 정도의 반도현상(리바운드), 또는 부신피질 기능부전증상이 없는 한, 안이하게 스테로이드를 재차 증량하는 것은 하지 않고, 관절 국소의 안정과 물리요법, 또는 간헐적인 스테로이드의 정맥주사나 관절내 주사로 경과를 보면 개선하는 경우가 많다.

부작용에의 대책 : 전신을 체크해 예방투여를 고려

생리분비량 이상의 스테로이드를 장기간(PSL 10mg/일, 3년 이상, 총량 7g 이상) 복용하고 있는 경우에는 부신피질 기능의 저하가 예측되므로 수술 등의 스트레스 시에는 스테로이드 커버를 실시한다. 또, 소량 장기 투여의 경우도 부신피질 기능이 저하하고 있는 것을 부정할 수 없기 때문에, 부신피질 기능 검사를 실시해 대처한다. 스테로이드 커버에 이용하는 스테로이드 양은 Addison병에 준해 실시하면 좋지만 보통량의 2~4배를 기준으로 하고 있다. 스테로이드성 골다공증에 대해서는 일본의 골다공증 가이드라인안(2004년)에 의하면 PSL 5mg/일 이상을 3개월 이상 사용하고 있는 경우에는 생활 지도, 영양 지도, 운동 지도와 함께 제일 선택제로서 비스포스포네이트의 투여가 권장되고 있다. 또, 임신기 여성 등 비스포스포네이트를 사용할 수 없는 경우는 제2선택제로서 활성형 비타민 D_3, 비타민 K_2를 투여한다고 여겨지고 있다. 스테로이드에 의한 내당능 이상에 대해서는 운동요법을 실시하는 것이 중요하지만, 기능 장애가 강한 RA에서는 운동하는 것이 곤란해, 식사요법과 함께 인슐린 치료의 도입도 주저해서는 안 된다. 왜냐하면 스테로이드성 당뇨병은 스테로이드의 감량, 중지와 함께 비교적 쉽게 인슐린의 이탈이 가능하게 되기 때문이다. 감염성에 대한 항생 물질의 예방 투여는 다제 내성균이나 진균류 감염을 부르므로 보통 행해지지 않지만, PSL 30mg/일 이상의 투여 또는 말초 림프구수 500/μL이하의 경우에 대해서는 *Pnewnocystis jirovecii*(구 *Pneumocys-tis carinii*)에 대한 ST 합제의 예방 투여나 진구성 폐결핵병소가 나타나는 경우의 이소니아지드(INH)의 예방 투여도 고려해야 한다는 의견도 있다. 그 외 비만, 고혈압증, 고지혈증, 백내장, 녹내장 등이 조심하지 않으면 안 되는 부작용(13-2)이다. 그 때문에 정기적으로 전신의 부작용 체크를 실시할 필요가 있다.

스테로이드의 중개요법이 성공한 증례

스테로이드의 중개요법이 성공한 증례를 제시한다(13-3). 증례는 65세, 여성. 2001년 10월에 발병한 조기 RA 환자이다. 2001년 12월 20일에 당과 초진. 전의로부터 살라조술파피리딘(salazosulfapyridine, SASP)이 투여되고 있었지만 관절염이 개선되지 않아 무효라고 판단해 2002년 1월 8일에 SASP를 중지했다. 그 후 MTX에 스윗치하는 치료법을 계획했지만, 고령이기 때문에 MTX 4mg/주의 소량으로부터 개시하는 점증요법을 실시했다. 동시에 관절염 증상이 강하기 때문에, 관절통의 조절 및 일상생활의 유지를 목적으로 PSL 10mg/일을 병용했다. 전 의사로부터의 NSAIDs(잘토프로펜)는 계속 병용투여했다. 그 후, 관절염 소견은 매우 분명하게 개선하는 것도 PSL의 감량에 수반해 일과성의 재연(CRP의 상승)을 보았다. 그 때, 스테로이드의 정맥주사나 관절 주사의 간헐 투여에서 관절통을 조절하면서 PSL의 감량과 MTX의 증량을 실시했다. 도중에 스테로이드성 골다공증 예방의 목적으로 비스포스포네이트 (아렌드론산나트륨 수화물)를 병용했다. 현재도 스테로이드 감량중이지만 SASP에서 MTX로 전환해 MTX가 효과를 발휘할 때까지 PSL의 중개요법이 성공한 증례였다.

[Murayama Takashi]

14 고령 류마티스 질환에 있어서의 스테로이드 사용법

소량의 스테로이드는 고령의 RA 환자에게 유효

스테로이드요법은 1948년 MEIYO 클리닉의 Hench가 류마티스관절염(RA) 환자에게 스테로이드(코르티손)를 투여한 것으로부터 시작되었다. 그러나 그 후의 연구로부터 스테로이드는 RA를 개선시키지만 치유할 수 없는 것, 위독한 부작용이 있는 것이 판명되었다. RA의 치료제로서의 지위는 저하해, 오히려 사용하지 않는 노력을 해야 할 치료제가 되었다.

한편, 소량의 스테로이드는 고령의 RA 환자의 치료제로서 평가되고 있다. 그 주된 이유는 NSAIDs나 질환 수식성 항류마티스제(DMARDs)가 고령자에서는 부작용 때문에 사용하기 어렵기 때문이다. 고령자의 류마티스 질환인 류마티스성 다발근육통(PMR)도 스테로이드가 유효한 질환이다. 고령자에 있어서의 RA와 PMR의 스테로이드요법에 대해 기술한다.

고령 RA에 대한 사용법

RA에 있어서의 스테로이드의 유효성에 대해서는 일상의 진료에서 의심할 여지가 없는 사실이다. 그러나 필자들은 스테로이드를 어떤 종류의 죄악감을 가지면서, 약 반수의 환자에게 투여하고 있는 것이 현실이다.

최근, RA 치료에 반성 또는 진전이 나타났다. 그것은 RA가 종래 생각되고 있었던 것보다도 생명 및 관절 예후가 나쁜 질환이며, NSAIDs 등 치료제의 부작용이 결코 적지 않은 것이 판명되었기 때문이다. 특히, NSAIDs를 고령 RA에 사용하면, 위독한 부작용(소화관궤양, 천공, 소화관으로부터의 대량 출혈, 신부전)이 생겨 죽음으로 연결되는 예가 있는 것이 밝혀졌다. 그에 대한 NSAIDs와 거의 동등한 항염증 작용도 스테로이드는 프레드니솔론(PSL) 환산 5mg 정도이다. 위궤양, 신장장애나 간장애가 있는 고령자에서는 NSAIDs나 DMARDs보다 안전하다.

최근 조기 RA의 조기 치료의 중요성이 밝혀져, 조기야말로 유일한 치료 기회인 것이 인식되고 있다. 조기 RA에서는 소량 스테로이드가 골파괴를 의미 있게 억제하는 것이 2건 보고되었다. 조기 RA에서는 스테로이드에도 DMARDs로 한 효과를 기대할 수 있다.

PMR에 대한 사용법

PMR과 고령 발증 RA는 임상상이 유사하다. 양 질환의 중요한 공통 증상은 어깨~허리의 통증 등의 급성 증상, 아침의 경직, 혈침 항진, 그리고 소량의 스테로이드에 대한 좋은 반응성이다. 양 질환의 감별 진단으로서 PMR는 말초 관절염의 빈도가 낮고, 류머티드 인자가 음성인 점과 스테로이드의 반응성이 보다 좋은 점이다. PSL 10mg의 1~2주일 간의 투여로 근육통증이 거의 소실해, CRP 치가 10% 이하 또는 거의 정상치가 되면 고령 발증 RA보다도 PMR라고 진단한다. 완화되었지만 관절염이 확실히 남아있면 RA의 가능성이 높다. 그러나 근육 통증이나 CRP의 저하가 충분하지 않을 때에는 PSL을 15mg로 증량하면, PMR에서는 이 스테로이드양이면 1주일 사이에 완화한다. 이 초기량을 계속해 혈침이 거의 정상치가 되고 나서 감량을 개시한다. 2주일에 1mg씩 감량한다. CRP 또는 혈침치의 상승이 있으면, 감량하지 않고 경과를 본다. 더욱 상승하면 50%의 증량이나 원래의 양으로 되돌린다. 자각 증상의 재연 시에도 마찬가지이지만, 많은 증례에서는 CRP, 혈침치의 상승이 선행하므로 검사치의 체크가 필수이다. 최종적으로는 PSL을 1mg까지 감량해, 중지한다. 전 치료기간은 1년 이상을 필요로 하는 예가 적지 않기 때문에, 그 사이에 심근경색 등의 합병증으로 사망하는 증례를 경험한다.

소량의 스테로이드라도 부작용인 골다공증에 주의

소량의 스테로이드라도 장기간 투여하면 부작용은 피할 수 없다. 고령자에서 문제가 되는 부작용은 골다공증이다. 고령자이기 때문에 원래 골다공증이 있는 예에서는 PSL 5mg/일 이하에서도 장기간의 투여에서는 골량이 감소한다. 특히 해면골이 많은 척추나 늑골에 압박골절을 일으키기 쉽다. 이것에 대응하려면 식사요법, 운동과 비스포스포네이트, 비타민 D를 중심으로 한 약물요법이 있다. 감염증에는 일상생활의 주의가 중심이다. 예방제는 필요로 하지 않는다. 고지혈증, 당대사 이상은 증강되고 동맥경화를 악화시킨다. 비만을 막는 식사요법, 적절한 약물요법이 필요하다.

[Kondo Hirofumi]

15 관절의 통증을 완화시키기 위해 효과적인 투여법

환자의 라이프스타일에 맞추어 스테로이드를 투여

최근, 류마티스관절염(RA)의 치료제도 선택사항이 증가해 비약적으로 좋아졌다. 각종의 항류마티스제에 의해 관절의 부기나 열기를 제거할 수 있고, 검사 소견에서도 CRP나 혈침의 개선이 나타나게 되어 이전에 비해 현저하게 관절이 변형하는 환자는 적어지게 되었다. 그렇지만 환자가 만족하는 것에는 이르지 않았다. 그 최대의 이유는 사시사철 관절의 통증에 골치를 썩어 통증에서 좀처럼 해방되지 않기 때문이다. 이 고통을 완화시키는 것이 항염증제이며, 그 중에서 가장 강력한 항염증제가 스테로이드이다. 그 스테로이드도 투여법에 따라 효과에 차이가 나타난다. 효과적인 투여법은 부신피질 호르몬의 생리적인 작용 시간에 구애되지 않고, RA에 특징적인 증상의 발현 시간이나 환자의 라이프스타일에 맞추어 스테로이드를 투여하는 것이다.

RA에 대한 효과

스테로이드의 RA에 대한 효과에 대해, 지금까지의 검토에 의하면 스테로이드 단독에 의한 치료 효과(프레드니솔론<프레드닌®> 3~10mg/일)는 1~3개월의 단기간에 대해서는 양호하지만, 6개월 이상이 장기에 걸치면 감약해 온다고 말해지고 있다. 또, 도중에 스테로이드의 투여를 중지하면 관절통은 투여 전보다도 악화되어, 이른바 반도현상이 나타나 스테로이드의 중지가 곤란하게 되는 경우도 있는 것이 알려져 있다.

한편, RA의 치료 속에서 골파괴의 진행 저지가 중요하지만, 조기 RA에 있어서, 프레드니솔론 10mg/일 이상을 사용하면 골파괴의 진행이 저지된다는 보고가 있다. 그러나 장기간에 걸쳐 10mg/일 이상 사용하게 되면 스테로이드의 폐해도 측정할 수 없으므로 현실적으로는 그 사용에 대해 신중하게 하지 않으면 안 된다.

RA에 있어서의 스테로이드의 일반적인 적응

따라서 스테로이드를 사용할 때에는 일정한 조건 하에서 사용하게 된다. ① 항류마티스제의 효과가 나타나기까지 대략 2~3개월을 필요로 한다. 그 사이의 활동성을 억제해 통증을 완화시키는 목적으로 사용한다. ② 활동성이 강하고, 전신의 관절통 외에 발열하거나 빈혈이 진행하는 경우, ③ 항류마티스제나 면역억제제가 부작용 때문에 투여할 수 없는 경우, ④ 항류마티스제나 면역억제제로 충분한 효과를 얻지 못하고 사회 활동에 지장을 초래하는 것 같은 경우, 그 밖에 ⑤ 간질성 폐렴이나 피부궤양, 흉막염 등 혈관염에 기인하는 관절 외 증상이 나타났을 경우 등에 스테로이드가 적응이 된다. 또, ⑥ 관절내 투여는 소수의 관절인 만큼 활동성이 있어, 일상생활이나 근력 유지를 위한 운동 등에 지장을 초래하는 경우에 적응이 된다.

가장 효과를 보고 싶은 시간대에 맞춰 투여한다

일반적으로, RA의 관절통증에는, 프레드니솔론 용량 2.5~10mg/일로, 대략 만족하는 효과를 얻을 수 있지만

15-1 관절 통증에 대한 스테로이드요법

2.5mg/일
1. 아침 2.5mg 2. 저녁 또는 취침 전 2.5mg
5mg/일
1. 아침 5mg 또는 저녁 또는 취침 전 5mg, 1회 2. 아침 2.5mg 저녁 2.5mg, 2회 분할투여 3. 아침 2.5mg 취침 전 2.5mg, 2회 분할투여
7.5mg/일
1. 아침 7.5mg 또는 저녁 또는 취침 전 7.5mg, 1회 2. 아침 2.5mg (또는 5.0mg) 저녁 5.0mg(또는 2.5mg), 2회 분할투여 3. 아침 2.5mg (또는 5.0mg) 취침 전 5.0mg(또는 2.5mg), 2회 분할투여
여행, 관혼상제, 특별한 사회 활동에 대해
상기의 어느 쪽인가의 용량을 돈용 또는 단기간(1주일 이내) 투여

그 투여법에 따라 만족도에 차이가 나타난다. RA에 자주 이용되는 프레드니솔론은 효과가 나타나기까지 3~4시간 걸리며, 그 후 5~8시간 정도에서 효과가 최대가 된다. 이것을 고려해 가장 효과를 보고 싶은 시간대에 맞추어 복용시킬 필요가 있다. 따라서, 부신피질 호르몬의 생리적인 작용 시간과 반드시 일치하지 않지만, 거기에 얽매이지 않는 것이 중요하다.

예를 들어, 항류마티스제의 효과가 나타날 때까지, 중개적으로 사용하는 경우는, ① 리메타손®(덱사메타손으로서 2.5mg)의 정맥주사를 2~3주 간격으로 2개월 정도 실시한다. 또는 ② 프레드니솔론 5mg/일 정도를 투여한다. 보통, 특별히 거절이 없으면, 아침 식사 후에 1회 투여된다. 그러나 RA 환자에서는 아침의 기상 시나 야간 화장실에 갈 때가 매우 괴롭다. 이것을 고려하게 되면 저녁식사 후나 취침 전의 투여가 된다. 또는, 프레드니솔론 5mg/일을 아침과 저녁, 또는 아침과 취침 전의 2회로 나누어 투여한다(15-1). 특히, 중개적으로 투여하는 경우는 가까운 장래, 감량 또는 중지하는 것이 전제이므로 아침, 저녁으로 나누거나, 아침과 취침 전으로 나누거나 둘 중 하나로 해두면, 감량을 중지하기도 쉽다. 또한, 저녁식사 후에 투여할지 취침 전에 투여할지는 환자에게 바람직한 편을 선택한다.

최소 유효량과 돈용도 유효한 수단

그 환자의 평상시의 생활 동작이나 활동에 필요한 최소 유효량에 대해 알아둘 필요가 있다. 일반적으로 프레드니솔론 2.5mg로 어느 정도 효과가 나타나지만 2mg에서도 충분한 환자, 또는 5mg이 필요한 환자도 있다. 따라서 프레드니솔론 1mg정이 있으면, 아침 2mg, 취침전 3mg으로 하거나, 아침 3mg, 취침 전도 3mg로 하거나 환자에 따라서는 환자 자신이 그 날의 행동이나 상태에 따라 1~2mg 정도의 범위내에서 미조정도 가능하다. 5mg정의 경우에는, 필요에 따라서 분할선 부위에서 나누어 조정한다. 또, 손톱으로 조금 깎아 복용시킨다든가, 감량할 때도 손톱으로 조금씩 깎아 줄여 가는 등 투여법의 궁리로 능숙하게 감량할 수 있다.

이 밖에, 여행 중 통증에 시달리지 않고 기분 좋게 보내고 싶은 경우에는 이 동안만 스테로이드를 투여한다. 또는 이미 투여되고 있는 경우는 소량 증량하는 것이 좋다. 투여기간이 1주일 이내라면, 점감하지 않고 중지해도 특별히 문제는 생기지 않는다. 또 관혼상제 등으로 외출해야 할 때 등, 당일만 스테로이드를 돈용하는 것도 관절 통증을 조절하는 데에 좋은 방법이라고 생각된다. 돈용이면 부작용을 신경 쓰지 않고 기분 좋게 이웃이나 친척과 교제할 수 있다.

소량이라도 당뇨병에 주의

일반적으로는 프레드니산론이 가장 많이 사용되고 있지만, 프레드니솔론 등 당질 코르티코이드 작용의 강한 편이 당뇨병이 발병하기 쉽다는 것이 알려져 있다. 그것은 당질 코르티코이드에 의한 ① 간장에 있어서의 당신생 항진작용, ② 말초 조직에 있어서의 인슐린 저항성, ③ 췌장 세포에 있어서의 인슐린 분비 억제 작용 등을 생각할 수 있다. 따라서 스테로이드를 투여할 때에는 소량의 프레드니솔론이라고 해도 방심해서는 안 되며 스테로이드 당뇨병에는 주의하지 않으면 안 된다. 특히 당뇨병의 가족력이 있는 경우나, 당뇨병의 경계형에서는 비록 소량이라도 스테로이드 당뇨병을 발병할 위험성이 높다. 이와 같이 당뇨병이 의심되는 배경이 있는 경우는 주의하면서 투여하는 경우가 많지만 당뇨병과는 관계가 없는 경우 쪽이 오히려 문제가 되는 경우가 있다. 그것은 RA 환자는 운동량이 적은데다가 여성의 경우 케이크나 과일을 많이 섭취하거나 또는 심심풀이로 과자 등을 자기도 모르게 먹어 버려 부지불식간에 당뇨병 상태에 빠지는 예가 있다. 따라서 당뇨병의 방지나 당뇨병을 예견을 위해서도 가족력 등에 대해 충분히 문진을 하고 혈당치나 헤모글로빈(Hb) A_{1c}에 대해서는 투여 전에 한 번, 투여 후에도 일정한 간격으로 측정하는 것이 바람직하다.

스테로이드 당뇨병의 증례

42세, 가사도우미. 급격한 체중 감소를 주소로 내원하였다. RA 력은 13년으로, 부시라민(리마틸®) 150mg/일, 록소프로펜 나트륨(록소닌®) 60mg/일, 프레드닌® 2.5mg/일(통증이 강할 때는 5mg/일)로 치료하고 있었다. 프레드닌® 의 투여 기간은 약 7년이다. 이 6~7년간은 CRP 0.3~1.0mg/dL로 추이하고 있다. 3개월 정도 전부터 조금씩 체중이 줄어들기 시작하고 있었지만 1개월 전부터 더욱 감소해, 내원 시에는 10kg 가까이 체중 감소가 나타났다. 환자의 말로는 식욕도 있고, 몸이 야위었으므로 내원하는 1개월 동안은 열심히 먹었다고 한다. 거기서, 악성 종양, 갑상선 기능 이상이 의심되고, 또 가족력에 당뇨병은 없었지만, 만약을 위해 당뇨병의 검사도 실시했다. 그 결과, 뇨당 4 +, 혈당 384mg/dL, Hb A_{1c} 11.6%로 완전한 당뇨병이 있는 것이 당일 판명되었다.

프레드닌의 투여기간은 확실히 길지만, 용량은 2.5mg 정도로 적고, 또 가족력을 자세하게 봐도 당뇨병인 사람은 없어, 당뇨병에 걸릴 위험은 높지는 않다. 그러나 이 환자의 이야기를 잘 들으면 움직일 수 있지만 집안에 있는 경우가 많아, 점점 밖에 나오는 것도 귀찮아져 운동이라고 해도 겨우 쇼핑 정도이며 나머지는 대부분 과자를 먹으며 보내고 있었다고 한다. 2주간의 교육도 겸한 입원 후, 현재는 속효형과 중간형 인슐린으로 잘 조절되고 있다.

[Hoshi Keiko]

16 장기 스테로이드 투여 환자에 있어서의 복부 응급 질환

자가면역 질환 환자에서는 염증(혈관염)의 진행이나 세포 증식을 억제하기 위해서 어쩔 수 없이 장기에 걸쳐 스테로이드가 투여되고 있는 경우가 있다. 스테로이드의 효과의 감약은 혈관염의 진행에 의한 조직의 허혈 괴사를 초래하고 장관에서는 궤양 형성, 출혈, 천공이 야기 된다. 한편, 스테로이드는 소화관의 단백 이화를 유도, 소화관의 위축에 관여하기 때문에 스테로이드 투여의 계속 또는 증량이 복부 응급 질환의 발증에 관계하고 있는 일도 부정할 수 없다. 따라서 장기 스테로이드 투여 환자에 있어서의 복부 응급 질환의 치료 시에는 그 요인을 고려한 후의 대응이 중요하다.

장기 스테로이드 치료와 복부 응급 질환

장기 스테로이드 투여 환자에게 발병하는 복부 응급 질환은 염증성 장 질환을 제외하면 각 의료 기관에서의 경험 예는 적고, 장기 스테로이드 투여를 필요로 한 원 질환별로 복부 응급 질환을 검토한 보고는 없다. 필자는 제39회 일본 복부응급의학회(2003년 4월)에서의 배심토의 「스테로이드 장기 투여 예의 복부 응급 질환의 치료 전략」에서 발표된 증례를 집약할 기회를 얻었다(篠澤 洋太郎 등 : 日腹救醫誌 2004 ; 21 : 597-599). 원질환에서는 염증성 장질환을 제외하면 교원병, 혈액계 질환이 많다(16-1). 교원병 환자에서는 복부 응급 질환 발증까지의 스테로이드 투여 기간은 보다 길고, 총 투여량도 보다 많다. 또, 혈액계 질환 환자에서는 비교적 단기간에 비교적 다량의 스테로이드가 투여되고 복부 응급 질환이 발병하고 있다.

총 투여량과 복부 응급 질환 발증 부위와의 관계는 불명

복부 응급 질환은 위괴사, 공장(空腸) 천공, 공장 출혈, 회장(回腸) 천공, S상 결장 천공, 직장 괴사, 장폐색증 등 전 소화관에 걸쳐있지만, 스테로이드 총 투여량과 발증 부위와의 관계는 분명하지 않다. 원질환별로는 류마티스관절염에 대해 다른 질환에 비해 상부 소화관이 차지하는 비율이 높다(16-2).

증례

40세의 여성, 결절성 다발동맥염.

20세 다발 관절염, 21세 양손 제2지 궤양으로 절단, 27세 오른손 제3지 궤양, 34세 왼발 저궤양, 39세 왼발저 궤양 악화. 프레드닌® 투여를 50mg/일까지 증량, 왼발저 궤양이 완화되었기 때문에 프레드닌® 투여를 20mg/일까지 감량 중에 복통 출현. 복부 혈관조영으로 패동맥 폐색과 위벽의 혈관의 「고목형 패턴」이 나타났다. 입원 후 15일 째에 복통 증강, 복강내 유리 가스 출현 때문에 긴급수술(16-3, 4)을 하였다.

스테로이드 투여량의 과부족이 발증의 요인

교원병으로 복부 응급 질환을 발병한 환자에서는, 스테로이드 감량 투여 중 또는 중단 중인 환자가 많은 것, 발증 시 혈중 코르티솔이 저치이고 혈청 IgG치가 고치인 것, 절제 표본 병리 조직 검사에서는 괴사성 진구성 혈관염, 혈전, 울혈 괴사 등이 나타나고 교원병에 모순되지 않는 것 등에 의해 스테로이드의 투여량 부족에 의한 원질환의 병기의 진행이 복부 응급 질환 발증 요인이라고 생각된다. 즉, 스테로이드 투여의 동량 계속 또는 증량에 의해 복부 응급 질환 발증을 예방할 수 있던 가능성은 있다. 그러나 같은 교원병(예를 들어 전신홍반루푸스)이어도 염증성 항염증성 사이토카인 밸런스는 보고에 따라 가지각색이며, 질환의 time-points 마다에서의 병세와 투여 스

16-1 복부 응급 질환을 발병한 장기 스테로이드 투여 환자의 개요

	증례 수	남 : 여	연령* (세)	스테로이드 투여기간*(월)	투여량*(mg/일, PSL로서)	총 투여량(g)	생 : 사
결절성 다발동맥염	3	1 : 2	47±12	87±71(3, 29, 228)	46±19	98±88(7, 15, 274)	3
류마티스관절염	14	3 : 11	63±4	81±18(24~228)	14±5	27±9	9 : 5
피부근육염	1	1	63	8	45	11	1
전신성 경화증	1	1	49	7	10	2	1
피부근육염 +	1	1	63	264	13	99	1
전신성 경화증	8	3 : 5	39±5	85±27(1~240)	24±9	51±35	6 : 2
전신홍반루푸스							
알레르기성	2	2	61±18	4, 96	18±3	90±28(2, 58)	1 : 1
육아종성 혈관염							
베체트병	4	2 : 2	44±6	32±11(6~60)	19±14	14±4	3 : 1
궤양성 대장염	6	1 : 5	21±1	16±9(11~62)	37±11	3±4(*n*=5), 108(*n*=1)	6
악성 림프종	3	3	56±9	17±10(0.25~36)	88±81(5~250)	6±5	2 : 1
만성 골수성 백혈병	3	3	52±9	4±4	22±6	2±1	1 : 2
재생 불량성 빈혈	1	1	77	0.2	25	0.1	1

* mean±SEM

염증성 질환을 제외하면 교원병, 혈액계 질환이 많다.

16-2 장기 스테로이드 투여 질환과 복부 응급 질환 발증부위

	증례 수	위	십이지장	소장	대장	직장	기타
결절성 다발동맥염	3	1		2			
류마티스관절염	14	3	4	3	4		(아밀로이드증)
피부근육염	1			1			
전신성 경화증	1						
피부근육염 +	1				1		
전신성 경화증	8						
전신홍반루푸스				2	2	2	장폐색증
알레르기성	2			1		1	장폐색증 2
육아종성 혈관염							
베체트병	4			3	1		
궤양성 대장염	6				6		
악성 림프종	3	1		2			
만성 골수성 백혈병	3				2		장폐색증
재생 불량성 빈혈	1				1		

복부 응급 질환은 위괴사, 공장(空腸) 천공, 공장 출혈, 회장(回腸) 천공, S상 결장 천공, 직장 괴사, 장폐색증 등 전 소화관에 걸쳐 있지만, 스테로이드 총 투여량과 발증 부위와의 관계는 분명하지 않다. 원질환별로는 류마티스관절염에 대해 다른 질환에 비해 상부 소화관이 차지하는 비율이 높다.

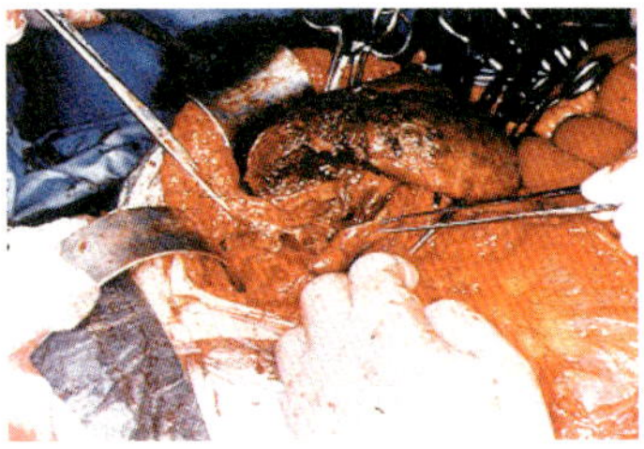

16-3 40세의 여성, 결절성 다발동맥염
위저부 대만 측의 천공과 비장의 조혈이 나타난다.

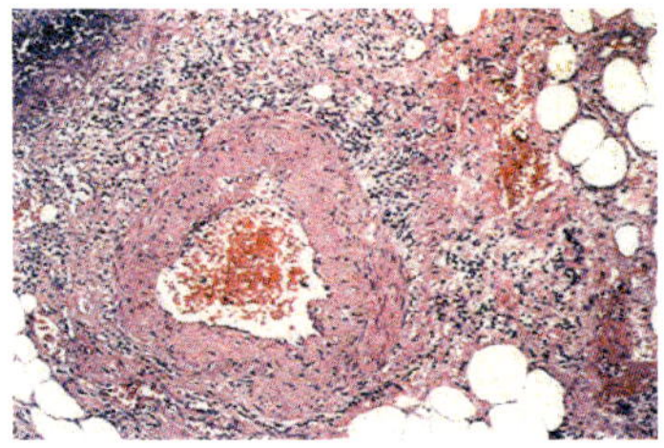

16-4 40세의 여성, 결절성 다발동맥염
천공부의 병리 조직에서 혈관염이 나타난다.

테로이드 양이 맞지 않는 것이 본증의 발증 요인이라고도 생각된다. 또 어떠한 침습이 부가되는 상황에 있어 스테로이드 투여의 증량이 필요하다고 생각된다.

한편, 혈액계 질환에서는 스테로이드의 과량 투여에 의한 조직 취약성 야기, 감염증 악화가 본증의 발증에 관여한다고 생각된다.

필요한 고려사항

진단 시 고려사항

복부 응급 질환 발증 시에는 스테로이드에 의해 생체반응(염증 소견)이 감약하기 때문에 수술 전 진단이 보통 환자보다 늦기 쉽다는 것을 감안해 위독해 지기 전에 즉 조기에 진단하는 것이 중요하고 이 때문에 증상이나 소견의 변화를 면밀하게 파악할 필요가 있다.

수술 시 고려사항

조기진단과 더불어 위독해지기 전에 조기 수술을 주저하지 않는 것이 중요하다.

수술 후 합병증이 많은 일도 예후에 관련되지만, 이것은 원질환의 진행도와도 관련된다. 수술방법의 선택은 중요한데 복막염의 정도나 장관 상태에 따라 결정한다. 병변부를 절제, 정상부에서의 접합 또는 봉합 폐쇄가 최고이다. 병변 절제부의 순환 부전, 스테로이드에 의한 창상 치유 장애 등에 의해 접합의 위험성이 의심되는 증례나 다량 스테로이드를 피할 수 없게 된 증례에서는 인공항문 · 장루 등의 설치, 창 폐쇄 시의 감장 봉합 등을 실시한다. 한편, 장루설치술은 탈락의 위험이 크며, 접합과 튜브 회장루의 유용성을 드는 보고도 있다. 동물실험으로부터의 유추에서는 체중 50kg에서 프레드닌® 10~30mg/일(히드로코르티손으로 50~150mg)는 창상치유 지연에는 영향을 주지 않는다.

주술기에 있어서의 스테로이드 투여의 고려사항

주술기에는, 원 질환에 대해서의 스테로이드의 필요량(원 질환을 조절할 수 있는 최소한의 스테로이드양이 최고이다. 원 질환이 절제에 의해 없어지는 궤양성 대장염에서의 대장 전적출 후에는 불필요해 진다), 복부 응급질환에 기인하는 침습 및 수술을 필요로 하는 경우에는 더욱 수술의 침습에 대한 내분비 반응의 저하(장기 스테로이드 투여에 의한 부신부전)에 대해서의 스테로이드의 필요량을 맞춘 충분한 스테로이드 보충이 필요하다.

교원병에서는 수술 전 사용량(또는 최대 투여량) + 히드로코르티손 60~1,000mg/일을 사용, 수술 후 2~3일 이후 점감한다. 혈액계 질환 등 스테로이드 과량이 요인이라고 생각되는 경우에서는, 수술침습의 크기를 고려해, 수술 전 사용량으로부터의 점감도 고려할 필요가 있다.

적절한 스테로이드 투여량은 전신성 염증 반응, 국소에서의 창상 치유 상태 등에 의해 판단한다. 스테로이드 증량의 효과가 기대 되지 않는 경우에는 다른 면역억제제(시클로 포스파미드 등)의 투여, 이중 여과 혈장분리 교환법 등도 고려할 필요가 있다.

그 밖의 고려사항

스테로이드 단기 대량 투여 환자에서의 감염증의 발증 예방, 및 수술 후의 감염 대책에도 충분히 배려할 필요가 있어 엄격한 무균 처치가 중요하다.

또, 실 제거 시기의 연기 외에도, 영양 관리에서는 창상 치유에 관계하는 비타민 A, 아연 등의 부가 투여도 필요하다. 혈관경색 예에 대해서는 항응고요법도 고려해야 할 것이다.

원병의 병세를 지켜보고 스테로이드의 양을 관리하는 것이 중요

소화관의 괴사

천공이 교원병의 전신의 혈관염의 부분 증상으로서 출현한 증례에서의 예후는 불량이며, 또 스테로이드 장기 투여 환자에 있어서의 스테로이드양의 과부족이 복부 응급 질환 발증에 관계하기 때문에, 원병의 병세를 끝까지 지켜보고 세밀하게 스테로이드의 양을 관리하는 것이 중요하다고 생각된다.

[Shinozawa Yotaro]

17 당뇨병 환자에 있어서의 스테로이드 사용법

일본의 당뇨병 환자 수는 최근 현저하게 증가해, 후생노동성에 의한 2002년도 당뇨병 실태 조사보고에 의하면, 당화 헤모글로빈(Hb A_{1c})이 6.1%이상으로 당뇨병이 강하게 의심되는 사람이 740만명, Hb A_{1c}가 5.6~ 6.0%로 당뇨병을 부정할 수 없는 사람은 880만 명이라고 보고되고 있다. 이러한 상황하에서는 당뇨병 또는 그 예비군인 환자에게 발생하는 것은 자주 있다. 이러한 환자에 있어서의 부신피질 합성 스테로이드제(이하, 스테로이드라고 한다)의 사용법의 유의점을 말한다.

스테로이드 사용의 시비 : 비당뇨병 환자의 경우에 준한다

당뇨병 환자에게 스테로이드를 사용하는지 아닌지는 일반의 약물요법과 같이, 스테로이드 사용에 의한 치료상의 이익과 스테로이드 사용에 수반하는 대사 상태의 악화나, 그 외의 부작용에 의한 불이익을 저울질을 하여 판단하게 된다. 해당 질환에서 스테로이드가 제1선택제이면 당뇨병 또는 내당능 이상을 가지는 환자여도 일반적으로는 스테로이드의 사용을 주저할 필요는 없고, 스테로이드 사용에 수반하는 혈당 조절의 악화는 내과적 치료, 특히 인슐린요법에 의해 대처 가능하다. 따라서 기본적으로는 비당뇨병 환자의 경우에 준하여 치료한다.

스테로이드 사용의 금기로서는 케토산증과 같이 현저한 대사 실조, 중증 감염증, 임신(특히 기관 형성기), 심각한 외상, 활동기의 소화성 궤양 등을 들 수 있다.

스테로이드 투여에 의한 당뇨병의 악화는 식후 혈당의 상승과 당뇨 배설의 증가가 특징

스테로이드 투여에 의해 당뇨병의 상태는 악화된다. 스테로이드의 투여에 의한 혈당 조절의 악화 기전은 당신생의 항진과 인슐린 감수성의 저하이다. 임상적으로는 ① 공복 시 혈당보다 식후 혈당의 상승이 현저한 것, ② 신장에서의 포도당 배설 역치의 저하에 의해 혈당치에 비해 요당 배설량이 많은 것의 두 가지를 특징으로서 들고 있다. 일반적으로는 인슐린요법을 실시하지 않은 식사요법만, 또는 경구 혈당 강하제로 치료하고 있는 경우 공복 시 혈당은 혈당 조절 상태가 좋은 지표가 되지만, 스테로이드요법 시에는 공복 시 혈당과 비교해 식후 혈당의 상승이 크기 때문에, 식후 혈당을 파악해 두는 것이 중요하다. 또, 요당의 증가에 수반하는 침투압 이뇨 때문에 탈수에 빠지기 쉬운 점에도 주의한다.

스테로이드 투여 시에는 주저하지 말고 인슐린요법을

스테로이드요법 개시 시의 Hb A_{1c}가 8% 미만으로 혈당 조절이 비교적 양호한 경우, 스테로이드의 사용이 수일 이내의 단기간으로, 스테로이드가 프레드니솔론으로 해 30mg/일 이내의 용량이면, 일시적으로는 혈당 조절은 악화되지만 스테로이드의 투여 중지와 함께 자연스럽게 개선하는 것이 통례이다. 혈당 조절의 악화에 대해서는 주저 말고 인슐린요법을 실시하는 것이 바람직하다. 일반적인 당뇨병 치료와 같이 식사요법과 운동요법을 우선 실시해 이것들로 불충분한 때에 각종의 경구 당뇨병 치료제를 이용하는 방법은 치료가 선수(先手)를 빼앗겨 이전의 혈당 조절이 불량이 될 뿐만 아니라 췌장 세포 기능을 피폐시키게도 될 수도 있으므로 피해야 하는 것이다.

인슐린요법은 빈회 주사요법으로

스테로이드요법에 수반하는 혈당 조절의 악화의 특징은 식후 혈당의 악화인 것을 고려하면 각 식전에 속효형 또는 초속효형 인슐린 주사를 실시하는 빈회 주사법이 2형 당뇨병에 대해도 적응이 된다. 더욱이 공복 시 혈당의 상승을 수반하게 되면 취침 전에 중간형 인슐린, 또는 1일에 1회 적절한 때에 지속형 인슐린을 투여한다고 하는 1형 당뇨병의 표준적 치료법인 basal-bolus요법을 2형 당뇨병에도 적극적으로 실시하는 것이 바람직하다. 또, 혈당 자기 측정도 현재는 간편한 기기가 있고 기법도 용이해서 필요에 따라서 혈당 자기 측정을 병용하는 것이 좋다.

적절한 스테로이드요법을 주저 말고 실시하는 것이 중요

스테로이드요법에 수반하는 혈당 조절의 악화는 인슐린요법에 의해 충분히 대처할 수 있으므로, 당뇨병 환자에 있어서도 비당뇨병 환자에 있어서와 같이 스테로이드요법을 실시해, 해당 질환의 치료를 우선시해야 하는 것이다. 스테로이드가 제1선택제임에도 불구하고 스테로이드를 사용하지 않거나 충분한 양을 사용하지 않는 것에 의해 해당 질환의 예후를 나쁘게 하는 일이 없도록, 적절한 스테로이드요법을 주저 말고 실시하는 것이 중요하다.

[Kageyama Shigeru]

18 전신성 염증반응증후군(SIRS)과 스테로이드 투여

SIRS는 침습에 야기되는 비특이적 전신성 염증반응으로, 신경계 · 내분비계 · 면역계의 네트워크에 의해 조정되어 주요 장기의 기능 장애를 초래하지 않는 상태를 가리킨다. 침습에 수반하는 체성분 이화는 에너지 기질의 확보, 창상 치유 단백 · 급성상 단백 합성에 필요한 아미노산의 확보에 필수이지만, 침습이 크면 네거티브 피드백의 불응화(18-1) 등에 의해 중증 SIRS가 야기된다. 중증 SIRS에서는 생체 방어기능 저하와 함께 중증 감염증

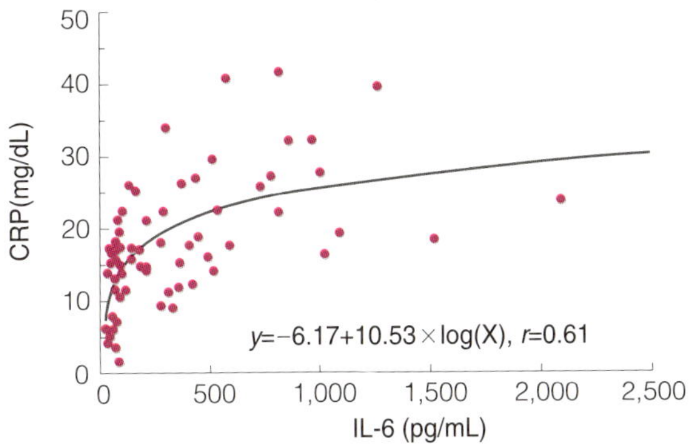

18-1 식도암 절제 재건술 직후 IL-6과 제2일 CRP와의 관계

CRP는 IL-6의 자극에 의해 간장으로부터 생산되지만, IL-6 > 1,000 pg/mL에서는 CRP치의 상승은 IL-6치의 상승에 평행하지 않다. 염증의 크기의 지표인 CRP의 생산은 고염증시(IL-6치 상승시)에는, 오히려 억제되어 염증의 크기를 반영하지 않는다.

18-2 SIRS의 진단기준

아래의 1) 2) 3) 4) 중 2개 이상을 충족시키면 SIRS로 진단한다.

1) 체온 < 36℃ 또는 >38℃
2) 맥박수 > 90회/분
3) 호흡수 > 20회/분, 또는 Pa_{CO_2} <32mmHg
4) WBC > 12,000/μL, 또는 WBC > 4,000/μL 또는 WBC의 유약(幼若)세포>10%

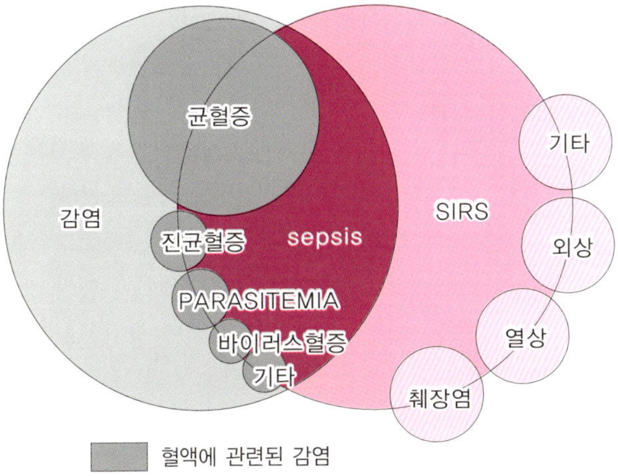

18-3 SIRS와 sepsis의 평가

감염증에 기인하는 SIRS는 sepsis이지만, 균혈증이어도 SIRS가 아니면 sepsis는 아니다.

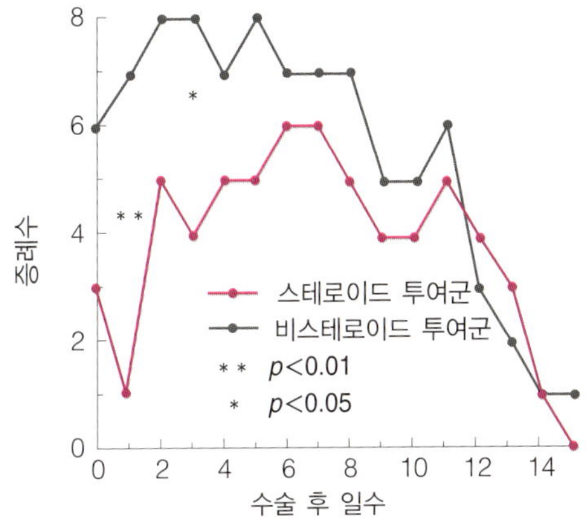

18-4 식도암 절제 재건 증례에 있어서의 SIRS 발증 빈도와 스테로이드의 영향

수술 중 출혈량이 1,000mL를 넘은 식도암 근치술 증례에서는, 수술 후 10일까지 고빈도로 SIRS가 발병한 수술 중 출혈량이 1,000mL를 넘은 시점에서 메틸프레드니솔론 1.5g을 정맥 주사한 스테로이드 투여군(n=8)에서는 수술 후 0~4일에서 연령, 성, 수술방법, 출혈량, 수술 시간을 매치시킨 비스테로이드 투여군(n=8)에 비해 SIRS 발증 빈도는 적었다.

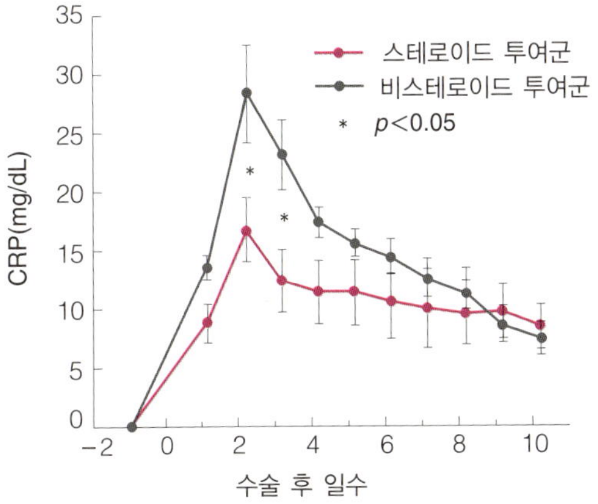

18-5 CRP의 수술 후 변동에 대한 스테로이드의 영향

수술 후 2, 3일에 있어 CRP는 스테로이드 투여군에서 저치였다.

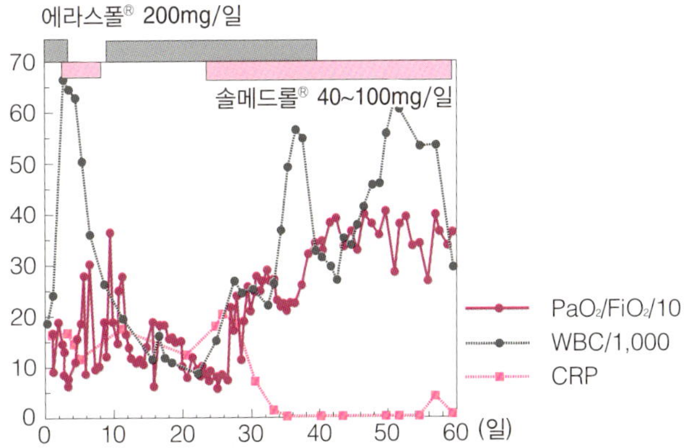

18-6 저영양, 거대 진창에 기인한 sepsis, ARDS (47세, 남성)

시베레스타트 나트륨 수화물(에라스폴®) 투여에서는 폐기능(Pa_{O_2}/Fi_{O_2})의 개선은 나타나지 않았지만 저용량(40~100mg/일) 메틸프레드니솔론(솔메드롤®)의 병용에 의해 완화되었다.

을 합병하는 일도 많지만 감염증에 합병한 SIRS(sepsis)는 보다 심각해 다장기 부전(multiple organ dysfunction syndrome, MODS)이 야기되어 예후도 악화된다. 따라서 중증 SIRS, sepsis를 MODS 선구 증후군으로서 파악하고 MODS 발증 방지 대책을 강구할 필요가 있다.

SIRS(중증 SIRS)의 진단기준

SIRS는 American College of Chest Physicians와 Society of Critical Care Medicine과의 합동 회의에서 제창된 증후군이며, 18-2의 4항목 중 2항목 이상을 만족할 경우에 SIRS라고 진단한다. 감염증에 기인하는 SIRS는 sepsis이지만, 균혈증이라도 SIRS가 아니면 sepsis는 아니다(18-3). 18-2의 항목을 3개 이상 가지는 경우, 혈장 IL-6 농도>400~1,000pg/mL의 경우, SIRS가 4일 이상 지속하는 경우 등은 중증 SIRS이다.

중증 SIRS의 치료는 항사이토카인요법이 주체

SIRS 자체는 합목적인 경우가 많아 치료의 대상으로 해서는 안 되지만, 중증 SIRS, sepsis가 예측되는 고도 침습환자에서는 조기 치료가 바람직하다. SIRS는 고사이토카인 혈증과 같은 의미라고 생각되어 SIRS의 예방 · 치료는 항사이토카인요법이 주체가 된다. 항사이토카인요법은, ① 사이토카인의 생산 · 방출 억제와 ② 혈중 · 국소에서의 사이토카인의 중화 · 저해 · 제거로 대별되는데, 스테로이드는 ①의 작용을 갖는다.

중증 SIRS에 있어서의 스테로이드 투여는 유용

중증 수술 침습인 식도암 근치술에 대해, 수술 2~3시간 전의 메틸프레드니솔론 250mg/body 투여에 의한 수술 후 1일까지의 IL-6의 증가의 억제 및 1,000mL 이상 출혈한 식도암 근치술 예의 수술 중 메틸프레드니솔론 1,500mg/body 투여에 의한 수술 후에 있어서의 SIRS 발증 빈도의 감소(18-4), SIRS 진단 항목제치의 저하, 혈소판 수 감소 억제, CRP 생산의 억제(18-5), 체내 수분 축적의 경감 등이 나타난다. 모두 수술 후의 폐 기능 저하는 억제되지 않고 수술침습에 의해서만 SIRS(non-septic SIRS)를 치료 대상으로 하는 것에는 이론도 있다고도 생각되지만, 식도암 근치 수술 후의 폐기능 저하는 침습에만 기인하는 것은 아니라고 생각된다.

sepsis, MODS는 스테로이드 투여로 병태가 개선

Sepsis에 대한 메틸프레드니솔론 30mg/kg, ARDS (성인 호흡촉박 증후군)에 대한 메틸프레드니솔론 2~8g/일의 유용성은 증명되지 않았지만, sepsis 환자에서는 부신 예비기능이 충분하지 않아, 이러한 환자는 소량의 스테로이드에 의해 병태가 개선되는 것이 밝혀졌다(18-6). 최신판 해리슨에서는, 중증 sepsis환자에서 ACTH자극시험(합성 ACTH 250㎍을 투여)에서 혈장 코르티솔의 상승이 9㎍/dL 이하인 경우는 부분적 부신부전이라고 진단해(결과가 나올 때까지 히드로코르티손 투여(50mg, 6시간 마다) 및 플루드로코르티손을 투여(50㎍/일 위관 튜브로부터)한다, 라고 기재되어 있다. 히드로코르티손 소량 지속투여(아침 80mg+저녁 40mg를 1개월에 점감)에 의한 급성 폐장애의 개선, MODS의 발생 예방 효과도 보고되고 있다.

스테로이드 투여는 쇼크기에서는 혈관의 카테콜아민 감수성을 개선한다. 또 상해 장기의 리모델링에 대해서, 임상적으로는 거의 검토되지는 않지만 반흔 치유(불가역성 기능 장애)의 방지에 유용할 가능성이 있다.

[Shinozawa Yotaro]

19 소아 예에서의 투여

스테로이드의 특징과 장점을 활용해 능숙하게 잘 다룬다

소아기에 스테로이드가 적응이 되는 난치성 질환은 많아, 혈액질환 · 악성 종양(소아백혈병, 특발성 혈소판감소증, 재생 불량성 빈혈, 고형종양 등), 류마티스 질환(청년성 특발성 관절염, 전신홍반루푸스, 청년성 피부근육염 등), 신장 질환(특발성 신증후군, IgA신증, 만성 신장염 등) 외에도 소아 기관지천식을 중심으로 한 호흡기 질환, 아토피 피부염이나 약물 알레르기 등에 수반하는 피진 등의 피부 질환, 신경 질환, 소화기 · 간질환 등 다방면에 걸쳐있다.

이러한 질환에서는 질환 또는 병태의 특징에 의해 사용하는 스테로이드의 종류 · 양 · 제형은 다르며, 또 단기적 · 장기적인 투여 방법에도 큰 차이가 있는 것을 우선 인식할 필요가 있다. 또, 성장기에 있는 소아 예에 대해서는 성인에게는 나타나지 않는 스테로이드의 부작용이 자주 나타난다. 같은 병명의 질환이라고 해도, 성인과 같은 스테로이드요법이 적절하다라고 한 마디로 말할 수는 없다. 더욱이 같은 소아 예라도 질환에 의해 스테로이드의 사용법이 완전히 다르므로, 예를 들어 신장 질환으로 이용한 스테로이드요법을 류마티스 질환에 적용하면 많은 경우 다시 증상이 심해져 고민하게 된다. 소아인 것을 감안하면서 스테로이드의 특징과 장점을 충분히 활용하여 불이익을 얼마나 피할지를 심사숙고 해, 질환에 의한 종합적인 치료 전략 속에서 스테로이드를 능숙하게 사용하는 방법을 습득하는 것이 중요하다.

투여에 의해 약리 작용이 과잉으로 발현할 가능성이 있다

스테로이드의 독특함은 합성된 약제이지만 생체 자체가 생산하는 호르몬 물질(당질 코르티코이드)이라고 하는 점에 있으므로 「약리학적 의의」와 동시에 「생리학적 의의」를 고려할 필요가 있다. 즉 생체에는 생리 물질로서 그 활성을 발현하는 시스템(수용체, 신호 전달 기구 등)이 이미 갖추어져 있어 스테로이드의 투여는 그 시스템을 과잉에 가동시키는 상황을 낳게 된다.

스테로이드의 약리 작용에 대해서는 크게 두 가지, ① 면역 억제 작용, ② 항염증 작용이 기대되어 이용되고 있지만, 이 약제의 소아에게로의 투여는 이러한 약리 작용을 과잉으로 발현시킬 가능성이 있다. 그러나 실제로는, 면역 억제가 나타나려면 장기 대량 투여가 필요하다는 것은 분명하고, 소아 예에 대해 10mg/일 이하의 유지량이면 항염증 작용만으로 감염성을 걱정할 필요는 없다.

스테로이드의 양이 불충분할 때에는 면역억제제를 병용

스테로이드에는 면역 억제 작용과 항염증 작용이 있어, 이 양자의 약리 작용을 기대하면서 가능한 한 소량의 스테로이드로 소아과 의사는 소아 류마티스 질환이나 알레르기성 질환의 치료에 임하고 있다. 성인에서는 프레드니솔론(PSL) 7.5mg/일이 부작용 발현의 경계량으로 여겨지며, 유아에서는 PSL 3~4mg/일, 학령기 아동에서는 PSL 5mg일이 경계량으로 되어 있다. 1일량으로서 신장 질환에서는 여전히 PSL 2mg/kg/일을 최대량으로 하는 프로토콜이 이용되지만, 류마티스 질환에서는 학동이어도 PSL 20mg/일 이상을 이용하는 경우는 적다.

그러나 임상적으로는, 보통의 유지량으로는 항염증 작용은 얻을 수 있어도 면역 억제 작용을 얻기 위해서는 양적으로 불충분한 장면을 자주 경험한다. 이러한 경우에는 스테로이드의 양을 늘리는 것이 아니라, 적절한 면역억제제를 선택하는 것이 소아 예에는 특히 필요하다. 전신홍반루푸스에서는 시클로포스파미드 · 펄스요법을 또 유지의 면역억제제로서 아자티오프린이나 미조리핀을 병용한다. 또, 소아 기관지천식의 급성 발작 시에는

PSL 2mg/일을 이용해도 5일간을 한도로 하는 것이 일반적이다.

또, 경구 PSL을 감량할 경우에는 withdrawal syndrome의 발생을 피하기 위해 소량씩 점감하는 것이 정법이지만 환아의 염증 병태에는 소염에 필요로 하는 스테로이드의 양적 레벨이 존재해, 조심성 없이 그 레벨을 넘어 감량하면 종종 질환이 다시 심해진다. 따라서 청년성 특발성 관절염에서는 0.5~1mg씩 감량을 실시한다. 즉 스테로이드의 항염증 효과는 용량 의존성이기도 하다.

소아 예에서 주의해야 할 부작용

스테로이드의 투여에 의해 쿠싱증후군, 성장장애, 골다공증, 감염성, 피부나 피하 조직의 비박화, 다모, 인슐린 저항성 당뇨병 등이 생겨 발육기에 있는 소아에게 있어 중요한 문제가 된다. 특히 성장장애는 소아 예의 특유의 부작용이며 활발한 활동에 의해 성장이 촉구되는 이 시기에는 골다공증도 항상 골절이 우려되는 상황이며 소아에게 특유의 부작용이라고 할 수 있다.

성장장애

성장장애(저신장)는 소아의 특유의 부작용의 하나이다. 성장장애 발생의 기구로서 스테로이드는 somatomedin C의 생산을 억제하는 것을 들 수 있고 있다. 게다가 스테로이드는 세포 증식과 세포 분열에 대해 억제적으로 작용한다. 이러한 부작용은 사람 성장 호르몬의 투여에서는 극복할 수 없다. 연령마다의 경계량 이하의 스테로이드를 이용하는 치료법이 성장장애를 피하는 방법이다.

골다공증

골다공증은 스테로이드 과잉에 의한 골형성의 감소와 골흡수의 증대에 의해 골조직의 용해를 일으키기 위해 일어난다(2차성 골다공증). 스테로이드는 염증성 사이토카인에 억제적으로 작용해 골아세포와 파골세포의 기능적 균형을 무너뜨리기 때문에 골다공증이 생긴다. 골실질의 상실에 의해 골절의 원인이 된다.

감염성

장기 대량의 스테로이드를 복용하고 있는 소아는 세포성 면역기능의 저하가 지적되고 있어 감염성은 항상 조심해야 할 부작용이다. 그러나 실제로는 일본의 위생환경에서는 패혈증이나 중추신경계 감염증 등의 위독한 감염증에도 상기도 · 하기도염, 요로계 감염증 등이 일반적인 감염증에도 이환하는 예는 적다. 그 이유로서 소아 예에는 20mg/일 이상의 PSL을 장기간 사용하는 것이 매우 보기 드물게 되었던 것을 들 수 있다. 다만, 대상포진의 병발은 약 10%에 생기는데, 아사이클로빌이 유용하다.

응고촉진 작용

스테로이드는 응고 촉진적으로 작용하는 것으로부터, 실환의 병태에 따라서는 항응고 · 항혈전요법으로 배려해야 할 사태가 존재한다. Kawasaki병의 대량 감마글로불린요법 불응 예에, 10일째 이후 스테로이드를 투여하면 신선 혈전을 형성하기 쉬운 것은 이미 상식이다. 또, 대퇴골두 괴사는 혈관내 병변에 더하고 스테로이드(특히 중등량~대량)의 응고 촉진 작용이 더해져 발생한다.

소아에게 맞는 제형, 투여 방법을 선택한다

경구 투여법

가장 일반적인 투약 방법으로서 경구 투여법이 있다. 기본약제는 PSL로, 정제로서 프레드니솔론® 1mg 정, 5mg 정, 1% 분말, 프레드닌® 5mg 정이 있다. 그 밖에 덱사메타손(데카드론® 0.5mg 정, 덱사메사존® 0.5mg 정), 베타메타손(린데론® 0.5mg 정, 0.1% 분말, 0.01% 시럽 등), 트리암시놀론(레다코트® 4mg정)등이 있다. 점감 시에는 가루약은 쓴 맛이 강하기 때문에 소아에게는 사용하기 어렵고 PSL 1mg 정이 사용하기 쉽다.

정맥내 투여법

경구제를 사용할 수 없는 경우나 긴급 시에 정확한 양을 확보하는 경우에 코하크산 프레드니솔론나트륨이, 수용성 프레드닌®(10mg/20mg/50mg)으로서 정맥주사, 점적 정맥주사, 근육주사에 이용되고 있다. 소아 예에서 본제의 적응이 되는 병태에서는 항응고요법을 병용한다.

스테로이드 펄스요법

항염증 효과를 빠르게 얻고자 하는 경우에 메틸프레드니솔론을 이용한 스테로이드펄스요법이 이용된다. 성인에서는 고혈압의 유도가 치료상 문제가 되지만, 소아에서는 혈관의 가역성이 높기 때문에 비교적 안전하게 실시할 수 있다. 루푸스신염, 중추신경 루푸스 등의 병태에 대해서 단기적 효과를 얻을 수 있어 자주 사용되게 되었다. 헤파린이나 우로키나아제 등의 항응고제를 반드시 병용한다.

스테로이드펄스요법은 효과가 빠르긴 하지만, 단독의 치료로는 그 효과는 단기적이다. 펄스요법은 소염을 노린 「관해 도입요법」이라고 생각해 관해를 유지한 후 요법의 선택을 미리 해 둘 필요가 있다. 스테로이드펄스요법에서는 「관해 도입요법」과 「관해 유지요법」을 하나의 단위로 생각해야 하는 것이다.

리포화 스테로이드의 적용

팔미틴산 덱사메타손(4mg, 주사용)은 덱사메타손을 레시틴으로 유제상으로 한 것으로 염증소의 활성화 매크로 살균 바이러스가 지방 입자를 활발하게 빈식하는 성질을 이용해 덱사메타손을 활성화 매크로 살균 바이러스를 타깃으로 하는 약제이다. 매크로 살균 바이러스 활성화 증후군, 관절염, 포도막염과 같은 극미소 병소에의 표적 스테로이드 치료 등으로 이용된다.

스테로이드 주장요법

궤양성 대장염의 활동기에 단기적 효과를 노린 사용법을 실시한다. 그러나 주장된 스테로이드 그 자체는 매우 신속하게 흡수를 받으므로, 전신적으로는 정맥 투여된 스테로이드와 같은 부작용이 생기는 것을 염두에 둔다.

[Yokota Syunpei]

20 소아에 대한 사용법과 부작용 예방 대책

류마티스 질환에는 조기진단과 적절한 치료가 요령

소아기에 발증하는 류마티스 질환은 성인과 변함없지만 증례 수는 적고 일반적으로는 난치 예가 많아 이 경우에는 스테로이드, 면역억제제를 비교적 대량으로 장기간 사용하지 않을 수 없다. 동시에 스테로이드에 의한 소아에게 특징적인 부작용으로서 성장장애, 감염성 등에 주의하지 않으면 안 된다. 이러한 부작용을 막기 위해서 격일 투여, 메틸프레드니솔론펄스요법(스테로이드 펄스요법) 등이 연구되어 질환에 따라서는 대량 감마글로불린요법, 혈장교환 등을 선행하거나 면역억제제를 병용해 스테로이드의 양을 줄이기 위한 연구를 하고 있다.

그러나 결론으로서는 조기에 진단해 적절한 치료를 개시해 관해에 도입하는 것이 최종적인 요령이라고 할 수 있다.

증례로서 난치가 예상된 광범위한 피하 석회병소를 수반한 청년성 피부근육염(juvenile dermatomyositis, JDM)의 예를 소개한다.

스테로이드 펄스, 대량 감마글로불린요법의 효과가 뚜렷한 증례

9세, 여아

현병력

1999년 4월, 보행 시에 피로감을 호소하여 모 소아병원에서 진찰을 받았다. 혈액검사로는 이상이 없었기 때문에 경과를 보고 있었지만 그 후에도 근력이 저하해, 계단을 올라가는 것이 불가능하게 되어서 소아 신경과에 소개되어 근 디스트로피가 의심되었다. 여기에서도 경과를 보라고 하였지만, 근력 저하는 더욱 진행했다. 2000년 8월에 상완 외측부에 작은 피하농양이 발견된 것을 계기로 단순 X선으로 전신의 광범위한 피하에 모래 모양부터 콩 모양의 석회 화상이 발견되어서 JDM이 의심되어 소아 류마티스의사에게 소개되었다. CPK, 알도라아제, AST, ALT, LDH 등 근원효소는 모두 정상범위 내에서 혈침치, CRP 등 염증 소견도 없고, 항핵항체, 항 Jo1 항체 등의 자기 항체도 음성이었지만 CT, MRI상에서는 근 위축이 나타나 Gottron 징후를 수반해, 근육 생검으로 JDM라고 확정 진단되었다.

치료경과(20-1)

2000년 9월, 메틸프레드니솔론 1,000mg 3일을 1kur로 한 스테로이드 펄스요법을 3kur 실시하고, 대량 감마글로불린요법을 제1주째에 3회, 2주째에 2회, 3 · 4주째에 1회 실시한 후에 메토트렉세이트(MTX) 소량 펄스요법으로서 MTX 15mg/주(10mg/M^2), 프레드니솔론(PSL) 15mg/일을 계속했다. 근원 효소가 초진 시보다 정상적이었었기 때문에 감량의 기준은 임상 증상뿐이었다.

스테로이드 펄스요법, 대량 감마글로불린요법이 종료하고 약 2개월 후에는 보행 장애는 개선 경향이 되었다.

경과를 보면서 PSL은 6~8주간에 1mg/일, MTX는 3개월 마다 1.25mg/주를 감량했다. 2002년 6월에는 PSL 5mg/일, MIX 7.5mg/주로서 증상은 안정되어, 학교생활에서는 거의 즐기는 정도의 테니스가 가능해졌다.

피하 석회화상은 치료 개시 약 1년 후에는 대부분이 소실해, 피하종양을 형성하는 일도 나타나지 않게 되었다.

신장은 10세 초진 시에 133cm, 14세에 154cm로, 신장의 억제는 나타나지 않았다.

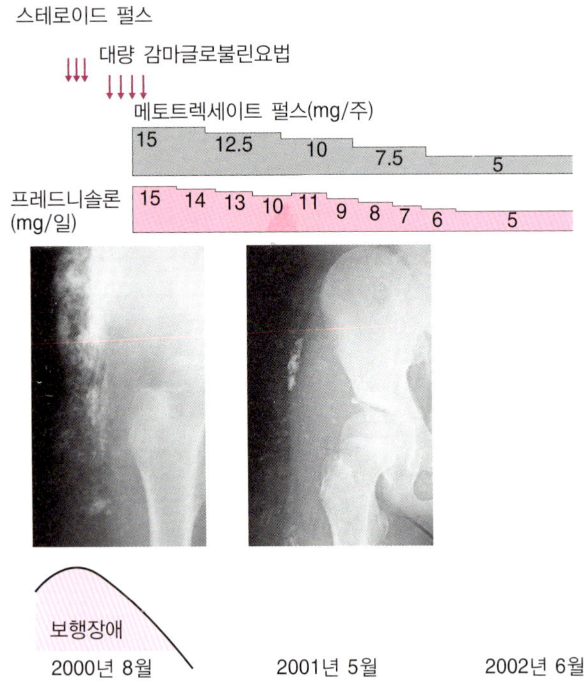

20-1 치료 개시가 늦은 피하 석회화상을 수반한 피부근육염

20-2 스테로이드의 부작용 방지 대책

1. 조기진단과 적절한 치료
2. 메틸프레드니솔론 펄스요법
3. 격일투여
4. 리포화 스테로이드에 의한 타겟요법
5. 혈장 교환
6. 대량 감마 글로불린요법
7. 면역억제제(엔도키산® 펄스)

2004년 12월에는 PSL 3mg/일, MTX 5mg/주를 유지하고 있다.

고찰

JDM은 일반적으로는 스테로이드에 잘 반응해 관해하는 예가 많아, 성인의 피부근육염과 같이 간질성 폐렴을 병발하거나 긴 경과 중에 악성 종양을 합병하는 경우는 없다. 그러나 JDM 에서는 CPK, 알도라아제 등의 근원효소의 상승이 나타나지 않는 예도 있어, 확정 진단까지 시간이 걸려 치료가 늦으면 진행해 버려 난치화하는 경우도 있다.

본 증례는 임상 검사 소견으로 근원효소의 상승이 없고, 자기 항체도 음성, 혈침치 등의 염증 반응도 정상적이었었기 때문에, 진단이 늦어 광범위의 피하 석회화에 의해 본 증이라고 진단된 예로, 발생에서부터 치료 개시까지 약 1년 반을 소비해 버렸다. 이러한 예를 스테로이드 단독으로 치료하면 아마 장기간에 대량의 스테로이드를 사용해야만 하므로 부작용도 문제가 되었던 것이 예상된다. 다행히 스테로이드 펄스요법, 대량 감마글로불린요법 및 MTX로 강력하게 활동성을 억제할 수가 있던 예이다.

소아 질환에 스테로이드 펄스요법이 응용될 수 있다

스테로이드의 부작용으로서 소아기에서 가장 중대한 것은 부신 기능 억제, 감염성 및 저신장이다.

이것들을 예방하기 위해 격일 투여, 펄스요법 등 수많은 연구가 행해져 왔다(20-2). 비교적 단기간에 관해, 치유를 기대할 수 있는 급성 류마티스열, 특발성 신증후군 등은 표준적인 프로토콜로 격일 투여, 간헐 투여까지의 도입이 가능하다. 그러나 전신홍반루푸스(SLE), JDM, 전신형의 청년성 특발성 관절염(JIA) 등의 강력한 활동성이 길게 지속하는 질환에서는 관해까지 도입하는 것은 어려운 예가 많아 어느 정도까지 감량하면 다시 심해지는 예가 많다.

이 때문에 격일 투여의 감량은 곤란한 예가 많아, PSL 15mg/일 이하의 감량은 1mg/일, 5mg/일 이하가 되었을 경우에는 0.5mg/일의 감량을 신중하게 실시하는 편이 격일 투여보다 이탈에 성공하는 예가 많다. 그러나 SLE에서는 관해 상태에 도입할 수 있어도 소량의 스테로이드는 계속해야 하며, 필자의 경험에서는 매우 경과가 양호해 약 3년 후에 모든 약제를 중지한 SLE의 예가, 중지한 지 2년 후에 다시 심해진 씁쓸한 경험이 있어, 3~5mg/일 정도는 장기간 계속시키고 있는 것이 경과가 좋은 것 같다.

질환을 불문하고 어떻게 질환 병태, 활동성을 조기에 억제할 수가 있을지가 중요하다.

당연히 병 초기의 활동성이 억제될 수 있으면 유지 상태를 지키고, 더욱 관해 상태로 들어갈 가능성이 있어 질환의 예후가 보다 양호해져 후유증을 남기지 않고 끝난다.

질환에 따라 다르지만 소아에서는 PSL 환산 1~2mg/kg/일로부터 개시해, 점감하는 방법을 해 왔다. 이것은 소아에게 대부분 나타난 급성 류마티스열의 치료의 기본적인 치료 방법이며, 실제로 심장염이 있는 증례에서도 판막 장애를 남기지 않고 끝나는 예가 많았다. 이 방법이 다른 SLE, JDM, JIA 등 류마티스 질환에도 응용되었지만 원래 활동성이 짧고 자기 한정성 질환인 류마티스 열(熱)에는 유효했지만 다른 질환에는 잘되는 예는 적고, 점감해도 PSL 10~15mg/일 정도가 되면, 그 이하로 감량할 수 없는 증례가 많았다.

이러한 경험으로부터 SLE에서는 스테로이드 펄스요법이 도입되어 다른 질환에도 응용되고 있다. 특히 중증예, 중등도 증례에서도 진단 · 치료 개시까지 시간을 거친 예, 이른바 「스테로이드 중독」이 되어 스테로이드로부터 벗어날 수 없는 예 등에 강한 항염증 · 면역 억제 작용을 기대하는 경우에 넓게 응용되고 있다.

그리고 스테로이드에 대신해 엔도키산® 펄스요법이 고안 되어 중증의 SLE에서는 스테로이드 펄스요법에 대신하고 있다.

[Fujikawa Satoshi]

21 교원병 이환 여성이 임신 · 출산을 희망할 때의 스테로이드요법

교원병 중에서도 전신홍반루푸스(SLE)이나 류마티스 관절염(RA)은 젊은 여성에게 발병하기 쉽다. 출산 가능한 여성이 이러한 질환에 걸렸을 때 병은 물론이고 임신 · 출산에 대해서는 많이 걱정이다. 이전에는 이러한 질환이 있다는 이유만으로 임신을 피하도록 지도하고 있었다. 그렇지만 병명만으로 임신 · 출산을 부정하는 것이 아니고, 신중하게 관리하면서 경과를 보면 출산에 도달할 수 있는 예는 적지 않다. 여기에서는, 장기에 걸쳐 스테로이드가 사용될 가능성이 있는 SLE와 RA에 주목해 말한다.

임신 · 출산은 계획적으로, 환자와 가족에게는 충분한 설명을

임신 · 출산에 있어서는 신체적인 면뿐만이 아니라 정신적인 면에 있어서의 여유도 중요하다. 그것도 임신 중뿐만 아니라 출산 후에 대해도 중요하고, 따라서 가족의 지원도 빠뜨릴 수 없다. 이러한 것을 생각하면 임신 · 출산은 형편에 맡기는 것이 아니라 계획적으로 실시할 필요가 있다. 그리고 모자 모두 안전하고 무사하게 출산을 끝내기 위해서는 다음의 요건을 충족시키는 충분한 설명과 환자 및 환자 가족의 충분한 이해가 필요하다.

① 적어도 반년 이상에 걸쳐 병상이 안정되어 있어야 한다(자각적으로도 검사 소견에 대해도). ② 원칙으로서 장기 장애가 없을 것, 특히 신장 장애가 있는 경우 또는 과거에 나타난던 적이 있는 경우는 임신 중에 병세가 악화되기 쉽기 때문에 신중하게 임할 필요가 있다. ③ 모친이 항 SS-A항체나 항 SS-B항체를 갖고 있으면, 서맥성 부정맥을 갖는 아이를 출생할 가능성이 있으므로(아이의 심장 뛰는 소리로부터 출생 전에 그 존재가 밝혀진다), 그 경우는 아이에 대해서, 생하 시부터 약물을 시작하고 어느 정도의 처치가 필요하게 된다는 것을 미리 설명해 둔다. ④ 면역억제제에 최기성이 있기 때문에 면역억제제는 사용하지 않는다. ⑤ RA의 치료제인 설파살라진이나 주사금제 등의 항류마티스제에 대해서는, 임신 사실을 안 시점에서 중지하는 것이 좋다고 하는 의견도 있지만 원칙으로서 사용하지 말 것, 따라서 RA에서 임

21-1 FDA 약제 태아 위험도 분류기준

분류 A : 사람의 임신 초기 3개월간의 대조시험에서 태아에의 위험성은 증명되지 않았고, 또 그 후의 임신 기간에서도 위험하다는 증거도 없는 것

분류 B : 동물 생식시험에서는 태자에의 위험성은 없다고 하지만, 사람의 임신에서의 대조시험은 실시되지 않은 것, 또는 동물 생식시험에서 유해한 작용(또는 출생수의 저하)이 증명되어있지만, 사람에서의 임신 초기 3개월의 대조시험에서는 실증되어있지 않다. 또 그 임신기간 에서도 위험하다고 하는 증거는 아닌 것

분류 C : 동물 생식시험에서는 태자에 최기형성, 태자독성, 그 외의 유해 작용이 있는 것이 증명되어 있고, 사람에서의 대조시험은 실시되지 않은 것, 또는 사람, 동물 모두 시험은 실시되지 않은 것
여기에 분류된 약제는 잠재적인 이익이 태아에게로의 잠재적 위험성보다도 큰 경우에만 사용할 것

분류 D : 사람의 태아에 분명하게 위험하다고 하는 증거가 있지만, 위험해도 임신으로의 사용에 의한 이익이 용인되는 것(예를 들면, 생명이 위험하게 될 때, 또는 위독한 질병에서 안전한 약제를 사용할 수 없을 때, 또는 효과가 없을 때, 그 약제를 어떻게든 사용할 필요가 있는 경우)

분류 X : 동물 또는 사람에서의 시험에서 태아의 이상이 증명되고 있는 경우, 또는 사람에서의 사용경험상 태아에의 위험성의 증거가 있는 경우, 또는 그 양쪽 모두인 경우, 이 약제를 임신에 사용하는 것은, 다른 어떤 이익보다도 확실하게 위험성이 큰 경우
여기에 분류되어 있는 약제는, 임신 또는 임신할 가능성이 있는 여성에게는 금기이다.

신 · 출산을 희망하는 경우는 항류마티스제를 중지해 스테로이드로 전환할 필요가 있다. ⑥ 또, 항류마티스제에 더해 스테로이드가 투여되고 있는 경우는 활동성이 높다고 판단되는 것으로부터 임신은 피하는 편이 낫다.

임신 · 출산에 의한 모체에의 영향은 질환에 따라 다르다

임신 · 출산에 의해 SLE나 RA의 병상이 악화하는지 또는 그다지 영향을 받지 않는지 어느 정도 알아 둘 필요가 있다. 일반적으로 SLE에서는 임신 중에 악화하기 쉽고 출산 후에 안정되는 예가 많다. 한편, RA 환자에서는 임신 중에는 비교적 안정되어 있지만 출산 후에 병상이 악화되어 육아의 부담도 더해져 병세가 악화되어 오는 예가 많다. 이와 같이 양자에서는 모체에의 영향이 미묘하게 다르다. 그러나 이것은 어디까지나 일반론이며 개개의 환자로 다른 것은 말할 필요도 없다.

약물이 태아에게 영향을 주는지 어떨지는 그 약물의 태반 이행성에 따르는 부분이 크다. 스테로이드에 작용하는 효소에 11β-hydroxysteroid dehydrogenase(11-HSD)가 있다. 이 효소에는 type I과 type II의 2개의 아이소폼이 있는데 type I은 불활성형의 코르티손으로부터 활성형의 코르티솔로 전환시키고 type II는 활성형의 코르티솔로부터 불활성형의 코르티손으로 전환시키는 작용이 있다. 태반에는 이 type II의 11β-HSD가 많이 발현하고 있는 것이 알려져 있다. 따라서 모체로부터 태반에 도달한 코르티솔에 관해서는 이 효소에 의해 태아로 이행하기 전에 불활성형의 코르티손으로 전환되어 태아에게 영향을 미치지 않게 된다.

현재, 임상에서 널리 이용되고 있는 스테로이드라고 하면 프레드니솔론(프레드닌®)과 이것보다 반감기가 길고 약리 작용이 강한 덱사메타손이나 베타메타손이 대부분을 차지한다. 이 11β-HSD에 의한 대사는 스테로이드의 종류에 따라 달라 프레드니솔론은 이 효소에 의해 대사되기 쉽지만 덱사메타손이나 베타메타손에서는 거의 대사되지 않는다. 따라서 덱사메타손이나 베타메타손의 경우는 태반을 통해 태아로 이행해 버리게 된다. 또, 농물 실험으로 덱사메타손이나 히드로코르티손에서는 최기성이 보고되고 있다.

미국 식품의약품국(FDA)에서는 태아에 대한 약물의 위험도를 A, B, C, D, X의 5 단계로 나누어 구체적인 기준을 나타내고 있다(21-1). 이 분류 기준을 이용한 GG Briggs의 분류에 의하면 프레드니솔론(B), 덱사메타손(C), 베타메타손(C), 히드로코르티손(C), 코르티손(D)으로 판정되고 있다.

스테로이드의 용량은 10mg/일 이하가 바람직하다

임신 · 출산을 희망하는 경우 스테로이드 중에서도 프레드니솔론을 선택할 필요가 있는 것을 앞서 말했지만, 병상이 안정되어 있는 것이 임신의 조건이기도 하기 때문에 스테로이드의 용량이 중요해진다. 거기서, SLE로 임신 · 출산을 희망하는 경우, 우선은 프레드니솔론의 유지량이 15mg/일 이하이며, 가능하면 10mg/일 이하가 바람직하다. 그렇지 않으면 병상이 안정되어 있다고는 말할 수 없다. 또, RA의 경우도 프레드니솔론 5~10mg/일은 통증을 충분히 억제할 수가 있는 용량이다. 따라서 임신 중에도 이 용량을 유지하게 된다. 다만, 경과 중에 SLE의 병상이 악화되었을 경우에는 프레드니솔론을 증량한다. 또, 병세가 악화되었을 경우의 임신의 계속에 관해서는 모체 우선으로 종합적으로 판단해 결정한다. 어쨌든 환자를 중심으로 내과의와 산과의가 함께 가끔 소아과 의사의 응원도 얻어 임신 · 출산을 만족시킬 수 있으면 좋다고 생각한다.

SLE에서 출산한 증례

임신했을 경우, 기본적으로는 지금까지의 용량을 그대로 유지한다. 임신 · 출산한 SLE 환자에서 인상적인 2예에 대해 개략을 말한다.

한 예는 프레드닌® 5mg/일에 병상이 안정되어 있는 가운데 임신, 경과 중에도 특별히 문제없게 자연분만으로 첫째 아이를 받았다. 둘째 아이도 같은 상황하에서 임신해, 자연분만 예정이었지만 39주째에 들어 출산 직전에 태아가 사망해 버렸다. 원인 불명이다. 그 후에도 아기를 갖기를 원해 무사하게 둘째를 낳았다. 어느 임신 시기에도 프레드닌®의 증량은 하지 않았거나, 할 필요가 없었다.

또 한 예는, 출산한 아이는 낙설성 홍반과 서맥성의 부정맥이 있어 신생아 루푸스라고 진단되고 나중에 모친은 조사에 의해 SLE라고 진단되었다. 이 모친은 항 SS-A항체, 항 SS-B항체가 양성이었다. 이 예는 임신 중에 SLE의 존재는 전혀 눈치 채지 못했지만 출산 후부터 단백뇨가 출현해 신장 생검으로 WHO-II형이라고 진단되었다. 신증후군을 나타내 펄스요법도 행해졌다. 그러나 그 후는 쭉 안정되어 있고 아이도 특히 문제없이 성장해 지금은 초등학교 고학년이 되었다.

[Hoshi keiko]

22 교원병 환자의 임신, 출산, 수유와 스테로이드

임신 중에는 태반 통과성이 낮은 것을 최소량 투여

교원병 환자가 임신을 희망했을 때나 임신했을 때는, 태아에게로의 약물 이행을 고려해, 프레드니솔론 또는 메틸프레드니솔론을 사용한다. 투여량은 질환 활동성을 억제할 수 있는 최소량을 투여한다. 덱사메타손과 베타메타손은 쉽게 태반을 통과해 태아에게 이행하므로 임신 중에는 사용을 피해야 한다. 또, 고용량 메틸프레드니솔론의 펄스요법의 태아에게로의 영향은 불명하다(22-1).

임신은 질환 활동성이 없거나, 반년 이상 조절되고 있는 것이 바람직하다. 질환 활동성이 잔존하고 있을 때 임신해 버렸을 경우에서도 환자가 임신 유지를 희망해 임신 유지에 중요한 장기에 장애가 없으면 교원병에 대해서 스테로이드 치료를 실시해 임신을 유지하는 것은 가능하다.

분만의 지연이나 제왕절개 시에는 히드로코르티손

분만이 지연되는 경우나 제왕절개의 경우는 100mg의 히드로코르티손을 8시간마다 경정맥 투여한다. 합계 4회 투여하고 종료하며, 그 후는 분만 전의 스테로이드 내복량으로 되돌린다(22-1).

22-1 임신, 출산, 수유와 스테로이드

	임신	출산	수유
프레드니솔론 메틸프레드니솔론	최소량을 사용	임신중 사용량 분만 지연 시나 제왕절개 시에는 히드로코르티존을 사용	프레드니솔론 1회 20mg 이하, 1일 1회~2회 투여라면 가능
덱사메타손 베타메타손	사용을 피함	사용을 피함	사용을 피함

산욕(産褥)기에는 환자의 상황에 맞게 스테로이드를 증량

산욕기는 류마티스관절염이나 전신홍반루푸스의 활동성이 상승하기 쉬운 시기이지만, 예방적인 스테로이드의 사용에 관해서는 부정적인 보고도 있다. 임신 후기에 전신홍반루푸스가 발병했을 경우 등 환자의 상황에 따라 스테로이드의 증량을 검토한다.

수유는 프레드니솔론 1일 20mg 이하라면 가능

프레드니솔론은 1회 20mg 이하, 1일 1~2회 투여라면 신생아나 영아에의 영향은 없다고 생각된다. 또, 1회 20mg 이상 투약하는 경우도 투여 4시간 후에 1회 착유 폐기하고, 그 후의 모유를 주면 좋다(22-1).

[Iwamoto Masahiro]

23 ARDS에 대한 스테로이드요법 - 급성기에서의 사용은 원칙적으로 금기이지만

ARDS의 예후 규정인자는 다장기 부전이다

급성폐장애(acute lung injury, ALI) 및 급성 호흡곤란 증후군(acute respiratory distress syndrom, ARDS)의 질환 개념이 제창되고 나서 이미 35여년이 경과했지만, 아직껏 그 예후는 불량하다. 특히 septic(패혈증성) ARDS에서는 사망률이 매우 높다. ARDS의 예후 규정 인자는 대다수가 다장기 부전(MOF 또는 MODS)인 것이 인식되고 있다. ARDS, sepsis에 있어서의 다장기 부전은 침습에 대한 생체 반응의 파탄이며, 사이토카인을 비롯해 여러 가지의 중개자를 거치고 있는 것이 분명해지고 있다. 초기의 염증성 사이토카인은 TNF-α 및 IL-1이다. 이것들은 IL-6, IL-8을 시작으로 그 외의 일련의 중개자인 트롬복산, 로이코트리엔, 혈소판 활성인자(PAF), 프로스타그란딘, 보체의 생산을 통해 염증 반응을 조장한다. 또, 세포 유전자 레벨에서는 염증성 중개자의 유전자 발현을 조절하는 핵내 전사 인자의 하나인 NF-kB가 발견되어 MODS 발생에의 관여가 주목받고 있다. 사이토카인은 매우 미량으로 그 효과를 발휘해, 세포 표면의 수용체에 결합하는 것에 의해 그 작용이 발휘된다.

만성기 ARDs로의 소량 스테로이드요법에 개선 효과가 있다

ALI/ARDS가 폐의 비특이적 염증이면, 항염증제의 효과가 기대된다. 스테로이드는 23-1에 나타낸 것처럼 그 효과는 사이토카인의 생산 억제와 사이토카인 수용체의 upregulation에 의한 숙주 방어기능의 유지, 효과로서 면역기능의 변화, 염증의 억제가 있어 조직 장애, 장기 기능 장애의 개선이 기대된다(Wiegers GJ, et al : Trends Phamacol Sci 1998 ; 19 : 317~321). 지금까지 스테로이드의 ARDS의 발증 예방 효과(Weigelt JA, et a1 : Arch Surg 1985 ; 120 : 536~540/ Luce JM, et a1 : Am Rev Respir Dis 1988 ; 138 : 62~68/ Bone RC, et al : Chest 1987 ; 92 : 1032-1036), 급성기 ARDS의 개선 효과(Bernard GR, et a1 : N Engl J Med 1987, 317 : 1565~1570), 만성기 ARDS에의 효과(Ashbaugh DG, et al : Arch Surg 1985 ; 120 : 530~535/ Hooper RG, et al : Chest 1990 ; 97 : 138~143 / Hooper RG, et al : South Med J 1996 ; 89 : 359~364 / Biffl WL, et al : Am J Surg 1995 ; 170 : 591~596 / Meduri GU, et al : Chest 1991 ; 100 : 943~952 / Meduri GU, et a1 : Chest 1994 ; 105 : 1516~1527 / Meduri GU, et al : JAMA 1998 ; 280 : 159~165)가 다수 검토

되었다. 그러한 결과를 23-2~5에 나타냈지만 현재 상태로서는 ARDS 발증 예방 효과, 급성기 ARDS에의 대량 투여 예에서는 예후 개선 효과는 나타나지 않았다. 유일하게 만성기 ARDS 증례에서 소량 스테로이드요법의 폐 리모델링의 개선 효과와 예후 개선이 삼중 맹검시험(RCT)으로 얻을 수 있었다고 보고되고 있다(23-6). 그러나 이 유효했다는 보고는 RCT이지만 증례수가 적고 또 치료군, 플라세보군과는 대상 증례의 병태에 차이가 있어 아직도 확립되지 않아 앞으로의 검토 결과가 기대되고 있다.

스테로이드요법의 효과에는 층별화된 검토가 필요

한편, ARDS에 대한 지금까지의 스테로이드요법의 부정적인 보고는 문제가 없는 것은 아니다. 현재, ARDS의 예후 개선 효과를 분명하게 얻을 수 있는 전략은 저(低)1회 환기량에 의한 지속 양압호흡이다. 지금까지의 스테로이드요법의 효과 검증에서는 대상 환자에게 이 저1회 환기량에 의한 호흡 관리를 하고 있는 것은 아니다. 더욱이 항균제요법의 진보나 호흡 순환 관리, 영양 관리 등의 진보 등도 있어, 이러한 시점에서의 스테로이드의 재평가도 필요할지도 모른다. 또 AECC에서의 ARDS의 정의(23-7)는 베드사이드에서 진단이 용이해져 RCT를 실시하는 데는 유용성이 높지만 어디까지나 ARDS는 증후군이며 원인으로부터는 폐성/폐외성/불명으로 구분되어야 하는 병태이다. 최근 ARDS의 원인인 폐성, 폐외성에서는 폐기능, 화상 소견, 치료 효과에 차이가 있는 것이 보고되고 있다(23-8)(Gattinoni L, et al : Am J Respir Crit Care Med 1998 ; 158 : 3~11 / Goodman LR, et al : Radiology 1999 ; 213 : 545~552 / Domenighetti G, et al : Crit Care Med 2001 ; 29 : 57~62). 이 차이는 염증의 차이인

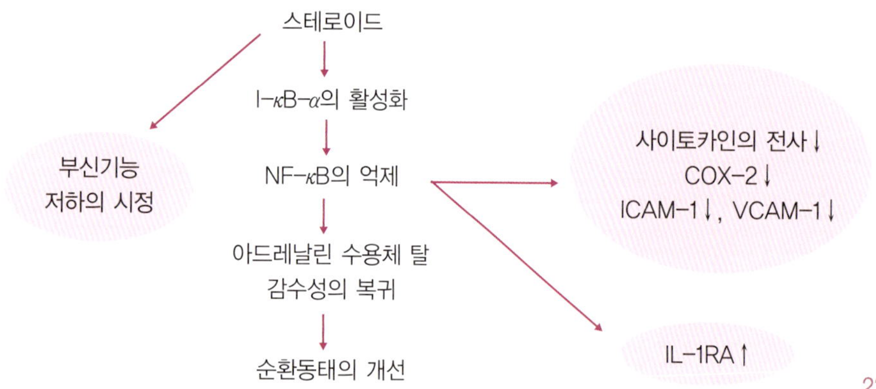

23-1 스테로이드의 작용

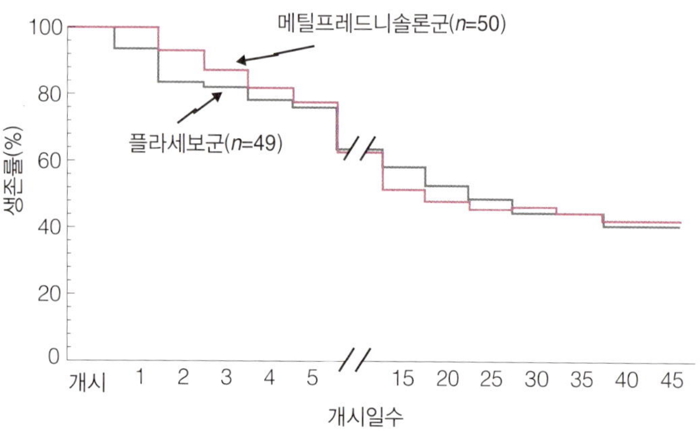

23-2 급성기 ARDS에 대한 스테로이드 대량요법의 효과
생존률에는 의미가 있는 차이가 나타나지 않는다.
(Bernard GR, et al : N Engl J Med 1987)

23-3 고위험군 환자에서의 스테로이드의 ARDS발증 예방 효과

Weigelt JA, et al(1985) : 81예, 메틸프레드니솔론 30mg/kg, 6시간마다, 48시간

(MPL)	MPL	플라세보	
ARDS 발증	25/39(64%)	14/42(33%)	p=0.008
사망률	46%	31%	NS
감염증	77%	43%	p=0.001

Luce JM, et al(1988) : 75예, 메틸프레드니솔론 30mg/kg, 6시간마다, 24시간

(septic shock)	MPL	플라세보	
ARDS발증	13/38(34%)	14/37(38%)	NS
사망률	58%	54%	NS

Bone RC, et al(1987) : 304예, 메틸프레드니솔론 30mg/kg, 6시간마다, 24시간

(sepsis)	MPL	플라세보	
ARDS발증	50/152(33%)	38/153(25%)	NS
사망률 (14일간)	26/50(52%)	8/38(21%)	p=0.004
ARDS의 개선	31%	61%	p=0.005

23-4 급성기 ARDS에서의 스테로이드의 사망률에 주는 영향

99예, 메틸프레드니솔론 30mg/kg, 6시간마다, 48시간

	MPL	플라세보
사망률(45일 후)	30/50(60%)	31/49(63%)
ARDS의 개선	18/36(50%)	19/49(39%)
감염증 발증	16%	10%

(Bernard GR, et al : N Engl J Med 1987)

23-5 만성기 ARDS에서의 스테로이드의 효과

(MPL)	증례수	투여 전 검사	생존률
Ashbaugh DG, et al(1985)	10	개흉 폐생검	8/10
Hooper RG, et al(1990, 1996)	26	없음	21/26
Biffl WL, et al (1995)	6	BAL	5/6
Meduri GU, et al(1991, 1994)	25	BAL PSB BAL, weekly	18/25
Meduri GU, et al(1998)	24	양측 BAL weekly	+14/16(88%) -3/8(38%) (p=0.03)

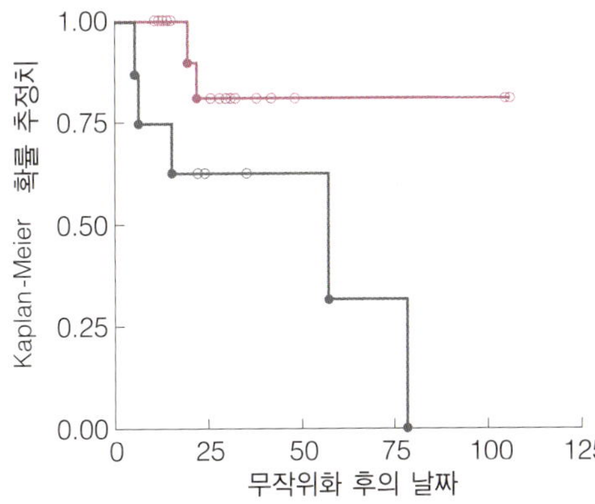

— 메틸프레드니솔론군의 생존 곡선
• 메틸프레드니솔론군의 사망 시기(n=2)
◦ 메틸프레드니솔론군의 생존자(n=14)
— 플라세보군의 생존 곡선
• 플라세보군의 사망 시기(n=5)
◦ 플라세보군의 생존자(n=3)

23-6 만성기 ARDS에 대한 소량 스테로이드의 효과
사망률에 유의차가 나타났다.

(Meduri GU, etal : JAMA 1998)

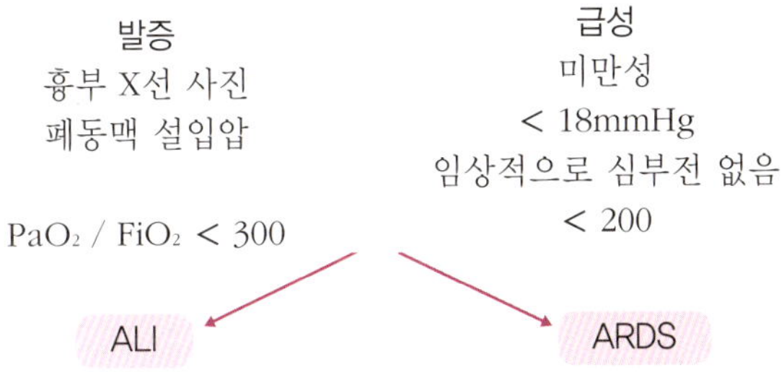

23-7 AECC에 있어서의 ALI/ARDS의 진단 기준

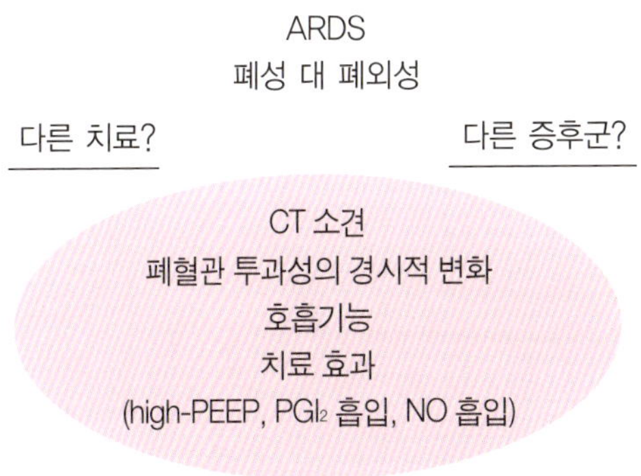

23-8 폐성 또는 폐외성 ARDS의 상위

지 병태의 차이인지는 불명하지만 스테로이드요법의 효과에 대해 역시 층별화 된 검토가 필요하다고 생각된다. 그리고 Septic shock에 대한 소량 스테로이드요법이 예후 개선 효과가 있는 것이 보고되었으므로(Annane D, et al : JAMA 2002 ; 288 : 862~871), 앞으로 급성기에서의 septic ARDS 증례에의 검토도 중요해질 것이다.

스테로이드 투여의 근거를 명확히 제시한다

ARDS에 대한 스테로이드요법의 요령은 적응을 명확하게 해야 하는 것일 것이다. 현재 ALI/ARDS의 진단 기준은 단순하기 때문에 온갖 원인에 의한 급성폐 장애가 포함되어 버린다. 이 중에는 스테로이드가 학문적으로 유효하고, 치료 전략으로서 제일 선택으로 여겨져야하는 약물인 질환군이 존재하고 있다. 예로서 급성 호산구성 폐렴, 약제 야기성 폐렴 등이 있다. 우리가 이른바 ALI/ARDS에 대해서 스테로이드를 투여할 때는 그 근거를 학문적으로 명확하게 제시할 수 있는 경우라고 말할 수 있다. ALI/ARDS의 원인 검색에 최대한 노력해 더욱 사용 근거를 나타내야 하는 것이다. 「소원을 비는 식의 스테로이드여서는 안 된다」는 것이 필자의 요령이다.

[Soma Kazui]

부작용과 대책

1 GC 스테로이드의 투여량과 부작용의 기전과 대책

당질 코르티코이드(GC) 스테로이드의 임상적 작용에는, GC 스테로이드 호르몬 과잉증과 감소증이 있다.

GC 스테로이드 과잉에 의한 부작용 : 쿠싱증후군형 증상

쿠싱증후군형 증상

쿠싱증후군은 여러 가지의 원인에 의한 만성 부신피질 GC 과잉증이다. 체간의 비만, 다혈성 보름달형 얼굴, 고혈압, 나보증 등의 특이한 임상상을 나타낸다.

여러 가지의 질환에 GC 스테로이드를 대량(PSL 환산 : 30mg/일 정도 이상)으로 장기간(약 1개월 정도 이상) 사용하면 그 부작용으로서 쿠싱증후군 형태의 증상을 나타낸다(1-1).

증상

GC 스테로이드 호르몬이 갖는, 당대사, 단백질 대사, 수분전해질 작용 등에 관한 다양한 증상을 나타낸다. 우선, 간장에 있어서의 당 신생이 증가해 당뇨와 그에 따른 다음(多飮), 다뇨가 나타나 내당능의 저하가 증명된다. 과잉인 당은 지방으로 전환되어 고콜레스테롤 혈증을 일으키며, 또 안면(보름달형 얼굴<moon face>) · 목 · 어깨(물소형 어깨<buffalo hump>) · 체간(중심성 비만<central obesity>)에 국한된 특이적인 지방 침착을 일으킨다. 근의 위축에 의해 팔과 다리는 가늘어진다. 또, GC는 근육에 있어서의 단백질 합성 억제 작용과 단백질 이화 작용(말초에 있어서의 당의 이용 억제, 단백질로부터 당의 신생을 촉진시킨다)을 갖는다. 그 결과, 상지대, 요대, 대퇴 등의 근위근의 근력 저하를 일으키기 쉽다(스테로이드 근증). 또, GC는 비타민 D의 작용을 억제해 그 때문에 칼슘의 장관 흡수 억제, 뇨중 배설을 증가시킨다. 또, 콜라겐 합성 억제에 의해 골기질의 형성도 억제한다. 그 때문에 골다공증을 일으켜, 특히 척추와 늑골이 침범되기 쉽고, 요배통을 호소해 자주 병적 골절을 일으킨다. 혈관벽의 지지조직도 이화 작용의 영향을 받아 모세벽의 단열을 위해서, 외부로부터의 압박 등으로 용이하게 피하출혈이 일어난다. 피부의 콜라겐 섬유의 소실에 의해 피부는 얇아지며, 확장한 피하혈관이 보고되어 안면은 다혈증으로 비정상적으로 붉게 보인다. 고혈압도 고빈도로 나타나 두통을 호소하며, 동맥경화도 일으키기 쉽다. 성격 변화도 많아, 우울 경향이나 기분 불안정이 된다.

1-1 GC 스테로이드 장기 투여에 의한 부작용

PSL	발증기전	질환명
대량	당대사 이상	당뇨병
	지질 대사 이상	지방침착(비만증, 보름달형 얼굴) 고 콜레스테롤 혈증
	단백질 대사 이상	근력저하
	콜라겐 합성 억제작용	피하출혈
	비타민 D 억제작용	골다공증
	수분전해질 작용	고혈압증
중등량	정신신경 증상	불면증
	기타	부종 다모증

1-2 금단증후군

1. 전신증상 : 탈력감, 피로감, 발열, 체중감소
2. 소화기 증상 : 식욕부진, 구역, 구토, 복통
3. 근육 · 관절 증상 : 근육통, 관절통
4. 전신 신경 증상 : 두통, 불안, 불면, 경련, 의식장애
5. 기타 : 저혈압, 공복시 저혈당, 저나트륨 혈증, 고칼슘 혈증

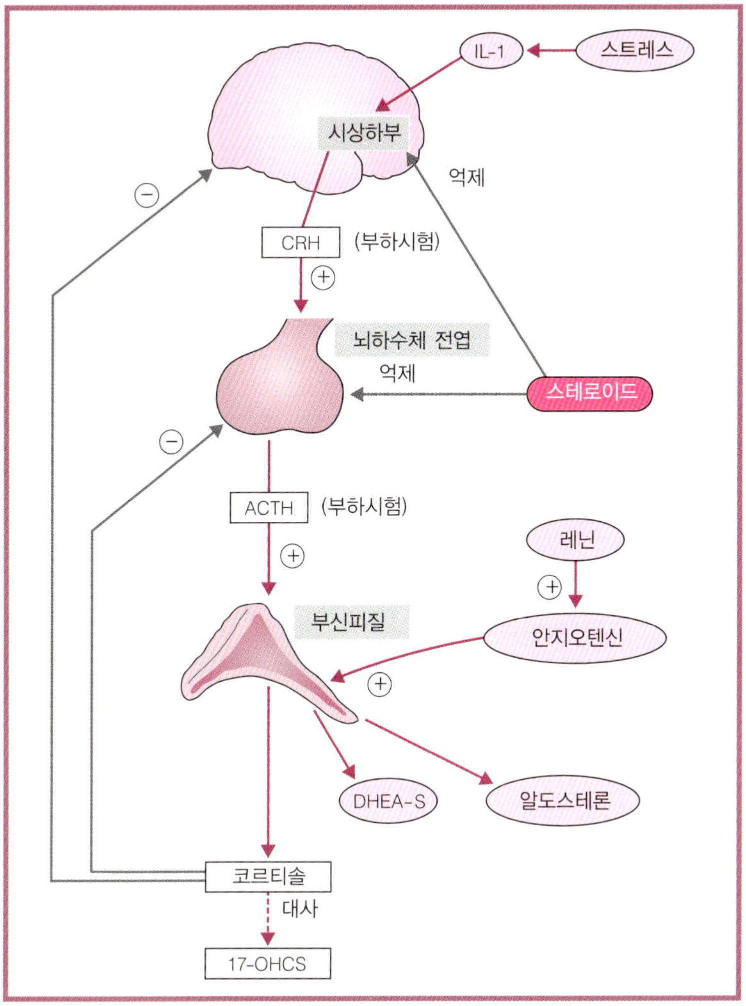

1-3 뇌하수체-부신피질계의 호르몬 분비 조절

GC 스테로이드 부족에 의한 부작용 : 금단 증후군과 리바운드 현상

GC 스테로이드가 임상에 도입되지 얼마되지 않았던 1950년대에, 이미 스테로이드요법의 부작용으로서의 금단증후군 (withdrawal 증후군)이 주목받고 있었다(1-2).

일반적으로, GC 스테로이드의 투약 중지 또는 급격한 투여량의 감소에 의한 생체 반응의 악화 리바운드 현상과 금단증후군으로 나눌 수 있다. 스테로이드의 급격한 감량에 의해 원 질환을 조절하기 위해서 필요한 치료량을 밑도는 결과, 원질환의 재연, 악화를 초래하는 경우를 리바운드 현상이라고 부른다. 한편, GC 스테로이드의 감량 또는 중지 후에 일시적인 결핍 상태가 일어나, 급성 부신부전과 유사한 임상 증상을 나타내는 경우, 금단증후군이라고 부른다.

뇌하수체-부신피질계 억제의 발증 기전(1-3)

스테로이드 치료 중에는, 외인성으로 투여된 GC 스테로이드에 의해, 생체가 본래 가지고 있는 내인성의 뇌하수체 부신피질계는 음의 피드백 기구에 의해 억제되고 있다. GC 스테로이드 투여량의 감량에 수반해 뇌하수체 부신피질계는 점차 회복하여 내인성의 코르티솔을 다시 분비하게 되지만, 뇌하수체 부신피질계가 완전히 회복하려면 GC 스테로이드 투여 중지 후 수개월이 걸린다고 하는 보고도 있다. 뇌하수체 부신피질계가 억제되고 있을 때 GC 스테로이드가 급격하게 감량되거나 갑자기 투여 중지되었을 경우에는 GC 스테로이드의 혈중농도는 급격하게 감소해 부신부전 상태에 빠진다. 이 상태는 GC 스테로이드로 유지되고 있을 때, 외상이나 감염증 등의 외인성 스트레스가 더해졌을 경우에도 나타나는 경우가 있다. 금단증후군의 임상 증상에 대해서는 1-2를 참고하기 바란다.

GC 스테로이드 장기 투여에서는 투여 방법의 고안이 중요

일반적으로 어느 정도 이상인 양의 GC 스테로이드를 장기에 걸쳐 투여하는 경우 뇌하수체 부신피질계의 억제를 가능한 한 경감하기 위해서 투여 방법(양, 종류, 기간, 투여법, 감량 방법)을 고안하는 것이 중요하고 감량, 중지할 때는 금단증후군 또는 리바운드 현상이 출현할 가능성을 항상 염두에 두어 환자를 주의 깊게 관찰하는 것이 중요하다.

[Okudaira Hirokazu]

2 스테로이드 이탈 곤란 예에서 점감요법의 요령

스테로이드는, 「적응증과 사용법」의 장에서 다루고 있듯이 매우 광범위한 질환의 치료에 사용되고 있다. 스테로이드를 1개월 이상 투여하면 부신피질 기능은 저하하는 것이 밝혀지고 있어 유효량의 스테로이드를 연일 투여하는 경우에는 뇌하수체-부신피질 기능의 저하는 피할 수 없다.

스테로이드 이탈 곤란 예를 만들지 않기 위해서는 투여하는 스테로이드의 종류, 투여 방법에 고찰을 필요로 한다.

스테로이드의 종류와 활성을 알고 구분하여 사용한다

스테로이드의 약리 작용은 투여된 후의 흡수, 혈중으로부터 표적 장기에의 수송, 수용체에의 결합, 작용 발휘 후의 대사와 배설에 의해 차이가 발생한다.

현재 이용되고 있는 스테로이드의 기본 구조는 1960년에 거의 완성되었고 그 활성에 대해서도 많은 검토가 이루어지고 있다. 「약리 작용 · 종류 · 제제」의 장에서 상세한 것이 해설되어 있지만, 뇌하수체-부신피질 기능의 저하를 초래하지 않는 투여법을 이해하기 쉽게 하기 위해, 2-1에 스테로이드의 활성의 비교를, 2-2에 스테로이드의 약물 동태를 정리해 나타내었다.

뇌하수체-부신피질 기능 억제를 방지하는 투여 방법

스테로이드를 치료제로서 이용하는 경우에는 작용 지속 시간에 유의해 적절한 약제를 선택해 투여량이나 투여 방법을 검토하고 뇌하수체-부신피질 기능의 억제를 최소한으로 할 필요가 있다.

항염증 작용이 강한 덱사메타손이나 베타메타손은 반감기가 길고 뇌하수체로부터의 부신피질 자극 호르몬(ACTH) 분비억제가 강하다. 양제를 연일 투여하면 이탈이 곤란해지는 경우가 많기 때문에 스테로이드 투여가 장기에 걸치는 자가면역 질환에는 프레드니솔론이 제일 선택으로 여겨진다. 강한 항염증 작용을 기대해 덱사메타손 또는 베타메타손을 투여하는 경우에는 가능한 한 빨리 프레드니솔론으로 바꾸는 편이 좋다.

2-1 코르티솔 및 합성 스테로이드의 작용의 비교

	항염증 작용	호산구 감소 작용	전해질 스테로이드 작용	생물 작용 반감기(시간)
코르티솔	1	1	1	8~12
프레드니솔론	4	3.3	0.8	12~36
메틸프레드니솔론	5	1.7	0.5	12~36
덱사메타손	25	10	0	36~72
베타메타손	25	16.5	0	36~72

[Kamikubo keita(上久保啓太) 등, 1988에서 일부 개변]

2-2 코르티솔 및 합성 스테로이드의 약물동태

	CBG 결합기능	알부민 결합기능	제거율(mL/분 · kg)	반감기(시간)
코르티솔	1	1	4.2 ± 0.8	1.8 ± 0.4
프레드니솔론	0.58	0.61	8.7 ± 1.6	2.2 ± 0.5
메틸프레드니솔론	<0.01	0.74	3.8 ± 0.9	2.5 ± 0.8
덱사메타손	<0.01	>1	3.7 ± 0.9	3.0 ± 0.8
베타메타손	<0.01	>1	2.9 ± 0.9	5.6 ± 0.8

[Kamikubo keita(上久保啓太) 등, 1988에서 일부 개변]

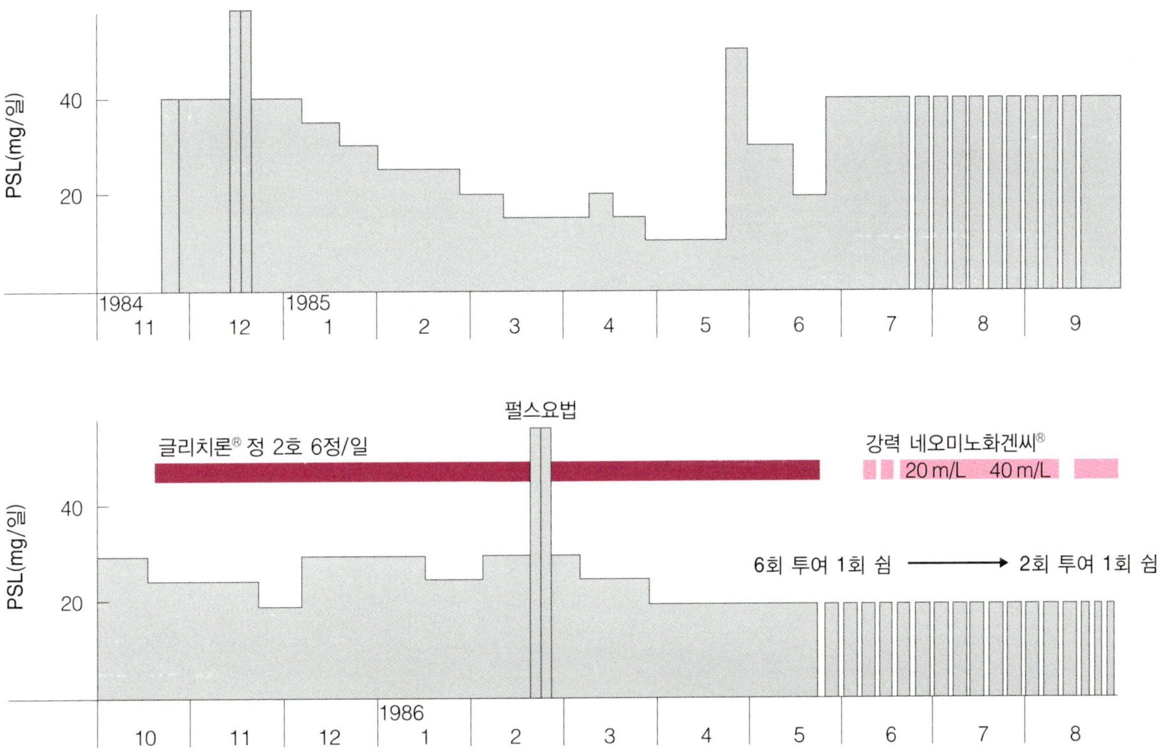

2-3 스테로이드 이탈 곤란 예에 글리칠리틴 제제를 병용해, 점감에 성공한 전(全) 경과

결절성 다발성 동맥염의 치료를 위해서 스테로이드 투여를 받은 26세의 남성 예. PSL : 프레드니솔론

1일 양의 투여 방법

약효의 면에서 보면 스테로이드를 1일 2~3회 분산 투여가 좋다. 그러나 스테로이드를 내인성 코르티솔의 일내 변동에 맞추어 투여하면, 뇌하수체 부신피질 기능의 억제가 적다. 즉, 아침 1회 투여하는 편이, 1일 투여량을 분할 투여하는 것보다도, 뇌하수체 억제가 적게 된다. 필자의 경험에서는 보통 투여하는 아침 식사 후에가 아니라, 오전 6~7시 무렵에 1회 투여하는 편이 더욱 뇌하수체 억제가 적다.

아침 1회 투여법으로 저녁부터 야간의 증상을 억제하지 않고, 분할 투여하는 경우에는 아침에 2/3의 양, 낮에 1/3의 양으로 그치는 편이 좋다. 이 방법에서도 효과의 발현이 나타나지 않는 경우에는 어쩔 수 없이 내인성의 코르티솔의 일내 변동을 무시한 투여 방법도 취하지 않을 수 없다. 본서에도 「류마티스에 있어서의 스테로이드의 복용법」으로서 「아침에 묽게, 저녁에 진하게 한다」고 기재되어 있지만 스테로이드의 감량을 꾀하려면 아침 1회 투여법이 분할 투여법보다 뇌하수체 부신피질 기능의 억제가 적은 것을 염두에 두어야 하는 것이다.

점감법(漸減法)

스테로이드를 투여할 때에는 일반적으로 초기에 대량 연속 투여해 임상 효과를 확인하면서 점감한다. 일반적으로 증상 개선을 보았을 경우 투여량의 10%를 기준으로 1~2주마다 감량한다. 프레드니솔론(다른 합성 스테로이드에서도) 1일 1~2정까지 감량할 수 있으면, 중지가 가능해진다. 내분비학적으로는 중지 전에 투여중인 스테로이드를 며칠간 덱사메타손으로 바꾸어 CRH시험(사람 CRH 100g 정맥주사법)을 실시해 혈장 ACTH에 증가 반응이 나타나는지를 검토하는 편이 좋다.

간헐 투여법

격일 투여법, 매주 3~4일 투여(4투 3휴 투여법) 등이 시도되고 있다. 연일 투여법보다 부작용 발현, 특히 뇌하수체 억제를 방지할 수 있다.

격일 투여법으로서 제1일에 2일분의 스테로이드를 아침 1회, 격일로 투여하는 방법에서는 연일 투여법에 비해 임상 효과는 같고 부작용이 비교적 가볍다고 여겨진다. Miura(三浦) 등이, 오랫동안 시도해 완성시킨 '4투 3휴' 간헐 투여법은 스테로이드를 초기에 연일 투여해 증상이 침착한 후에 연일 투여 기간의 1주 투여량을 줄이지 않고 매주 4일 투여하고 3일 휴약한다. 이후에는 증상을 보면서 주간 투여량을 점감해 주 3일 투여로 해 중지하는 방법이며 뇌하수체-부신피질 기능 억제를 포함한 부작용이 적다고 하는 성적을 얻을 수 있다.

중증 간질환 등에서는 스테로이드의 부작용이 증강된다

스테로이드는 CBG(코르티코이드 결합 글로불린 <corticoid binding globulin>)나 알부민과 결합해 존재해, 활성을 나타내는 유리형은 적다. 중증 간질환이나 신증후군에서는 CBG나 알부민의 양이 감소하고 있으므로 유리형이 증가하게 되어 뇌하수체-부신피질 기능 억제를 시작으로 하는 부작용이 증강된다. 따라서 이러한 질환에 대해서는 스테로이드 투여량을 다른 질환보다 줄이는 편이 좋다고 생각한다.

글리칠리틴 병용으로 스테로이드 감량 · 이탈이 가능

글리칠리틴의 활성 대사산물인 글리칠레틴 산은 간장에 있어서의 스테로이드의 5-reductation과 11β-hydroxysteroid dehydrogenation을 저해한다. 필자의 검토에서 이 약은 프레드니솔론의 대사에도 영향을 미쳐, 그 혈중 반감기를 연장시켰다. 실제로 스테로이드 이탈 곤란해진 결절성 다발성 동맥염 예에 글리칠리틴 제제를 병용하는 것에 의해 장기간에 걸쳐 스테로이드를 줄여 이탈할 수 있던 예를 경험했다(2-3). 앞으로 같은 증례에 널리 응용되길 바란다.

[Ojima Motoko]

3 스테로이드 펄스요법의 남용을 조심하자 – 대퇴골두 괴사의 위험성

ONF의 50%가 스테로이드성이다

스테로이드가 사용되게 된 지 약 반세기, 그 절대적인 효과와 함께 부작용에도 널리 주의가 기울여지고 있다. 뼈 · 관절에서는 최근 골다공증이 주목을 끌어 본서에서도 이것에 관한 기술은 많다. 그런데 알려져 있지만 의외로 잊혀진 것처럼 보이는 것이 무균성 골괴사, 특히 대퇴골두 괴사(osteonecrosis of femoral head, ONF)이다. 일부에 오해가 있지만 이것은 조혈에 의해 일어나는 골조직의 괴사이며, 본질적으로 골다공증과는 다르다. ONF의 신규 환자는 일본에서 연간 약 3,000명으로 되어 있는데, 그 약 50%가 스테로이드성이다. ONF가 일어나면, 고관절통 때문에 일상생활 동작(ADL)이 힘들어져 외과적 수술이 필요하게 되는 경우가 많다.

최대투여량이 ONF의 발생에 관여한다

스테로이드성 ONF의 기초 질환은 다방면에 걸치지만 가장 많은 것은 전신홍반루푸스(SLE)이며 그 다음에 신증후군, 신장 이식 등 한 번에 대량의 스테로이드를 사용하는 질환에 많다. 지금까지의 연구에 의해 스테로이드의 투여 기간이나 총 투여량이 아니라 최대 투여량이 ONF의 발생에 관계하는 것이 밝혀졌다. 특히 초대용량을 사용하는 스테로이드 펄스요법을 실시한 환자에게 눈에 띄게 ONF가 발생이 많은 것을 알았다. 필자의 예에서는 펄스요법을 실시하지 않았던 SLE 환자 73예 중, ONF가 임상적으로 발병된 것은 6예(8%)인 것에 비해 펄스요법을 실시한 SLE 환자 28예에서는 8예(29%)에서 ONF가 발병되었다. 스테로이드 소량을 장기에 걸쳐 사용하는 류마티스관절염과 같은 질환에서는 ONF는 적게 발병되었다.

펄스요법을 받은 예의 반수 이상에 ONF가 발생

최근의 화상 진단, 특히 MRI의 진보에 의해, 임상적으로 ONF가 「발증」하기 훨씬 전에 ONF 「발생」의 진단이 가능해졌다. 즉, 3-1에 나타내듯이, 대퇴골두의 T1 강조 화상에 대해 띠모양의 저신호역이 출현한다. 필자의 스테로이드 대량(PSL 40mg/일 이상)을 이용한 SLE 환자의 연구에 의하면, 전체의 약 1/3에 ONF 「발생」이 3개월 이내의 조기에 일어났으며, 또 그 1/3의 환자에서 임상적

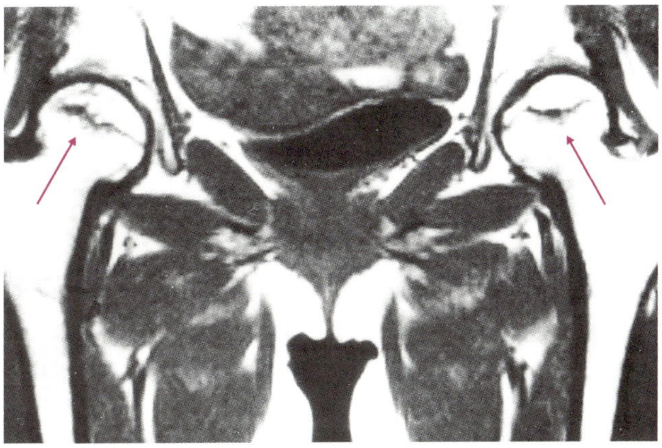

3-1 ONF의 조기 MRI상
27세, 남성, SLE 환자. T1 강조 화상으로, 양측 대퇴골두에 띠모양의 저신호역(화살표)을 나타낸다.

3-2 ONF의 발생 유무와 주요 임상 소견(SLE 60예)

임상소견	ONF(+) 18예(30%)	ONF(–) 42예(70%)
연령(세)	30.8	29.7
스테로이드 초기량(mg/일)	57.3	49.5
스테로이드 펄스(+)	16 (89%)*	13 (31%)
신증(+)	15 (83%)	26 (62%)
CNS 루푸스(+)	6 (33%)	3 (7%)

*$p < 0.05$

ONF가「발병」한다. 발병하는 시기는 평균 약 4년 이후이다. 이「발병」에서 봐도 가장 주목 해야 할 것은 스테로이드 펄스요법의 시행여부이다. 3-2에 나타낸 것과 같이 ONF가 발생한 18예 중, 실제 16예(89%)가 펄스요법을 받고 있었다. 비 발생 예의 31%에 비해 매우 높은 비율이다. 반대로 펄스요법측에서 보면, 펄스요법을 받은 예의 반수 이상에서 ONF가「발생」하고 있는 것이다.

스테로이드 펄스요법을 안이하게 실시하지 않는 것이 중요

최근에 스테로이드 펄스요법은 매우 광범위한 분야에서 왕성하게 시행되고 있다. 필자는 오히려 너무 많이 사용되고 있는 것은 아닌지 우려하고 있다. ONF의 발병이 많은 것은 하나의 경종을 울리는 것은 아닐까?

[Nagasawa Kohei]

4 골다공증의 진행을 막기 위한 대책

스테로이드 수용체는 체내의 전 조직에 분포해 스테로이드를 투여하면 시상하부-뇌하수체-부신피질계에 네가티브 피드백을 일으켜 호르몬 분비를 억제한다. 이 때문에 대사 등에 영향을 미쳐 부작용도 당뇨병이나 동맥경화, 골다공증 등 다방면에 걸친다. 스테로이드를 투여하면 해면골와 피질골 모두, 특히 해면골의 골량이 감소해 척추 골절을 초래한다. 스테로이드 골다공증은 스테로이드를 개시해 반년 이내로부터 급속히 생기므로 그 진행을 막는 조기의 대책이 중요하다.

스테로이드 골다공증의 관리와 치료의 가이드라인

골다공증 예방에 유효한 것은 비스포스포네이트이다. 2001년 미국 ACR 가이드라인은 스테로이드 골다공증의 일차 예방(스테로이드 복용 예정), 2차 예방(이미 스테로이드를 3개월 이상 복용하고 있음)과 함께 비스포스포네이트를 약물요법의 중심으로 하고 있다. 가이드라인은 프레드니솔론 5mg/일 이상, 3개월 이상 투여 예정자를 대상으로 해 종래보다 적은 스테로이드의 투여량, 투여 기간의 환자에게도 적극적으로 약물요법을 실시하는 것을 권장하고 있다.

일본에서는 이전부터 에티드로네이트(다이드로넬®)가 처방되어 2001~2002년에 아렌드로네이트(보나론®, 포사맥스®)와 리세드로네이트(베넷트®, 페아크트넬®)가 발매되었다. 후자 2제 모두 100예 이상의 환자를 대상으로 한 해외의 이중 맹검시험으로 골밀도 증가가 나타나 골절률의 감소도 지적되고 있다.

일본골대사 학회가 18세 이상을 대상으로 한 스테로이드 골다공증의 관리와 치료의 가이드라인을 발표했다(4-1). 여기에 따르면 골다공증을 치료하는 판정 기준은 세 가지가 있는데 ① 이미 취약성 골절이 있거나 또는 스테로이드 복용 중에 신규의 골절이 발생, ② 골밀도가 청년 성인 평균치(YAM)의 80% 미만, ③ 프레드니솔론 5mg/일 이상의 복용, 중 하나만 해당되면 치료를 개시하는 것이 권유받았다. 치료의 제1선택제는 골절 예방 효과가 인정된 비스포스포네이트, 제2선택제로서 효과는 약하지만 활성형 비타민 D_3와 비타민 K_2를 들 수 있었다. SERM(selective estrogen receper modulator)(라록시펜<에비스타®>)은 폐경 후 여성의 골다공증에는 유효하지만 스테로이드 골다공증에는 아직 증거가 없기 때문에 이 권장약으로부터는 빠져 있다.

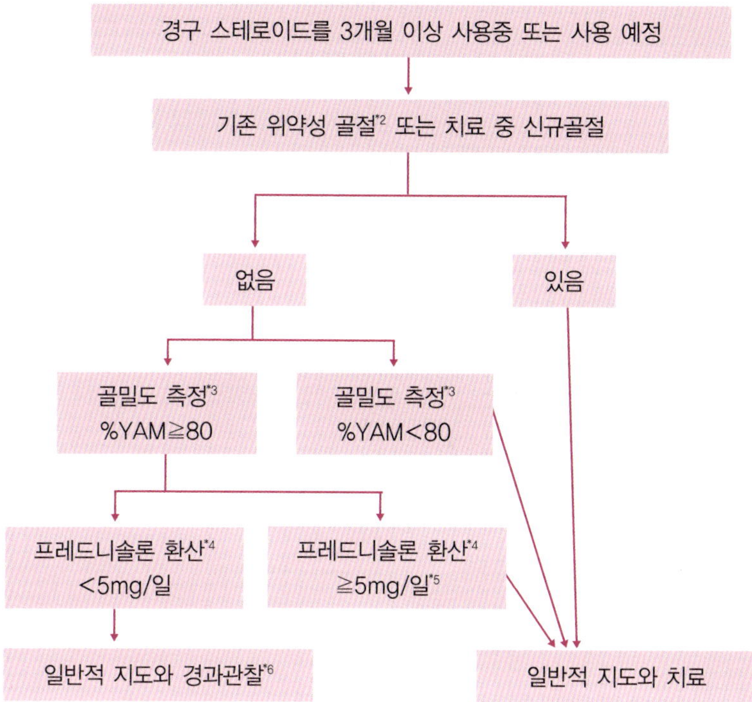

YAM 청년 성인 평균치(20~44세)

*1 본 가이드라인은 18세 이상을 대상으로 한다.

*2 취약성 골절의 정의는 원발성 골다공증과 동일하다.

*3 골밀도 측정은 원발성 골다공증(2000년도 개정판)에 준한다.

*4 1일 평균 투여량.

*5 1일 10mg 이상의 사용 예에서는 골밀도치가 높아도 골절의 위험성이 있다(골절 역치 %YAM 90).

*6 고령자에서는 골절의 위험성이 높아진다.

4-1 스테로이드 골다공증의 관리와 치료의 가이드라인*1 (2004년도 판)
(Nawata H, el al : J Bone Miner Metab 2005, 23 : 105)

스테로이드 골다공증의 위험 인자는 스테로이드의 고용량과 장기 투여, 치료 전의 골량, 골절의 기왕력, 폐경이다. 투여량에 관해서는 스테로이드의 총량이 골량 감소에 중요해 격일 투여에 의해서도 골다공증은 방지되지 않는다. Van Staa 등은 프레드니솔론 2.5~7.5mg/일의 투여로 요추 골절의 상대적 위험률은 2.59, 7.5mg 이상/일에서 5.19로 보고하였다.

당원의 80%가 RA에서, 그 중 50%가 스테로이드 복용

가코가와(加古川)병원 류마티스 교원병 센터에 통원(약 1,600명/월), 입원(약 80명/일) 중인 환자의 80%는 류마티스관절염(RA)으로, 그 중의 약 50%가 스테로이드를 복용하고 있다. 스테로이드 복용자는 비복용자에 비해 평균 연령이 높고, 이병기간이 길고, 클래스스테이지의 진행 예가 많다.

RA의 경우, 관절통 때문에 운동량이 적다. 따라서 스테로이드를 복용하면 골밀도가 저하해 요통이나 배부통이 생기기 쉽고 더욱 더 움직이기 어려워져 환자층의 고령화(RA의 발증 연령이 1990년은 40~50대가 피크였지만 지금은 50~60대가 되어 통원 환자도 거기에 동반해 고령화 하고 있음)와 함께 골다공증이 진행하기 쉽다.

대책 : 골다공증의 위험인자를 제거하도록 지도한다

교육

일상생활상, 골다공증의 위험 인자를 제외하고 뼈를 강하게 하기 위해 담배나 과도한 알코올 섭취를 삼가고 하중이 걸리는 운동을 하며 칼슘을 많이 섭취하도록 지도하고 있다. 스테로이드의 작용 기전과 부작용을 올바르게 인식시키기 위해, 가코가와(加古川)병원에서는 2주에 한 번 입원 · 통원 환자를 대상으로 류마티스 교실을 개최해, 팀 의료를 담당하는 각 전문가의 입장으로부터 다음과 같은 일상생활 지도를 실시하고 있다.

① 의사는 류마티스 질환의 설명, 스테로이드 골다공증

의 원인에 대해 설명한다. ② 약사는 약의 부작용으로서 골다공증 및 활성형 비타민 D_3와 비스포스포네이트를 소개한다. ③ 물리치료사는 뼈에 자극을 주어 골량 증가와 근력 증강을 꾀하는 것의 중요성을 설명해, 류마티스 체조를 출석자 전원이 실시하고, 재활실에서는 수영장에서의 수중 보행 등 각자에게 맞는 운동을 지도한다. ④ 영양사는 칼슘이 풍부한 식품을 소개하고, 여러 가지 식품 재료를 보여주어, 1회 섭취당 어느 식품이 가장 많은 칼슘을 포함하는지 등 퀴즈 형식으로 실시하는 환자 참가형의 강의를 실시한다. ⑤ 간호사와 사회사업가는 계단을 없애는 등 주택의 안전 대책을 제안하고, 미끄럼방지를 꾀해 생활환경을 정돈하는 방법을 설명하고 있다.

검사

뼈의 상태를 조사하기 위해, 골형성 표지로서 골형 알칼리 포스파타아제를, 골흡수 표지로서 요중 NTX(I형 콜라겐 가교 N-테러펩티드)를 측정한다. NTX는 I형 콜라겐의 분해 산물의 하나로 골특이성은 높지만, 27% 정도의 일내 변동이 있어, 오전 중에 높은 것에 주의한다. NTX는 크레아티닌 보정치로서 산출되므로, 신장장애 시에는 주의가 필요하다. 치료 효과의 모니터에는 이러한 표지를 반년에 1회 정도 측정하는 것과 동시에, 정기적인 골량 측정을 실시하고 있다.

약물요법

스테로이드는 필요 최소량을 처방한다. RA의 관절통에는 5mg/일 이하로 유효한 일이 많지만, 5mg/일이라도 장기간 복용하면 골다공증은 진행하므로, RA을 조절할 수 있으면 NSAIDs의 감량과 함께 프레드니솔론을 1mg 정으로 1mg씩 1~3개월에 걸쳐 조금씩 감량하도록 하고 있다.

스테로이드 골다공증의 원인은 골질의 변화

스테로이드 골다공증에서는 원발성 골다공증에 비해, 높은 골밀도에서도 골절이 생긴다. 이것은 골밀도 이외에 골질의 변화(골형성의 저하)가 있다고 생각되고 있다. 원발성 골다공증에서는 골밀도가 %YAM 70 미만을 치료 대상으로 하고 있지만, 스테로이드 골다공증의 가이드라인은 절단치가 80으로 설정되어 있다.

스테로이드 골다공증의 원인으로서 ① 장으로부터의 칼슘 흡수 저하, ② 뇨세관으로부터의 칼슘 재흡수 저하(뇨중에의 칼슘배설 증가), ③ 성호르몬 저하(과잉의 당질 코르티코이드는 뇌하수체로부터의 LH, FSH, ACTH 분비를 억제해, 에스트로겐, 테스토스테론, DHEA를 저하시키고 골다공증을 부른다), ④ 골아세포 억제(골아세포의 TGF, I형 콜라겐, 오스테오칼신 합성, IGF-I 생산을 억제해, 선구 세포로부터 골아세포에의 분화와 골아세포의 증식을 억제한다), ⑤ 파골세포에 직접 작용해 골흡수를 항진한다, ⑥ 파골세포와 골아세포의 세포자멸사(apoptosis) 촉진 등을 들 수 있다.

성립요인에 근거한 처방의 실제

활성형 비타민 D_3

① 장으로부터의 칼슘흡수 저하와 ② 뇨세관으로부터의 칼슘 재흡수저하에 의해 혈중 칼슘 농도가 조금 저하해 연발성 부갑상선 기능 항진증이 생기고(그러나 스테로이드 골다공증으로 부갑상선 호르몬이 높다고 하는 데이터는 없다), 골흡수가 항진한다고 생각된다. 이것에 대해 활성형 비타민 D_3(알파롤®, 원알파®, 로카르트롤® 등)를 병용해 골밀도 유지를 꾀한다. 활성형 비타민 D_3 투여군과 비투여군을 비교한 대규모 메타분석에서는 대부분의 보고가 활성형 비타민 D_3의 유용성을 나타냈지만 그 효과는 강력하지 않고 골밀도 유지 레벨에 머무르고 있다.

비타민 K_2

② 뇨세관으로부터의 칼슘 재흡수 저하와 ④ 골아세포 억제에 대해서 처방한다. 비타민 K_2는 오스테오칼신의 칼보실화를 통해 골형성을 촉진해 요중 칼슘배설을 억제한다. 임상적으로는 골밀도에 대한 효과는 확실치 않지만 골절 예방 효과가 보고되고 있다. 와파린 투여 중은 금기이다.

라록시펜

③ 성 호르몬 저하에 대해 처방한다. 폐경 후 골다공증에는 에스트로겐의 보충요법이 서양에서는 넓게 행해지고 있지만 골절을 예방한다고 하는 증거는 없고 유선이나 난소의 발암 위험률이 증가하므로 정기 검진이 필수이다. 최근 에스트로겐 수용체와 결합해 골흡수 억제를 나타내지만 에스트로겐 작용을 갖지 않는 라록시펜(SERM)이 발매되었다. 라록시펜은 골 리모델링 시에 파골세포의 활성과 수를 감소시켜 골량을 늘려 생리적인 리모델링을 유지하는 작용이 있다. 폐경 후 골다공증에 있어서 척추 골절의 발생 빈도를 저하시킨다고 하는 보고가 있어 폐경 후 여성의 스테로이드 골다공증에 앞으로의 선택사항의 하나가 된다고 생각된다.

칼시토닌

④ 파골세포의 골흡수 항진에 관해서 파골세포에는 다량의 칼시토닌 수용체가 존재한다. 칼시토닌은 파골세포에 작용해 골기질을 흡수하는 부위인 파상연을 소실시켜 그 활성을 억제하는 골흡수 억제제로, 효과 발현이 빨라 반복 투여로 작용이 증대하므로 골다공증 환자의 요통에 유효하다. 새롭게 척추의 압박 골절이 생긴 예에는 엘카토닌(엘시토닌®) 20단위/주, 5회의 근육주사를 실시하고 있지만 골량을 늘린다고 하는 근거는 부족하다.

비스포스포네이트

⑤ 파골세포의 골흡수 항진에 관해서, 비스포스포네이트는 피로린산 유사 합성 화합물로, 체내에 들어가면 신속하게 골중의 하이드록시 인회석에 흡착해 파골세포의 파상연을 소실시켜 강력한 골흡수 억제 효과를 나타낸다. 비스포스포네이트의 원발성 골다공증에의 유효율이 40~60%로 여겨지는 데 비해, 스테로이드 복용 중인 환자에게 투여한 보고에서는 요추 골절을 70~90% 억제할 수 있다고 여겨지며 특히 스테로이드 골다공증에 뚜렷한 효과를 나타낸다. 스테로이드를 장기에 걸쳐 필요로 하는 경우나 골량 측정으로 골다공증이 명확한 경우 또는 척추 압박 골절이나 대퇴골 경부 골절을 가지는 예에는 적극적으로 비스포스포네이트를 처방하고 있다. 이 약제는 이른 아침에 물을 한 컵 마시고, 복용 후 30분은 눕지 않고, 물 이외의 음료나 음식과 함께 섭취하지 않는 등 복용 방법에 제약이 있다. 구역 · 구토 · 식욕부진 등의 부작용이 생기는 경우도 있어, 본 약제를 필요로 하는 환자 모두에는 처방하기 어려운 것이 현실이다. 2주간 투여하고 10~12주 휴약하는 주기적 간헐 투여를 실시하는 에티드로네이트도 유용하다. 해외에서는 1주일에 1회만 투여하는 비스포스포네이트가 발매되어 연일 복용을 필요로 하는 약제와 동등한 효과라고 보고되고 있다. 정맥주사 비스포스포네이트 제제가 있지만, 아직 보험 적용은 되지 않고 있다. 앞으로 약제의 개선이나 보험적용이 확대되길 바란다.

활성형 비타민 D_3에 비스포스포네이트를 복용

① 칼슘은 800mg/일 이상을 섭취하도록 영양 지도를 실시한다.

② 지속적인 운동요법이 필요하다.

③ 반년에서 1년마다 골밀도 측정과 흉요추 X선 촬영을 실시한다.

④ 약물요법으로는, 골흡수 억제제인 비스포스포네이트를 제1선택제로 한다.

⑤ 골형성 촉진 작용이 있는 활성형 비타민 D_3와 비타민 K_2를 제2선택제로 한다.

⑥ 당원에서는 스테로이드를 처방하는 경우, 원칙으로 해로 활성형 비타민 D_3를 처방해 골밀도나 연령을 고려해 필요에 따라 비스포스포네이트를 병용하고 있다.

[Shiozawa Kazuko]

5 스테로이드 골다공증의 병태와 예방 및 치료

미국 류마티스학회는 무작위로 추출한 4만 명의 골밀도를 측정해, 미국에서의 골다공증 환자를 약 2,000만 명으로 추정했다. 그 중 20%는 스테로이드 복용이 원인이며, 장기 복용 환자의 약반수가 골절을 경험한다, 로 했다.

어쨌든, 스테로이드 골다공증은 속발성(續發性) 골다공증 중에서, 가장 빈도가 높고, 연령, 성, 인종 등과 무관하게 발병하는 것이 원발성 골다공증과 다른 점이다. 게다가 스테로이드의 부작용 중에서 가장 빈도가 높은 것이 스테로이드 골다공증이다.

골형성의 저하와 골흡수의 촉진으로 발증한다

스테로이드 골다공증의 병태 생리를 5-1에 나타내는데, 주된 발증 기전으로서는 당질 코르티코이드의 뼈에 대한 직접적인 작용과 간접적인 작용이 생각되고 있다. 어쨌든 골형성의 저하와 골흡수의 촉진으로부터 스테로이드 골다공증이 발병한다고 생각되어 왔다.

소량, 단기간에서도 골절을 일으킨다

경구 스테로이드 투여에 의한 골절의 특징은 다발성의 추체 골절이나 늑골 골절이나 골반 골절이라고 하는 선평골의 골절도 일으키는 것이다. 또, 폐경 후 골다공증보다 높은 골밀도로 골절을 일으키는 일도 특징이다.

경구 스테로이드 사용과 골절 위험에 관해서는, 사용량에 따라 골절 위험은 증가하는 것이 나타나고 있다(5-2). 그리고 전부터 말해온 것처럼 1일 프레드니솔론 환산으로 7.5mg 이상의 사용 예의 보고가 골절 위험을 가지는 것은 아니고, 2.5mg 미만이라고 하는 소량으로도 척추 골절의 위험은 1.55배 존재하는 것이 분명해졌다.

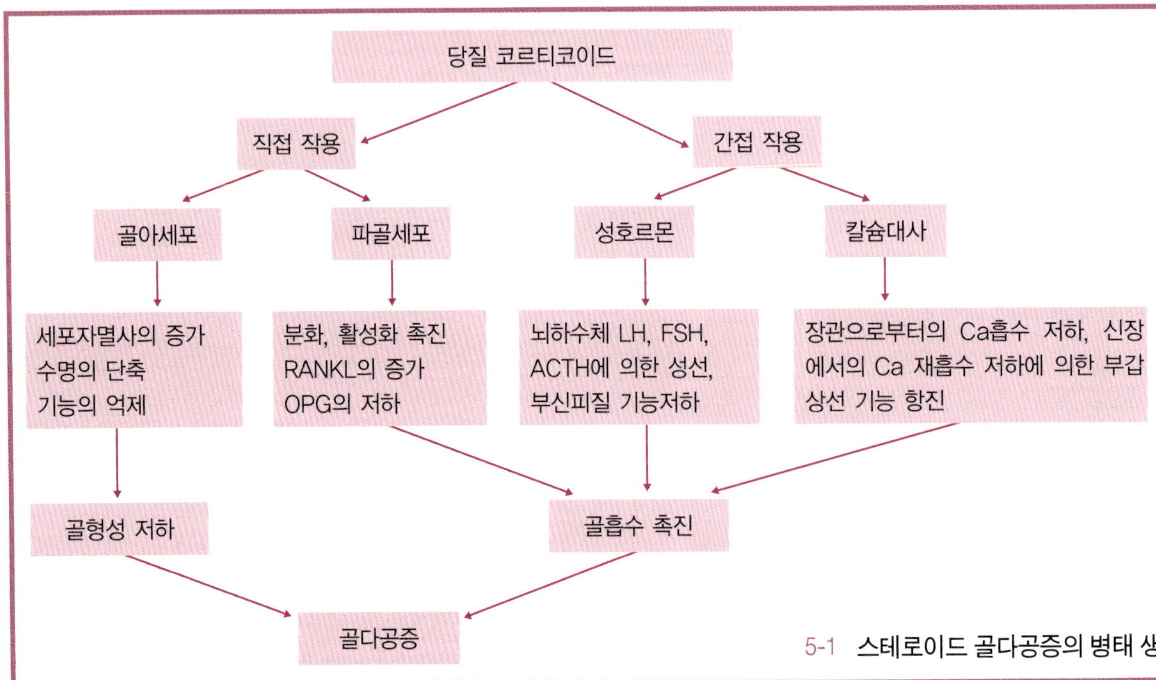

5-1 스테로이드 골다공증의 병태 생리

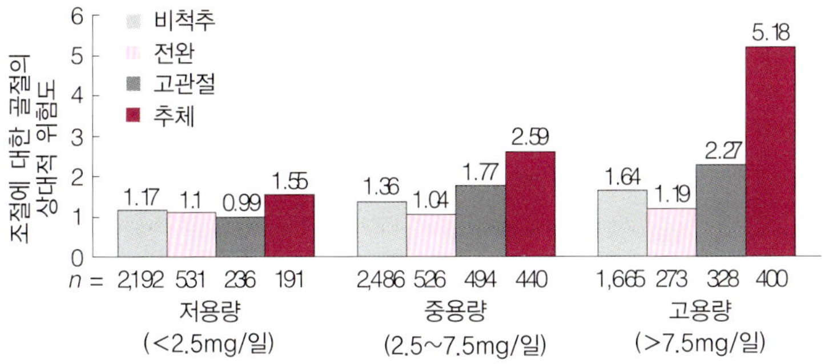

5-2 경구 스테로이드 사용량과 골절 위험도

(Van Staa TP, et al : J Bone Miner Res 2000 ; 15 : 993)

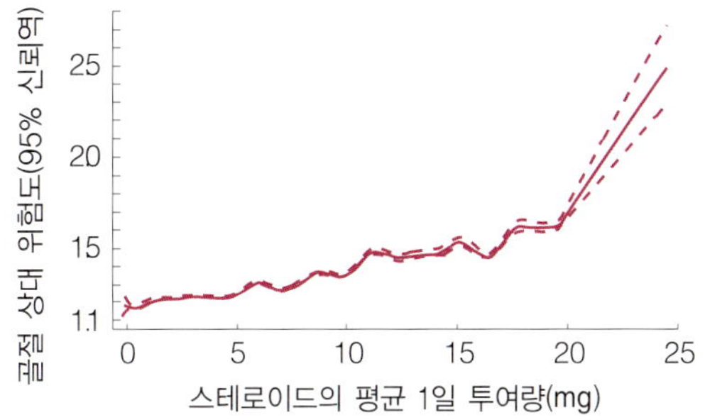

5-3 경구 스테로이드 1일 사용량과 비척추 골절의 위험도

(Van Staa TP, et al : Rheumatology(Oxford) 2000 ; 39 : 1383)

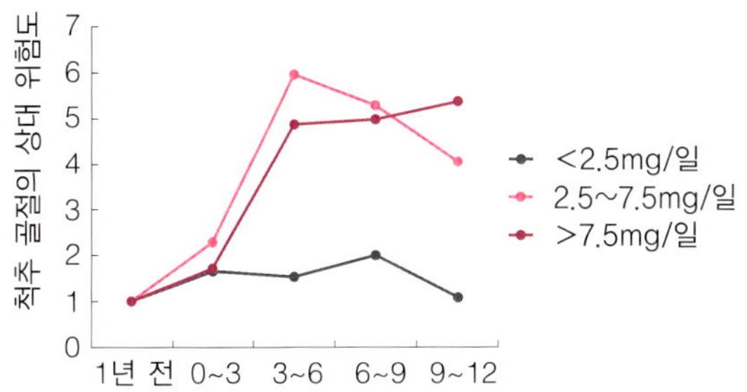

5-4 경구 스테로이드 투여 기간과 골절 위험

(Van Staa TP, et al : Osteoporos Int 2002 ; 13 : 777)

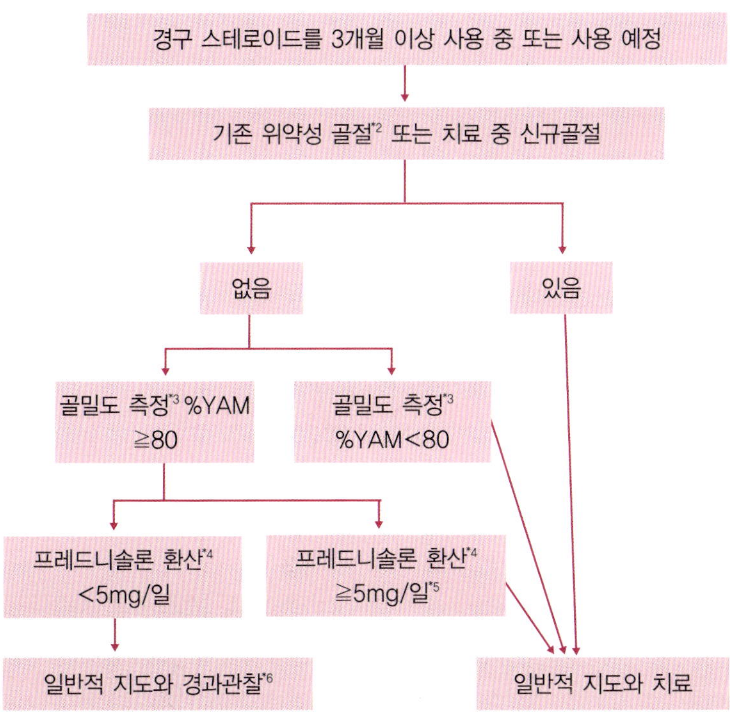

YAM 청년 성인 평균치(20~44세)

* 1 본 가이드라인은 18세 이상을 대상으로 한다.
* 2 취약성 골절의 정의는 원발성 골다공증과 동일하다.
* 3 골밀도 측정은 원발성 골다공증(2000년도 개정판)에 준한다.
* 4 1일 평균 투여량
* 5 1일 10mg 이상의 사용 예에서는 골밀도치가 높아도 골절의 위험성이 있다(골절 역치 %YAM 90).
* 6 고령자에서는 골절의 위험성이 높아진다.

· 일반적 지도

생활 지도, 영양 지도, 운동요법은 원발성 골다공증의 것에 준한다.

· 경과 관찰

골밀도 측정과 흉요추 X선 촬영을 정기적(6개월~1년마다)으로 실시한다.

· 약물 치료

1. 비스포스포네이트 제제를 제1선택제로 한다.
2. 활성형 비타민 D_3, 비타민 K_2는 제2선택제로 한다.

5-5 일본의 스테로이드 골다공증의 관리와 치료의 가이드라인[*1](2004년도 판)

(Nawata H, et al : J Bone Miner Metab 2005 ; 23 : 105)

비척추 골절과 스테로이드 사용량의 관계를 보면 1일 20mg를 넘으면 급격하게 골절 위험은 증가하지만 그 이하에서도 위험은 거의 직선 관계를 나타내 안전 구역의 설정은 곤란하다고 생각된다(5-3). 사실, 대퇴골 두부 골절 위험으로부터 안전한 1일 스테로이드 사용량을 산정하면 71㎍였다고 여겨진다.

게다가 최근 1일 2.5mg이상의 사용 예에서는 투여 개시 후 불과 3~6개월에 골절 위험은 최대에 이르는 일도 분명해졌다(5-4).

비스포스포네이트 제제 등 약제에 의한 골절 예방은 유효

치료제로서 분명한 골절 예방 효과의 증거를 갖는 것은 에티드로네이트, 아렌드로네이트, 리세드로네이트의 3개의 비스포스포네이트 제제이다. 그리고 이들 비스포스포네이트 제제의 1년간의 투여로 추체 골절은 38~70% 억제되고, 아렌드로네이트의 2년간의 투여에서는 90%의 추체 골절 억제 효과가 나타나고 있다. 또, 이들 비스포스포네이트 제제의 골절 예방 효과는 폐경 후 골다공증에 대한 이들 약제의 효과보다 우수하다.

최근, 활성형 비타민 D_3에도 비스포스포네이트 제제보다 효과는 뒤떨어지는 것의 메타 해석에 의해 골절 예방 효과가 있는 것이 보고되어 RCT는 아니지만 일본의 종단 분석에서 비타민 K_2에도 골절 예방 효과가 있는 것이 나타나고 있다.

생활지도와 골절예방 효과가 있는 약물 개입도 중요

일본에 있어서는, 일본 골대사 학회로부터 2004년 판의 스테로이드 골다공증의 관리와 치료 가이드라인이 발표되었다(5-5).

학회의 위원회에서 검토된 일본의 증거로서는, 기존 추체 골절을 갖는 예에서는 신규 추체 골절 발생 위험의 Odds 비가 5~7이상인 것, 골절로 본 골밀도 절단치는 거의 %YAM이 80인 것, 다만 1일 5mg이상의 사용 예에서는 % YAM이 91~110에서도 신규 추체 골절 발생율은 2년간 18%인 것 등을 들 수 있어 이것들이 관리 및 치료를 고려하는 조건으로 여겨졌다.

관리상에서 중요한 것은 생활 지도이며, 더욱 치료가 필요한 경우에는 골절 예방 효과가 있는 약물 개입을 실시하게 된다. 치료제에 대해서는, 먼저 말한 골절 방지에 대한 증거의 질에 의해 제1선택제와 제2선택제로 나누어 기재되어 있다.

[Soen Satoshi]

6 스테로이드 골다공증

당질 코르티코이드는 강력한 항염증 · 면역 억제 작용을 갖고 현재 교원병이나 기관지천식, 악성 질환 등 많은 질환의 치료제로서 자주 사용되고 있다. 당질 코르티코이드 투여에 수반하는 골대사이상(스테로이드 골다공증<glueocorticoid induced osteoporosis, GIO>)은 당질 코르티코이드 복용중의 환자의 약 50%에 합병하고 있다고 추측되고 있어 가장 빈도가 높고 위독한 부작용의 하나이다. 동시에 당질 코르티코이드 과잉은 연발성 골다공증의 원인으로서 가장 빈도 높은 질환이다.

발증 기전은 글루코코르티코이드에 의한 골 형성의 억제

스테로이드 골다공증의 발증 기전으로서는 당질 코르티코이드의 뼈에의 직접 작용에 의한 골형성의 억제가 중요하다고 생각되고 있다. 즉, 당질 코르티코이드는 직접 골아세포의 분화 기능을 억제해 골기질 합성을 저하시키고 골형성을 강력하게 억제한다. 골아세포에는 당질 코르티코이드 수용체(glucocorticoid induced receptor)의 발현이 확인되고 있어 당질 코르티코이드의 과잉 투여에 의해 골아세포의 DNA 합성이나 I형 콜라겐의 생성, 오스테오카르신의 발현 등이 억제된다. 이것들은 모두 골아세포의 증식 · 분화를 억제할 방향으로 작용한다. 당질 코르티코이드는 골아세포의 세포자멸사(apoptosis)도 촉진하는 것으로부터 이러한 작용에 의해 골형성이 강력하게 억제되고 골다공증이 초래된다. 현재, 당질 코르티코이드에 의한 골형성의 억제 기전의 해명이 진행되고 있어 최근 골형성의 유지에 필수의 역할을 완수하는 Wnt 시그널의 억제 인자 Dkk-1의 발현이 당질 코르티코이드에 의해 높아지는 것이 보고되었다. 또, 필자는 역학적 부하에 의한 골형성의 촉진 등에 필수의 AP-1 전사 인자를 통한 골형성 시그널이 당질 코르티코이드 투여에 의해 장애 되는 것을 찾아내고 있다.

뼈에 대한 직접 작용 이외에 당질 코르티코이드 과잉증에서는 장관에 있어서의 칼슘 흡수의 억제, 신장 뇨세관에 있어서의 칼슘 재흡수의 저하, 골량의 유지에 중요한 성 호르몬 분비의 저하 등이 초래되어 이것들은 파골세포에 의한 골흡수도 촉진시키는 것으로, 골량 감소를 조장할 가능성이 있다고 생각되고 있다(6-1).

스테로이드 골다공증의 임상 병태

스테로이드 골다공증의 임상 병태로서는, 다음과 같은 특징을 들 수 있다.

① 스테로이드 과잉증 환자의 30~50%에 골절이 발생한다.
② 스테로이드 내복 개시 후 조기, 특히 최초의 6개월 정도의 사이에 가장 급속한 골 강도의 저하를 초래한다.
③ 골 강도의 저하는 피질골에 비해 해면골에서 더욱 강하게 나타나 골절 부위는 추체, 늑골, 골반 등에 많다.
④ 당질 코르티코이드의 투여량은 비록 소량이어도 골절 위험이 증가해, 투여량에 따라 골절 위험은 더욱 증대한다.
⑤ 당질 코르티코이드 중지 후는 골절의 위험은 저하하지만, 비투여 예와 같은 레벨까지 회복하는 데 투여 기간의 2배 이상을 필요로 한다.
⑥ 골밀도의 저하가 비록 경도 또는 나타나지 않는 증례여도 골절 빈도의 증가가 나타나고 있어 골질의 저하에 의한 골 강도의 저하가 관여한다고 생각되고 있다.

가이드라인을 적극적으로 활용하여 골절을 방지한다

이상의 점을 생각하면, 당질 코르티코이드의 처방에 있어서 의사는 스테로이드 골다공증을 충분히 염두에 두고 그 예방을 배려한 치료를 실시할 책임이 있다. 더욱이 서양에서는 이미 스테로이드 골다공증치료의 가이드라인이 작성되어 있음에도 불구하고, 일본에서는 적극적인 개입이 거의 이루어지지 않았던 것이 현상이다. 그러나 2004년 일본 골대사 학회에서, 스테로이드 골다공증의 치료 가이드라인이 처음으로 책정되었다(6-2). 여기에 따르면 경구 스테로이드를 3개월 이상 사용 중이거나 사용 예정인 18세 이상의 환자에 대해서는 기존의 취약성 골절이나 치료중의 신규 골절이 있는 경우는 물론이거니와 골절이 없는 경우에서도 골밀도가 청년 성인 평균치(young adult mean, YAM)가 80% 미만인 경우는 전례에 80% 이상의 경우에서도 프레드니솔론 환산으로 1일 평균 5mg 이상 내복하는 경우는 비스포스포네이트 제제를 중심으로 한 치료를 실시하는 편이 바람직하다고 여겨지고 있다. 또, 프레드니솔론 환산으로 1일 평균 투여량이 5mg 미만인 경우도 일반적 지도와 정기적인 경과 관찰을 실시하는 것으로 규정되고 있다.

앞으로는 이 가이드라인을 적극적으로 활용하는 것에 의해 스테로이드 과잉 환자의 골절을 한사람이라도 많이 방지함과 함께, 스테로이드 골다공증 대책의 확립을 향한 만전의 노력을 계속할 필요가 있다.

[Ito Yuji, Matsumoto toshio]

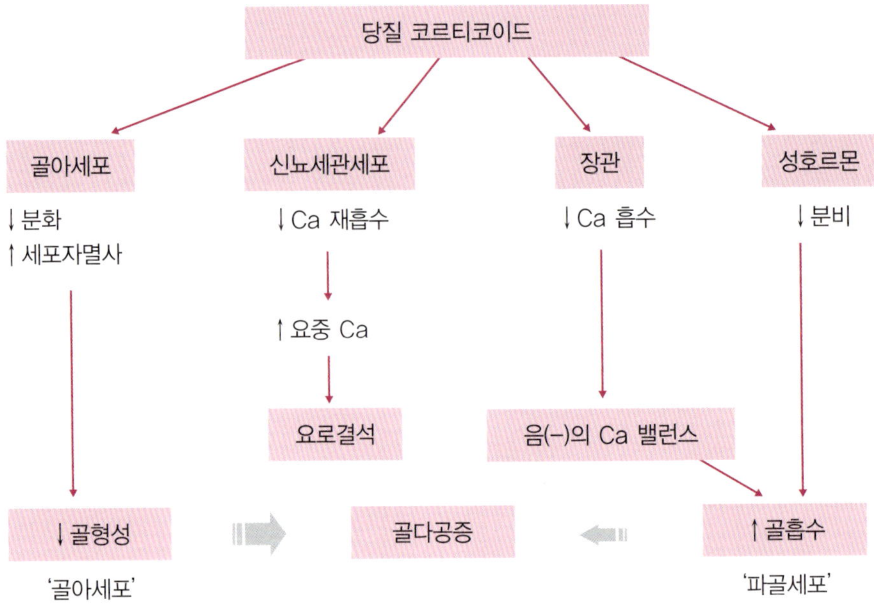

6-1 스테로이드 골다공증의 발증기전

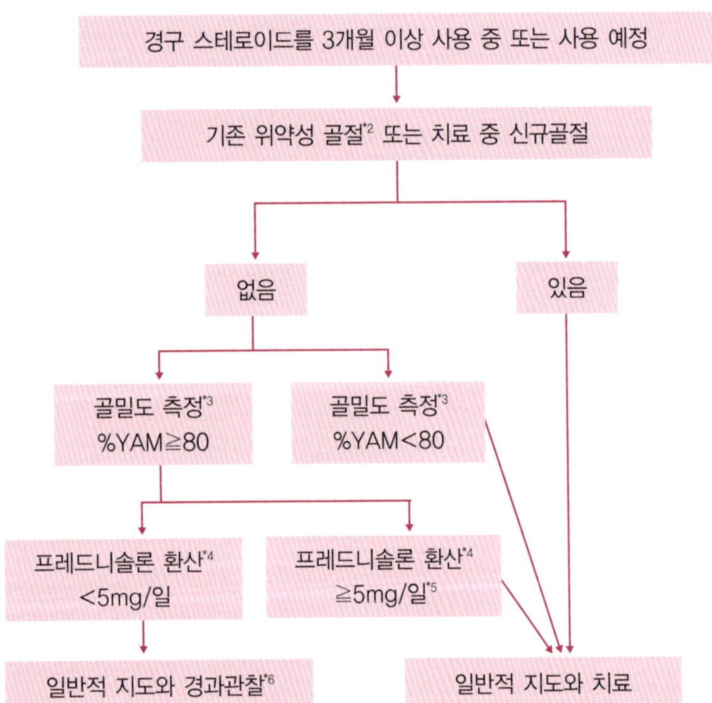

YAM 청년 성인 평균치(20~44세)

* 1 본 가이드라인은 18세 이상을 대상으로 한다.
* 2 취약성 골절의 정의는 원발성 골다공증과 동일하다.
* 3 골밀도 측정은 원발성 골다공증(2000년도 개정판)에 준한다.
* 4 1일 평균 투여량
* 5 1일 10mg 이상의 사용 예에서는 골밀도치가 높아도 골절의 위험성이 있다(골절 역치 %YAM 90).
* 6 고령자에서는 골절의 위험성이 높아진다.

· 일반적 지도
생활 지도, 영양 지도, 운동요법은 원발성 골다공증의 것에 준한다.

· 경과 관찰
골밀도 측정과 흉요추 X선 촬영을 정기적(6개월~1년마다)으로 실시한다.

· 약물 치료
1. 비스포스포네이트 제제를 제1선택제로 한다.
2. 활성형 비타민 D_3, 비타민 K_2 는 제2선택제로 한다.

6-2 일본의 스테로이드 골다공증의 관리와 치료의 가이드라인*1(2004년도 판)

(Nawata H, et al : J Bone Miner Metab 2005 ; 23 : 105)

7 스테로이드 골다공증 일차 예방의 요령

스테로이드 치료에서 가장 많은 함정, 스테로이드 골다공증

부신피질스테로이드(코르티솔)는 생체내에서 생성되어 당질 코르티코이드 수용체에 결합해 생체의 항상성을 담당한다. 평상시의 상태에서는 프레드니솔론(PSL) 환산 약 2mg 상당의 스테로이드가 생성되어 당, 지방질, 뼈 등의 대사조절 기능을 발휘한다. 그러나 스테로이드로서 생리량을 넘게 투여하면 당 · 지방질 대사이상, 골 형성의 장애 등이 발생한다.

스테로이드에 의한 골대사이상증 즉, 스테로이드 골다공증은 스테로이드의 사용에 의해 반드시 발생하며 또한 최다의 부작용으로 부작용의 약 25%를 차지한다. 또, 스테로이드 골다공증에 수반해 발생하는 취약성 골절의 빈도도 예상외로 많아 소량의 스테로이드에서도 3~6개월의 단기간의 복용에 의해 발생한다. 일본에서는 약 100만 명이 스테로이드를 3개월 이상 사용하고 있음에도 불구하고, 의사의 인식은 불충분하므로 확실히 스테로이드 치료의 「함정」이다.

스테로이드에 의한 골다공증은 급속히 진행한다

골다공증은 골량 감소와 골 미세구조의 변화에 의해 골취약성이 항진해 골절하기 쉬워진 상태라고 정의된다. 골대사는 골형성과 골흡수의 계속적 반복, 골리모델링에 의해 조절되지만, 스테로이드는 골형성과 골흡수의 평형을 가져와 골다공화를 일으킨다. 그 때 스테로이드는 골아세포의 세포자멸사(apoptosis)를 증강해 골형성을 저해한다. 또, 파골세포의 수명 연장, 장관 칼슘 흡수, 신장 칼슘 재흡수, 뇌하수체 호르몬 생산의 저하 등의 기전을 통해 보조적으로 골다공화를 촉진한다. 그 결과, 골량 뿐만 아니라 골질이나 미세 구조도 감쇠시킨다.

스테로이드 골다공증은 스테로이드 투여 개시 3~6개월 이내에 급속히 진행해 폐경 후 골다공증에 비해 진행이 빠르다(7-1). 또, 취약성 골절율도 높고, 골량이 경도 저하에서도 취약성 골절을 수반하는 증례, 취약성 골절 후에 처음으로 골다공증의 진단을 얻을 수 있는 증례도 적지 않다. PSL 환산 7.5mg 투여 시에는 척추 골절 상대위험도가 5배가 되어, PSL 환산 20mg 이상으로 위험률이 더욱 증가한다. 그러나 7.5mg 미만에서도 척추나 대퇴골 경부의 골밀도는 저하해, 복용량에 관한 안전역은 없다.

골다공증의 치료에는 비스포스포네이트가 유효

비스포스포네이트 제제는 골기질에 침착해 그것을 빈식한 파골세포에 대해 메바론산 경로 저해나 ATL 아날로그 생성을 유도한다. 그 결과, 파골세포에 세포자멸사(apoptosis)를 유도해, 취약성 골절의 빈도를 감소시키는 증거가 명확한 골다공증 치료제이다.

비스포스포네이트는 스테로이드 골다공증에 대해도 요추나 대퇴골 경부의 골밀도, 골질로서 뇨중 골흡수 표지의 쌍방을 의미가 있게 개선해 취약성 골절의 발생 빈도를 최고 1/10 로 감소시킨다. 2001년에 미국 류마티스학회(ACR)는, PSL 5mg 이상을 3개월 이상 사용하고 있는 증례에서는 골밀도가 T 스코아로 <−1 (청년 성인 평균 골밀도가 1 SD를 넘는 경우)이라면 비스포스포네이트를 투여해 골밀도가 정상적이어도 6~12개월마다 반복 측정하는 것을 권고하고 있다. 또한, 임신 가능 연령의 여성에게로의 안전성은 확립되어 있지 않다.

비스포스포네이트로 스테로이드 골다공증을 예방할 수 있다

ACR에서는 PSL 5mg 이상을 3개월 이상 사용하는 증

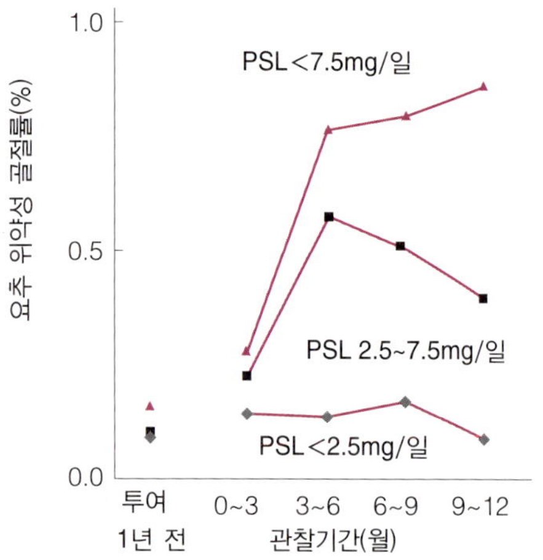

7-1 **스테로이드에 의한 골다공증**
스테로이드 골다공증은 스테로이드 투여 개시 3~6개월 이내에 급속히 진행해, 폐경 후 골다공증에 비해 진행이 빠르다.
(van Staa TP, et al : Osteoporos Int 2002 ; 13 : 277)

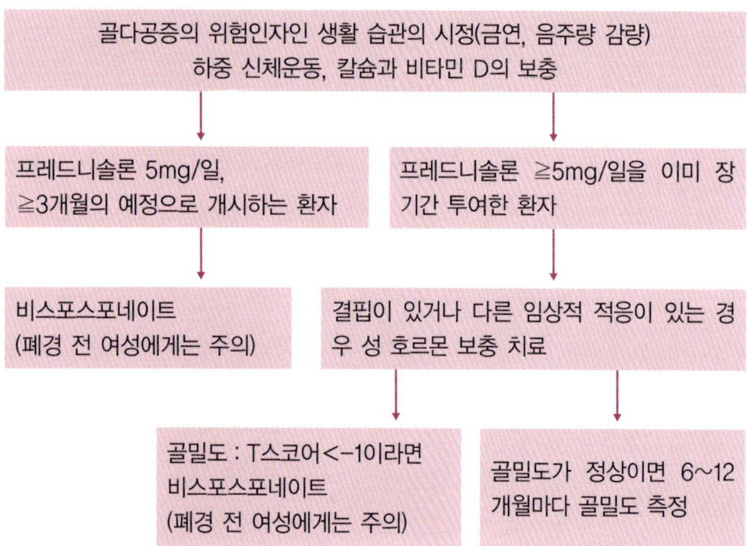

7-2 **미국 류마티스학회(ACR)에 있어서의 스테로이드 골다공증의 예방과 치료를 위한 권고**

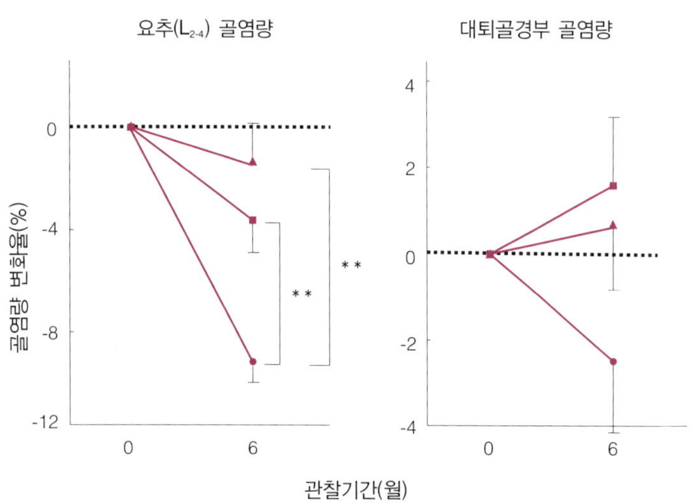

7-3 **비스포스포네이트에 의한 스테로이드 대량요법에 있어서의 골다공증의 일차 예방**
스테로이드 대량요법을 시행하는 교원병 초발 증례를 대상으로 해, 알파칼시돌 단독(●), 에티드로네이트(▲), 또는 아렌드로네이트(■)와의 병용군으로 나누어 스테로이드 대량요법과 동시에 이들 약제 투여를 개시해, 반년 후에 골염량을 측정했다.
** $p < 0.001$

례에는 비스포스포네이트의 일차 예방 투여를 권고하고 있다(7-2). 영국의 가이드라인에서는 스테로이드를 3개월 이상 사용하려면 그 양에 관계없이 일차 예방을 권장하고 있다. 특히, 고령자나 취약성 골절 기왕증 예에서는 골밀도의 측정을 하지 않아도 일차 예방을 해야 한다.

작년 8월에 발표된 일본 골대사학회의 가이드라인에서도 스테로이드를 3개월 이상 사용 중이거나 사용 예정인 환자에서, ① 기존의 골절이 있거나, 치료 중인 신규 골절이 있는 경우, ② ①이 아니어도 골밀도가 청년 성인 평균치의 80%를 밑도는 경우, ③ ①②가 없어도 PSL 5mg/일 이상 사용 시에는 비스포스포네이트의 투여가 권장되고 있다.

당과에서는 비스포스포네이트의 스테로이드 골다공증 예방 효과를, 스테로이드 대량요법을 시행하는 SLE를 시작으로 하는 교원병 초발 증례를 대상으로 검토했다. 골밀도가 정상적인 환자 32예를 알파카시돌 단독과 비스포스포네이트(에티드로네이트, 또는 아렌드로네이트) 병용의 세 군으로 나누어 스테로이드 대량요법과 동시에 약제 투여를 개시했다. 그 결과, 알파카시돌 단독으로는 반년 후에 골밀도는 10%나 저하한 것에 비해 병용군에서는 골밀도 저하가 의미가 있게 개선되었다. 또, 골대사 표지도 정상 범위내로 회복하여, 관찰 기간 중에 골절을 발병한 증례는 없었다(7-3). 즉, 비스포스포네이트에 의해 스테로이드 골다공증을 예방할 수 있는 것이 시사되었다.

스테로이드 사용은 적응을 고려하여 장기적인 치료 방침이 필요

현재 상태로서는 스테로이드 골다공증의 일차 예방뿐만 아니라, 이차 예방도 거의 이루어지지 않고 있었다. 또, 적절한 치료를 게을리 했을 경우의 취약성 골절에 대한 의료 경제적 부담은 크다. 스테로이드 골다공증은 치료로서 이용한 스테로이드에 의해 일으켜지는 점을 재인식해 스테로이드의 안이한 사용을 피해 적응을 충분히 고려한 장기적 치료 방침을 입각해야 한다. 한편, 비스포스포네이트는 소화관으로부터의 흡수율이 좋지 않으므로 공복 시 복용을 필요로 해 순응도의 문제도 있다. 장래적으로는 3개월에 한 번 비스포스포네이트 정맥주사요법, 항 RANKL 항체, 부갑상선 호르몬 등의 유용성과 안전성이 확립되어 효과적인 치료법, 예방법의 선택 범위가 확대할 것이라고 생각된다.

[Tanaka Yosiya]

8 스테로이드 골다공증에 관한 임상적 증거

GCOP에서는 일차 예방이 중요하지만 증거는 적다

스테로이드(GC)는 소아로부터 노년자에 이르기까지 다양한 질환의 치료에 이용되고 있으므로 스테로이드 골다공증(GCOP)의 환자수는 원발성 골다공증 다음으로 많다. 청년자나 한창 일할 때인 연령층에 있어서의 골절의 증가나 일상생활 기능 장애가 사회에게 주는 영향은 크다. 골량 감소율은 GC 개시 후 처음 수개월 사이는 8~12%로 높고, 그 후는 2~4%/년의 비율로 감소한다. 따라서 일차 예방이 중요해진다.

최근 GCOP의 예방 · 치료 가이드라인이 해외나 일본에서 작성되어 있다. 그러나 실제 임상의 장소에서 1차 · 2차 예방을 하고 있는 것은 한정된 진료 분야이다. GCOP의 예방 치료 가이드라인은 임상 성적에 근거해 작성되고 있지만 반드시 증거가 충분한 것은 아니어서, 임상의 인상과 다른 감이 있는 것도 사실이다. 여기에서는 GCOP에 관해서 높은 등급으로 알려져 있는 증거를 정리해 본다(8-1~3).

GC 복용자에서는 골절 위험률, 골절 역치가 높다

골절율

GC 복용자의 골절율은 비복용자의 약 2배로 높다(RR=1.91)고 보고되며 특히 척추골절(RR=2.60), 대퇴골 경부골절(RR=2.01)의 발생율이 높고, 전완골에서는 의미가 있는 증가는 나타나지 않았다(Van Staa TP : Osteoporos Int 2002).

GC 투여량과 기간

골절 위험률과 GC 투여량의 관련에 대해 영국의 general practice data base에 의하면 척추 골절은 프레드니솔론(PSL) 2.5mg/일 이하의 소량 복용자에서도 골절 위험률의 증가가 나타났다(상대 위험률 PSL < 2.5mg : 1.55, 2.5~5mg : 2.59, > 7.5mg : 5.18). 그러나 전완골의 골절 위험률 증가는 PSL 7.5mg 이상의 투여 예에서만 인정되었다. 따라서 성별을 불문하고 척추, 비척추 골절 위험률 모두 증가하는 것은 PSL 7.5mg/일 이상의 투여 예라고 말할 수 있다.

골밀도와의 관련에서는 GC 누적 투여량과 요추골밀도는 역의 상관관계를 갖는 것이 보고되고 있어 PSL 10g 이상의 투여 예에서는 골밀도가 90% 이하로 감소한다는 보고가 많다(Van Staa TP : Osteo poros Int 2002). 또 GC 개시 후, 요추골밀도의 경시적 변화를 검토한 성적에서는, GC 개시 3~6개월 다음에 이미 골밀도 감소가 일어나고 특히 PSL 20mg/일 이상의 복용 예에서는 투여 후 3개월에 6% 이상의 골밀도 감소가 나타났다. 또, 척추 골절의 증가도 GC 투여 3~6개월에 분명했다.

골절 역치

PSL의 누적 투여량 약 14g의 증례에서는 평균 4.7%의 요추골밀도 감소가 나타나지만, 이때의 척추 골절의 상대 위험률은 2.86~3.05이다. 폐경 후 골다공증 환자에서는 동일한 정도의 골밀도 감소 때의 골절 위험률은 1.48로 약 1/2이었다(Van Staa TP Osteoporos Int 2002). 또, GC 복용 기관지천식 환자와 원발성 골다공증 환자의 골절 역치는 1.173 vs 0.979로 GCOP에서는 높은 골밀도로 골절이 일어나고 있다(Luengo M, et al : Thorax 1991). 일본의 검토에서는 골절 예와 비골절 예를 효율적으로 분리할 수 있는 골밀도의 cutt-off치는 GC투여 증례에서 76.8%로 원발성 골다공증의 70%보다 높았다(Nawata H, et al : J Bone Miner Metab 2005). 이상은 GCOP에서는 원발성 골다공증에 비해 골절 역치가 높은 것을 나타내고 있다.

8-1 스테로이드 골다공증에 관한 임상적 증거

골절 위험도	· 경구 스테로이드 투여는 척추, 대퇴골의 골절 위험을 증대시킨다.
골절 역치	· 골밀도(BMD) 저하에 비해, 골절 위험이 높다.
스테로이드 투여량	· 프레드니솔론 5mg/일 이하의 내복에서도 골절율은 높다. · 7.5mg/일 이상의 내복에서는 남성에서도 골절율이 높고, 요추, 전완골, 대퇴골의 부위에서 위험이 높다. · 총 투여량과 요추골밀도는 역상관한다.
스테로이드 투여기간	· 골밀도 저하는 스테로이드 투여 개시 수개월 후에서 크다.

8-2 치료제의 유효성에 관한 증거

치료제		척추 BMD	척추 골절	예방 치료 효과	
				1차	2차
비스포스포네이트	아렌드로네이트	A*	A[a]	◎	◎
	주기적 에티드로네이트	A	A[a]	◎	◎
	리세드로네이트	A	A[a]	◎	◎
활성형 비타민 D_3	알파칼시돌	A	A[a]	○	○
	칼시트리올	A[b]		○	○
칼시토닌		A[b]	A	○	○
칼슘		NDT	NAE	NDT	NDT
칼슘 + 비타민 D		A[b]	NAE	NAE	○
불소나트륨		A	NAE	NAE	○
호르몬 보충요법(티보론 함유)		A	NAE	NAE	○
테스토스테론		A	NAE	NAE	○
PTH		A	NAE	NAE	○
라록시펜		no data	no data	NAE	NAE

*A~D : 증거의 등급, a : not a primary endpoint, b : 데이터 불일치(data inconsistent), NAE : 충분히 평가되지 않음(not adequately assessed), NDT : 발견되지 않음(not detected), ◎ : 효과가 강함, ○ : 효과 있음

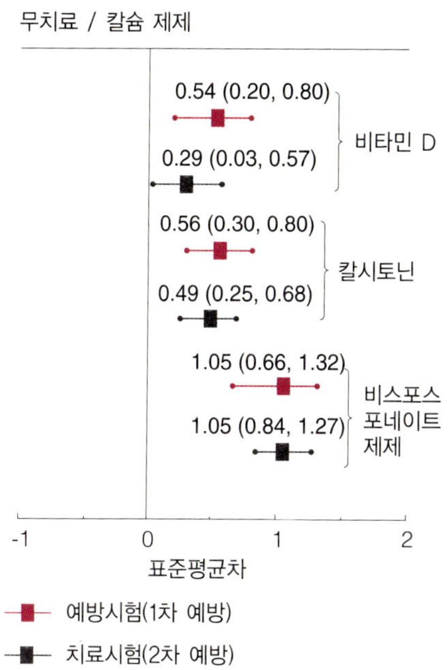

8-3 치료제의 유효성
(Amin A, et al : J Bone Miner Res 2002 ; 17 : 1512)

비타민 D 제제는 요추골밀도 유지, 골절 예방에 유효

비타민 D 제제는 무치료 또는 칼슘(Ca) 제제에 비해 요추 골밀도를 유지하는 데 보다 유효하다고 하는 것이 메타 분석으로 밝혀지고 있다(요추 골밀도 변화율의 대조군과의 차이 : + 2.0%)(Amin A, et al : J Bone Miner Res 2002). 다른 메타 분석에서는, 활성형 비타민 D_3 제제는 pooled effect size 0.35로 그 외의 천연형 비타민 D, Ca제제, 무치료에 비해 보다 골밀도 유지에 유효했다(De Nijs, et al : Osteoporos In 2004). 한편 골절 예방 효과에 관해서는 활성형 비타민 D_3 제제는 무치료, Ca 제제 또는 그 외의 비타민 제제에 비해 요추 골절율이 낮았다(상대 위험률 0.56). 이 결과는 활성형 비타민 D_3가 요추골밀도의 유지, 요추 골절율의 감소에 유효한 것을 나타내고 있다. 1차 예방, 2차 예방에 있어서의 유효성을 비교하면, 전자에서는 pooled effect size 0.54, 후자에서는 0.29로 비타민 D 제제는 GC 치료 개시 후 조기부터의 예방 투여 쪽이, 보다 효과를 기대할 수 있을 가능성이 있다. 투여량은 과거의 임상시험으로부터, 알파카시돌 0.25~1㎍/일, 칼시트리올 0.25~0.75㎍/일이 적당하다고 생각된다.

비스포스포네이트 제제는 GCOP의 예방·치료에 가장 유효

메타 분석에서는 비스포스포네이트 제제의 요추 골밀도에 대한 효과는, 무치료 또는 Ca 제제 치료에 비해 의미가 있게 우수했다(pooled effect size 1.03). 제1세대와 신세대 제제의 유효성에 차이는 없었다. 또 요추 골밀도 변화율은 칼시토닌 치료보다 뛰어나 활성형 비타민 D_3 제제라는 비교에서도 요추골밀도 감소율과 요추 골절 발생률에서 우수했다. 또, 일차 예방·이차 예방모두 pooled effect size는 1.05로, 무치료, Ca 제제 군보다 유효했다. 비스포스포네이트 제제는 GCOP의 1차·2차 예방에 대해 가장 유효성에 관한 증거의 수준이 높은 약제라고 할 수 있다. 투여량은 주기적 에티드로네이트 200~400mg/일, 아렌드로네이트 10mg/일, 리세드로네이트 5mg/ 날로 유효성이 확인되고 있지만 아렌드로네이트, 리세드로네이트의 일본 투여량의 유효성은 RCT에서 확인되어 있지 않다.

HRT, 칼시토닌의 골절 예방 효과는 미확인

폐경 후 또는 성선 기능부전을 수반하는 GC복용 환자에 있어서 호르몬 보충요법(HRT)은 무치료 또는 Ca 제제에 비해 의미가 있게 요추 골밀도를 증가시켰다. 칼시트리올이라는 비교 시험에서도 요추골밀도의 증가는 HRT 쪽이 컸다. 그러나 골절 예방 효과는 확인되지 않고 또 일차 예방에 관한 증거도 없다. 칼시토닌의 요추 골밀도에 대한 유효성도 메타 분석으로 확인되고 있다. 그러나 비스포스포네이트의 유효성에 비하면 뒤떨어지고, 골절 예방 효과에 대해서는 확인되어 있지 않다.

비스포스포네이트와 비타민 D의 병용요법은 보다 유효

비스포스포네이트 제제와 비타민 D 제제와의 병용 효과를 무치료/Ca 제제와 비교하면 의미가 있게 우수했다. Pooled effect size는 1.31로 비타민 D 제제 단독, 비스포스포네이트 제제 단독보다 효과가 나타났다. 비타민 D 제제와 칼시토닌의 병용은 각 제제와 비교해 유용성에 차이는 없었다.

[Suzuki Yasuo]

9 뉴모시스티스 폐렴의 진단, 치료와 예방의 요령

스테로이드 치료의 중대한 「함정」, 뉴모시스티스(pneumocytosis) 폐렴

대량 스테로이드나 펄스요법에서는 세포성 면역 기능이 저하해 결핵을 포함한 세균, 뉴모시스티스(*Pneumocystis jirovecii*)를 포함한 진균류, 바이러스, 기생충의 기회 감염증의 기반을 만든다. 일본에 있어서의 전신홍반루푸스(SLE) 환자 212명의 직접 사인의 제1위는 감염증으로 원병에 의한 사망 27.4%를 넘어 34.9%를 차지한다. 사인이 된 병원 미생물에 대해서는 SLE 발증 2년 이내는 대부분이 세균이지만, 2년째 이후에서는 *P. jirovecii*를 포함한 진균증, 결핵, 바이러스가 증가해, 뉴모시스티스 감염증은 약 10%를 차지한다. 즉, 스테로이드 치료에 의해 초래되는 기회 감염증은 결정적인 예후 인자의 하나이며, 조기진단, 치료, 일차 예방의 철저의 필요성이 높다.

그 중에서도 뉴모시스티스 감염증은 자주 치명적이 되어 교원병의 예후를 좌우하는 진균류 감염증이다. 유소년기에 기도(氣道)를 통해 불현성(不顯性) 감염되어, 면역 억제 상태로 발병한다. *P. jirovecii*는 I형 폐포 상피에 의해 생산되는 무틴과 친화성을 가져 폐포벽에 강고하게 고착해 탈락하는 일 없이 증식 해 폐포 · 모세혈관문의 산소화를 방해한다.

또한, 뉴모시스티스는 Antonio Carinii에 의해 쥐의 폐에서 확인되어 당시는 신종의 원생 동물이라고 생각되고 *Pneumaisus carinii*라고 명명되었지만 그 후의 16 S 리보솜이나 미토콘드리아 DNA의 해석에 의해 진균류로 분류되었다. 그러나 뉴모시스티스 감염의 엄격한 숙주 선택성을 가져, 사람에 감염하는 뉴모시스티스는 *Pnemocystis jirovecii*라고 판명되어, 뉴모시스티스 폐렴이라고 개칭되었다. 카리니 폐렴은 적당하지 않은 표현으로 여겨진다.

9-1 교원병 환자에게 병발한 뉴모시스티스 폐렴의 진단 기준(안)

① 진행성 임상증후(마른기침, 노작 시 헐떡임, 발열 등)
② 진행성 저산소 혈증
③ 흉부 X선 · 흉부 CT에서 간질성 폐렴
④ 유발 객담 또는 기관지 세척액을 사용하여, PCR법에 의해 *P. jirovecii*를 검출

①~③ 중 2개, 그리고 ④를 충족시킨다.

유발 객담은, 생리 식염수 또는 2% 식염수 5~10mL를 네뷸라이저로 흡입한 후의 객담을 채취

(Saito K, et al : Rheumatology 2004, 43 : 479에서 개변)

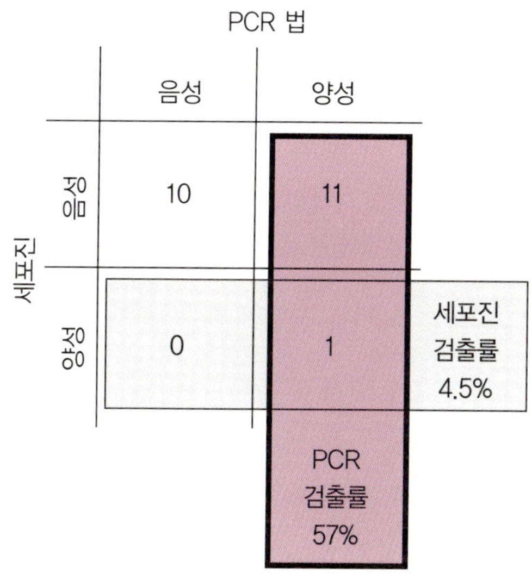

9-2 뉴모시스티스 폐렴의 진단에 있어서의 PCR법의 유용성
뉴모시스티스 폐렴을 강하게 의심한 교원병의 증세 예에 대해서 유발 객담을 PCR법으로 시행했는데 57%로 높은 검출율을 나타냈다. Grocott 염색에서 양성 증례는 1예뿐이며 PCR법의 매우 높은 감수성이 평가되었다.

(Saito K, et al : Rheumatology 2004 ; 43 : 479에서 개변)

9-3 뉴모시스티스 폐렴의 일차 예방을 위한 가이드라인(안)

뉴모시스티스 폐렴의 1차 예방을 위한 기준
① PSL 환산 ≧ 1mg/kg 사용 ② PSL 환산 ≧ 0.5mg/kg과 면역억제제 병용 ③ 림프구 수 ≦ 400/ L ④ 혈청 IgG치 ≦ 700mg/dL
① 또는 ② , 그리고 ③ 또는 ④를 충족시키는 증례
뉴모시스티스 폐렴의 일차 예방 지침
ST 합제 1g/일 또는 2g/격일 내복 또는 펜타미딘 300mg, 1회/월 흡입

[Tanaka Yoshiya(田中良哉) : 日内會誌 2004 ; 93 : 1654]

뉴모시스티스 폐렴의 · 진단에는 PCR법이 유용

초발 증상은 전신 권태감으로 마른기침, 노작 시 헐떡임, 발열이 생겨 급속히 진행하여 빈호흡, 안정 시 경피적 산소 분압 저하를 나타낸다. 교원병에 수반하는 뉴모시스티스 폐렴은 AIDS보다 진행이 급속하다. 진행기에는 흉부 X선이나 흉부 CT검사에서 폐간부에서 생겨 흉막직하는 온존되는 특징적인 간질(間質) 그림자가 나타난다.

뉴모시스티스 폐렴의 진단에는 우선 의심하는 것이 필요하다. 그러나 진단은 균체를 Grocott 염색해 경검 확인하는 것에 의하지만 기관지 폐포 세척액을 검사 대상물체로서 이용해도 감도는 낮고, 시의 적절한 확정 진단은 곤란했었다. 필자는 ① 마른기침, 노작 시 헐떡임, 발열 등의 진행성의 임상 증후, ② 진행성 저산소혈증, ③ 흉부 X선 · 흉부 CT에서 간질성 폐렴이 나타났을 때에, 유발 객담으로부터 PCR법으로 *P. jirovecii*를 검출하고 있다(9-1). 생리 식염수 10mL를 초음파 네뷸라이저(nebulizer)로 흡입한 뒤, 객출 객담을 검사대상 물체로서 DNA를 추출해, PCR법에서 증폭되는 124bp의 특이적 밴드를 검출한다.

위의 ①~③를 갖고, 뉴모시스티스 폐렴을 강하게 의심한 교원병 39증례에 대해서 유발 객담을 PCR법으로 시행했더니 21증례가 양성으로 약 55%로 높은 검출율을 나타냈다. Grocott 염색에서 양성 증례는 1예뿐으로 PCR법의 매우 높은 감수성이 높게 평가되었다(9-2).

뉴모시스티스 객담의 치료에는 ST 합제

뉴모시스티스 감염증에는 항진균제 암호테리신 B나 아조르계약은 효과가 없으며 ST합제(9~12 g/일)가 80~90% 이상의 예에서 효과가 있다. *P. jirovecii*에 의한 국소적인 과잉 염증 반응을 억제할 목적으로, Pao_2< 70mmHg, $AaDo_2$>35mmHg의 증례에서는 스테로이드를 2~4주간 병용한다. 평균기간 4~6일에 치료 반응성을 나타내 발열, 호흡 횟수, Pao2, 혈청 CRP치, 글루칸치 등이 개선되어 이것들을 지표로 약 2주간 치료한다. 펜타미진의 흡입은 ST합제를 사용할 수 없을 때에 선택된다.

레플루노미드 투여 중에 뉴모시스티스 폐렴을 발증한 증례

병력

63세, 여성. 1990년 발증의 류마티스관절염(RA). 스테로이드와 7종류의 항류마티스제로 치료되는 것도, 질환 활동성 제어가 곤란해, 2004년 6월, 아침의 경직 5시간 지속, 압통 관절수 30, 종창 관절 수 13이 되어 레플루노마이드(leflunomide)를 개시했다. 관절 증후는 개선되었지만, 같은 해 8월 중순, 마른기침, 노작 시 헐떡임이 출현하고, 병세가 악화되기 때문에 8월 하순에 입원하게 되었다. 37.5℃의 발열을 나타내고 양측 하 폐야에 흰색 fine crackle을 청취했다.

검사 성적

동맥혈 Po_2 64.0mmHg, 생화학 검사에서 LDH 338 IU/L, CRP 2.2mg/dL, KL-6 293 U/mL, β-D-글루칸 8.7 pg/mL, 흉부 CT에서 흉막 직하를 제외한 전 폐야에 희미한 불투명유리 음영이 나타났다.

치료경과

이상의 임상 증후나 검사 성적으로부터 뉴모시스티스 폐렴을 강하게 의심해, 유발 객담으로부터 PCR법으로 *P. jirovecii*를 검출해 진단했다. ST합제 9g과 프레드니솔론 80mg에서 치료를 개시해, 4~6일 째에 발열, 호흡 횟수 등이 개선해 2주일 후에는 임상 증후의 소실, CT화상의 정상화, PCR법에서의 음성화를 확인해 ST합제를 중지로 했다.

레플루노마이드에서는 간질성 폐렴의 병발과 사망 증례가 문제이지만 그 중에는 뉴모시스티스 폐렴이 포함될 가능성이 높은 것, 뉴모시스티스 폐렴의 진단은 Grocott 염색에서는 대부분이 놓쳐지지만 PCR법은 신속해서 진단율이 높은 것, 조기진단, 치료에서 대부분은 치유할 수 있다는 것을 재인식해야 한다.

뉴모시스티스 폐렴의 1차 예방에도 ST합제가 유효

필자가 검토한 *P. jirovecii* 양성 증례에서는 백혈구 수, 림프구 수, 혈청 IgG치가 음성자보다 의미가 있게 낮고 글루칸 치가 의미가 있게 높으며 스테로이드 대량요법, 또는 면역억제제와 스테로이드의 병용요법 중에 뉴모시스티스 폐렴은 자주 발생했다. 이상으로부터 뉴모시스티스 폐렴의 일차 예방의 지표로서 ① PSL 환산 1mg/kg사용, ② PSL 환산≧0.5mg/kg 또한 면역 억제제 병용, ③ 림프구수≦400/μL, ④ IgG치≦700mg/dL 중, ① 또는 ②, 그리고 ③ 또는 ④를 충족시키는 증례로 제안하고 있다(9-3).

당과에서는, 본 기준에 해당하는 교원병의 증세 예에 대해서 ST합제 1g 연일 또는 2g 격일 투여 등의 일차 예방을 시행했다. 1997~2002년에 1차 예방 기준 해당 증례 수 168 중, 일차 예방 시행 66증례에서는, 뉴모시스티스 폐렴 발증자는 전무인 한편, 비 시행 102증례 중, 19예에 뉴모시스티스 폐렴이 발병했다. 그리고 2003~2004년에 일차 예방 기준 해당 150증례 전례에 일차 예방을 시행해, 펜타미진 흡입의 1예를 제외하고, 발증을 0으로 할 수가 있었다. 앞으로 많은 시설에서의 검토가 바람직하다.

[Tanaka Yoshiya]

10 트리암시놀론을 이용한 눈 국소요법의 함정

트리암시놀론의 투여에는 신중한 적용이 필요된다

최근, 장기 작용형의 스테로이드인 트리암시놀론 아세토니드(케나콜트-A®) (이하, 트리암시놀론)의 눈 국소 투여의 시도가 황반부종, 망막 정맥 폐색증, 포도막염, 맥락막 신생 혈관 등의 그물 맥락막 질환에 대해서 행해지고 있다. 어느 질환에 대해서도 병태의 정도에 따라서는 효과가 큰 경우도 나타나지만 얻을 수 있는 효과는 대체로 초기의 보고만큼 크지 않은 것을 알아 왔다. 반대로 최근에는 재발의 문제나 부작용이 부각되어 그 신중한 적용이 각 술자에 요구되고 있는 것이 현상이다. 본고에서는 일반 외래로 비교적 안전하게 시행 가능한 후부 테논낭하 투여에 있어서의 주의점(함정)에 대해 말하고 싶다.

함정 1 : 재발

본 치료는 당초는 연달아 그 극적인 효과가 보고되었지만 3개월 정도에 재발하는 증례가 많았다. 현재는 병태에 따라서는 일시적인 효과만을 기대해 투여하는 경우도 보인다. 여기서 맥락막 신생 혈관의 증례에 대해서 트리암시놀론 후부 테논낭하 투여를 실시해, 투여 후 3개월에 재발이 나타난 증례를 경험했으므로 소개한다.

병력

55세, 여성. 주소는 오른쪽 시력 장애. 초진 3개월 전부터 보기 힘들다는 것을 자각하고 있었지만 서서히 악화되어 가까운 병원에서 진찰을 받았다. 황반 변성이 지적되어 정밀 조사 목적으로 당원을 소개받아 진찰하게 되었다.

치료 경과

우안 황반부에 변성이 나타나 인도시아닌그린 형광안저 조영검사에서 특발성 맥락막 신생 혈관이라고 진단되었다. 광간섭 단층계(OCT)에서, 시야성 망막박리(SRD)와 망막색소상피박리(PED)가 나타났다(10-1). 트리암시놀론 20mg(0.5ml)의 후부 테논낭하 투여 후, SRD와 PED의 분명한 소퇴가 나타났지만(10-2), 투여 후 3개월에 재발이 나타났다(10-3).

트리암시놀론의 투여는 어디까지나 대증요법이며, 그 작용은 일시적이라고 생각된다. 투여 전에 재발의 가능성에 대해서는 반드시 이야기하고 투여 후에는 병태에 따라 근본 치료의 가능성에 대해서도 수시로 검토해 갈 필요가 있다.

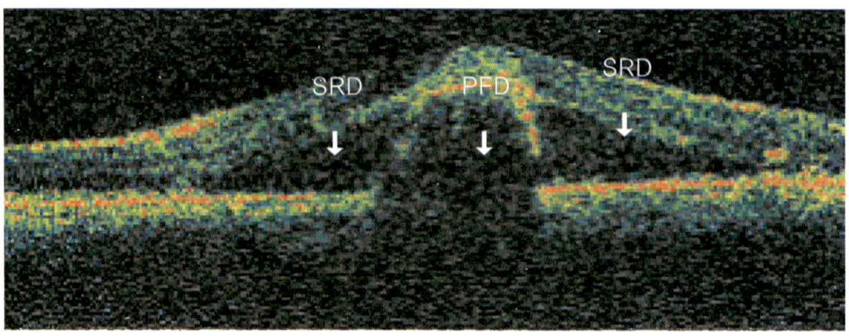

10-1 **트리암시놀론 투여 전**
황반부에 장액성 망막 박리(SRD)와 망막 색소 상피 박리(PED)가 나타난다.

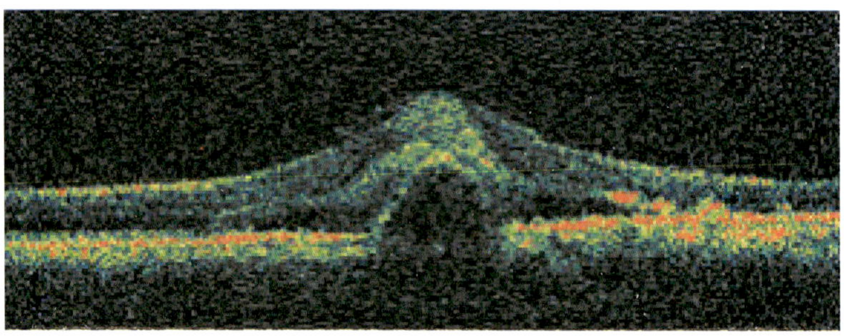

10-2 **트리암시놀론 투여 후 1개월**
SRD와 PED의 소퇴가 나타난다.

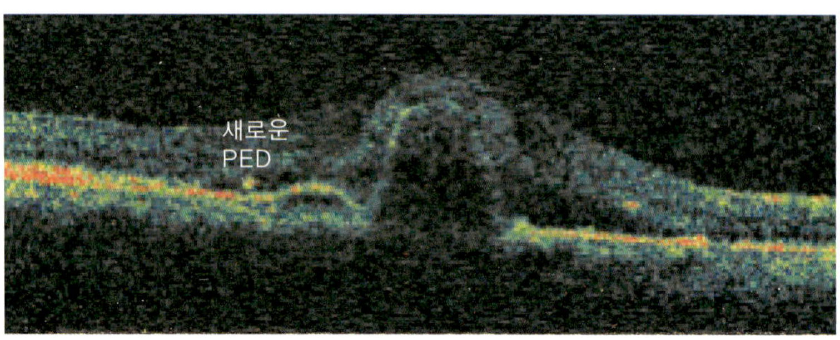

10-3 **트리암시놀론 투여 후 3개월**
SRD와 PED의 키가 커지고, 새로운 PED의 출현이 나타난다.

함정 2

가장 빈도가 높은 합병증이다. 몇 개인가 주의해야 할 점을 피하면 이 함정에는 걸리지 않는다. 우선 0.1% 베타메타손 점안의 2주간 투여에 의해 안압의 상승이 나타나지 않는 것을 확인한다. 그 후, 트리암시놀론을 투여하지만 여기에서는 확실히 후부 테논낭하에 약물을 주입할 필요가 있다. 필자는 좌위의 경우는 보조자에게 머리를 고정하게 하고 리도카인®에 의한 점안 마취 후 환자에게 상비측을 주시하게 하고, 강하게 하안검을 당겨 하이(下耳) 측의 테논낭내를 향해 27G바늘을 이용해 주입하고 있다. 또 앙와위의 경우는 점안 마취 후, 개검기를 걸어 하이측의 공결막내에 소절개를 더해 강막을 노출하고 나서 Nagata(永田)식 경결막구 후 마취바늘을 이용해 주입하고 있다. 만약 결막하나 앞부분 테논낭내에 트리암시놀론이 들어갔을 경우는, 안압 상승을 일으킬 가능성이 높다. 점안제로 안압 조절 가능한 경우도 있지만 덩어리로서 체류했을 경우에는 가능한 한 조기에 제거할 필요가 있다.

함정 3 : 감염의 유발

후부 테논낭하 투여에서 조심하는 것은 공막염이나 안와농양이다. 투여 후에는 항생 물질의 점안약은 반드시 처방해 통증이 있으면 곧 진찰하는 것을 권고한다. 당뇨병의 환자, 또는 스테로이드를 장기 복용 중인 환자는 쉽게 감염되는 경향이 있으므로 투여 후에는 항생 물질의 안연고를 도포해 그 후의 외래에서도 주의 깊게 경과를 관찰해 나갈 필요가 있다.

함정 4 : 백내장

스테로이드 점안제에서 나타나는 부작용이지만 본 치료에 있어서도 백내장이 진행하는 것이 알려져 있다. 청년자에게 많은 포도막염에 대해서 투여할 때는 그 위험에 대해 충분히 이야기해 둘 필요가 있다.

함정 5 : 구결막하 출혈

안과 의사 측에서는 당연하다고 생각하기 쉬운 것도 환자 측에서 보았을 경우에는 그렇지 않은 것도 있다. 트리암시놀론 주입 후, 구결막하 출혈을 일으키는 경우는 자주있지만 자연스럽게 완화하는 경우도 있어 이 합병증에 대해 설명을 생략하는 경우가 있다. 순환 개선제나 항응고제를 복용하고 있는 경우는 그 증상이 심각하거나 지연되는 것을 생각할 수 있다. 다른 과로부터 처방되고 있는 경우는 주치의와 상담한 후에, 처치 전후는 일시적으로 복용을 중지하게 하는 것도 필요하다.

환자와의 대화, 병태의 정확한 파악도 중요

위에서 말한 함정(주의점)에 대한 예방법과 대처법을 아는 것과 동시에 환자와의 충분한 대화로 병태를 정확히 파악하는 것을 비롯하여 트리암시놀론 국한 투여가 시행되어야 하는 것이다. 앞으로 그 유효성과 안전성에 관해서는 새로운 증거의 축적도 필요하다.

[Sakai Tsutomu]

11 부작용 경감을 위한 연구 – 정신 신경 증상과 금단증후군(Withdrawal Syndrome)

부신피질스테로이드는 많은 부작용을 일으키므로 대량의 스테로이드 투여에서는 어느 정도의 부작용은 어쩔 수 없다. 오히려 장기 투여해도 전혀 보름달형 얼굴 등 외관상의 변화가 없는 예는 종종 스테로이드 치료 저항성인 경우가 있다. 스테로이드는 대량 투여했을 경우 부작용의 하나로써 정신 신경 증상을 일으키는 경우가 있다. 또, 갑자기 투여를 감량했을 경우도 금단증후군으로서 전신 증상이나 정신 신경 증상을 일으키는 경우가 있다. 부신피질스테로이드는 본래 생리적으로 분비되는 부신으로부터의 호르몬이나. 급격한 호르몬의 혼란이나 부족과 같이 상정된다. 쿠싱증후군도 다양한 정신 신경 증상이 야기된다. 생리적 작용을 고려한 금단증후군이나 정신 신경계 부작용 방지를 위한 스테로이드 투여의 연구를 기재한다.

일내 변동을 생각한 스테로이드의 투여

정상인의 뇌하수체 부신계의 ACTH 코르티솔의 분비에는 명료한 일내 리듬이 있어, 이른 아침에 그 기능이 높아진다. 생리적인 이른 아침의 ACTH 분비 항진은 스테로이드를 야간 투여하는 것으로써 항상 억제되는 결과, 부신은 위축된다. 장기간 스테로이드요법을 받고 있던 환자에서는 원질환의 여하에 관계없이 감량했을 경우에 증상이 출현하는 경우가 많다. 이 증상은 스테로이드 금단증후군으로 불린다. 갑자기 중지했을 경우에 많이 나타나지만 조심조심 감량했을 경우에서도 다소 경험된다. 그 주된 증상은 식욕부진, 졸음, 전신 권태, 구역이지만 대부분은 일과성이다. 장기 스테로이드의 투여에 의한 뇌하수체 부신계 기능 저하는 내인성 코르티솔의 분비 부전에 의한 상대적 호르몬 부족에 의한 것이다. 따라서 가능하면 매일 아침 1회 단시간 작용형 스테로이드의 투여로 하면 경구제의 효과가 나오는 것은 ACTH가 최대 분비된 후가 되고 뇌하수체 부신계의 억제 효과는 최소한도로 억제할 수가 있다. 스테로이드는 각각 특징이 있다. 역가의 차이나 작용 지속 시간의 차이가 있다. 베타메타손이나 덱사메타손 등의 장시간 작용형의 약제는 장기간 이용했을 경우 프레드니솔론(PSL) 등의 단시간 작용형을 이용했을 경우보다 작용도 강하지만 부작용도 현저하게 나타나기 쉽다.

덱사메타손이나 베타메타손 등의 장시간 작용형의 약제는 아침 1회라도 뇌하수체 부신계의 억제 효과는 현저하게 일어날 수 있다. 부작용 경감 작용은 단시간 작용형 스테로이드를 아침 1회 투여하는 것으로써 된다. 그러나 항염증 효과 및 면역 억제 효과는 당연히 감소한다. 특히 교원병의 발열이나 관절염 등 염증 병태에서는 PSL 등의 단시간 작용형의 약제를 이용해 횟수를 늘려 3회로 나누어 아침에 많이 밤에 적게 분할 투여하는 것으로 유효한 경우가 있다. 아침에 많이 하고 밤에는 줄이는 것으로 스테로이드에 의한 불면증 등은 예방할 수 있다.

금단증후군을 피하기 위해 간헐 투여

스테로이드의 투여 간격을 비워 그 사이에 뇌하수체 부신계의 회복을 꾀해 한편 부작용의 경감을 꾀하는 목적으로 간헐 투여를 실시하는 것이 1960년 즈음부터 행해지게 되었다. 확실히 rapid ACTH 부하에 대해 뇌하수체 부신계는 격일 투여 쪽이 연일 투여에 비해 유지되지만 치료 효과는 뒤떨어진다. 그러나 연일과 격일 투여의 유효성이나 부작용의 비교를 엄밀하게 실시한 연구는 없다. 유효성 임상 효과 및 부작용 방지의 양면으로부터 생각하면, PSL 30mg 연일 투여와 격일 60mg 투여에서는 부작용 출현은 격일 투여 쪽이 적지만 치료 효과는 뒤떨어진다. 치료의 초기에는 연일 투여해 병상의 안정을 확인하면서 점감기에 투여를 아침 1회법으로 변경해 문제없는 것을 확인하고 격일 투여로 이행한다. 그러나 격일 투여요법이 곤란한 예가 있다. 관절염이나 발열 등의 염증을 주체로 하는 병상은 유효성이 저하한다. 아침 1회만의 투여로 저녁부터 발열이 출현하는 경우가 있다. 관절통도 비투여일에는 강하다. 내당능이 저하하고 있는 환자나 당뇨병이 유발되고 있는 경우, 격일 투여에서는 혈당 조절이 곤란하다. 또, 격일 투여는 순응도가 저하해 복용을 잊는 일이 있을 수 있다.

스테로이드로 유발되는 정신 신경 증상

일반적으로 위독한 정신 신경 증상은 병전 성격과 관계한다. 특히 기분 장애는 약 50%의 증례에 일어난다. 스테로이드를 대량으로 복용하면 대부분의 환자는 가벼운 다행감(多幸感)과 정신 고양을 일으키고 욕구가 증진한다. 그러나 반대로 현저한 치는 상태에 빠져 자살이 문제가 되는 일이 있다. 스테로이드의 정신 신경 증상은 단계적으로 중증화한다. 대다수의 환자에서 스테로이드 대량 투여에 의해, ① 다행감과 불면 경향을 나타내는 초기 단계, ② 신경과민이 되어 완고한 불면이나 다행감과 가벼운 흥분상태 또는 불안감이 강한 우울상태, 방향감각 장애나 자아의식 장애 등이 출현하는 경우도 있다. ①이나 ②의 경증 예는 스테로이드 대량 투여 시에 종종 경험하는 경우가 있다. 정신 신경 증상의 출현은 투여량과 관계하여 1일량 PSL 40mg 이상의 대량을 사용하면 일어나기 쉽고, 약제 중에서는 덱사메타손은 중추신경계로의 영향이 강하다. 한편, 트리암시놀론은 일어나기 어려우며, 일어나기 쉬운 것은 젊은 환자, 여성이라고 말해지고 있다. 전신홍반루푸스(SLE) 등의 중추신경 증상을 초래하는 질환이나 신증후군의 경우는 일어나기 쉽다. 특히 SLE는 정신 신경 증상을 발병하기 때문에, 원 질환에 의한 것인지 스테로이드에 의한 것인지 감별은 곤란한 경우가 있다. SLE의 중추신경 장애의 경우 MRI나 SPECT 등의 화상 소견, 골수액 소견 등이 이상을 나타내는 경우가 있어 감별상 참고가 된다. 또, 스테로이드 투여의 초기에 많아, 감량에 의한 개선이 진단상 중요하다 따라서 스테로이드의 급한 감량이 바람직하지만 질환의 치료상 계속하지 않을 수 없는 경우가 많아 향정신제의 병용으로 증상을 안정시키면서 계속 치료를 실시할 필요가 있다.

SLE에 의한 중추신경 장애의 예

56세, 여성

현병력

SLE의 진단에서 외래 통원 중 PSL 10mg를 복용, 안면 홍반, 복통, 발열을 초래해 입원하였다. 항 DNA 항체값의 상승, 보체의 저하를 나타내며 SLE의 치료 때문에 PSL을 50mg으로 증량했다. 발열, 관절통은 완화 했다. 투여 개시 1주일 후, 언동에 이치가 맞지 않게 되고 기명력(記銘力) 장애도 출현했다. 골수액 검사로 단백질이 104mg/ dL로 상승, 두부 MRI 소견상은 이상 없음, SPECT 검사에서 미만성 혈류저하가 나타나 SLE에 의한 중추신경장애(CNS 루푸스)라고 진단해 PSL의 증량을 실시했다.

고찰

이와 같이 스테로이드 투여를 개시한 후 정신 신경 증상이 출현하면, 그 원인이 약제에 의한 부작용인지, 또는 SLE 그 자체의 증상인지, 또 중추신경에의 2차적인 감염증인지 감별하는 것이 곤란한 경우가 많다. 신중하게 감별 진단을 한 후 치료를 개시해야 한다. 소아에서는 드물게 뇌압상승을 위해 당질 코르티코이드(GC) 치료 중에 격렬한 두통, 구토, 의식 장애 등의 정신 신경 증상이 나타나는 일이 있어 가성 뇌종양이라고 부른다. 성인에서는 매우 보기 드물다.

정신 신경 증상은 빠르게 대응하여 치료를 실시한다

정신 신경 증상은 본래의 개인의 기질에 영향을 받는다고 생각된다. 스테로이드 대량 투여 시, 정신적으로 불안정하게 되어, 우울한 상태가 되었을 경우 정신적으로 과민하게 되었을 경우, 병상을 가족에게 설명해 본인이 인지 가능하면 자주 설명해 납득하게 한다. 또, 관리가 곤란한 경우, 자살을 기도한 경우는 가족의 동의를 받아 빨리 정신과 진찰에 의한 대응, 향정신제, 항불안제에 의한 치료를 실시해야 하는 것이다.

[Ichikawa Yuichi]

12 소량의 스테로이드 투여로 약제성 부신피질 기능저하증을 초래하는 예의 배경과 대책

소량의 스테로이드에서도 부신피질 기능저하제는 존재한다

스테로이드는 매우 광범위의 질환의 치료에 사용되고 있다. 보통, 스테로이드를 1개월 이상 연일 투여하면 부신피질 기능저하가 일어난다는 성적이 보고되고 있으며 이보다 단기간의 투여에서는 부신피질의 억제는 일어나기 어렵다고 생각되고 있다. 또, 스테로이드의 외용이나 흡입 등의 국소요법에서는 부신피질 기능저하는 일어나기 어렵다고 여겨지고 있다. 그러나 뇌하수체 부신피질 기능 이상증을 전문으로 하고 있으면 소량의 스테로이드를 단기간 내복한 것만으로 부신피질 기능저하를 초래했거나 보통량의 흡입 스테로이드를 사용한 것만으로 부신피질 기능저하를 초래한 예에의 대응을 의뢰받는 일이 있다.

본고에서는 이러한 경험을 기초로 소량의 스테로이드 투여로 약제성 부신피질 기능 저하증을 초래하는 예의 배경에 대해 정리해 나타낸다.

스테로이드는 혈중에서 CBG나 알부민과 결합한다

스테로이드는 혈중에서 CBG(코르티코이드 결합 글로불린, corticoid binding globulin)나 알부민과 결합해 존재하며 활성을 나타내는 유리형은 적다. 생리 활성을 갖는 스테로이드는 생체에서는 여러 가지의 대사 기구에 의해 비활성화 되어 체외에 배설되어 동적 평형이 유지된다. 당질 코르티코이드의 대표인 코르티솔을 예로 들면 작용을 발휘한 후 대부분은 간장으로 글루크로산 포합되어 요중으로 배설된다.

스테로이드의 약리 작용은 투여된 후의 흡수, 혈중으로부터 표적 장기에의 수송, 수용체에의 결합, 작용 발휘 후의 대사와 배설에 의해 차이가 나타난다.

스테로이드 대사는 연령, 성, 인종, 질병, 약물 등 여러 가지의 인자의 영향을 받는다.

고령자 등은 뇌하수체-부신피질 기능이 억제되기 쉽다

고령자에서는 스테로이드 대사가 지연하기 때문에 뇌하수체 부신피질 기능이 억제되기 쉽다.

중증 간질환이나 신증후군에서는 CBG나 알부민 양이 감소하고 있으므로, 유리형이 증가하게 되어 뇌하수체 부신피질 기능 억제를 시작으로 하는 부작용이 증강된다.

임신하면 에스트로겐에 의해 CBG가 증가하므로 결합형 스테로이드가 증가해 스테로이드의 제거율이 저하한다.

따라서 이러한 질환이나 상태의 경우에 보통의 양의 스테로이드를 투여하면 부신피질의 기능 억제가 일어나기 쉬워진다고 생각된다.

종류와 투여법에 의해 부신피질 기능억제가 일어나기 쉬워진다

항염증 작용이 강한 덱사메타손이나 베타메타손은 반감기가 길고, 뇌하수체로부터의 부신피질자극호르몬(ACTH) 분비 억제가 강하다. 양제를 연일 투여하면 부신피질 기능억제가 일어나기 쉬워져 이탈이 곤란해진다. 약효의 면에서는 스테로이드의 하루 2~3회 분산 투여가 좋으므로 이 투여를 장기간 계속하면 부신피질 기능 억제가 일어나기 쉬워진다. 스테로이드를 내인성의 코르티솔의 일내 변동에 맞추어 아침 1회 투여로 하면 뇌하수체 부신피질 기능의 억제가 적다.

에스트로겐 제제의 병용은 부작용이 나타나기 쉬워진다

에스트로겐 제제는 CBG를 증가시키므로 결합형 스테로이드가 증가해 스테로이드의 제거율이 저하한다. 따라서 에스트로겐 투여 중에는, ACTH 억제를 포함한 부작용이 나오기 쉬워진다.

소량 투여에서 약제성 부신피질 기능저하증을 초래한 예

필자는 지금까지 단기, 소량의 스테로이드가 투여되어 약제성 부신피질 기능저하증을 초래한 예를 많이 경험하고 있으므로 증례를 제시한다.

제1예는 48세의 여성이다. 45세 무렵부터 쉽게 지치고, 전신 권태감이 해소되지 않아 갱년기 장애라고 생각하고 있었다. 2개월 전에 가려움이 강한 팽진(膨疹)이 생겨, 모 병원 피부과에서 진찰 받았는데, 두드러기이라고 진단되어 1정 안에 베타메타손 0.25mg, *d*-마레인산 크롤페니라민 2mg을 포함한 약제가 1일 2정 처방되어 10일간 내복했다. 그 후, 가끔 두드러기가 나타나면 그 때마다 1일 2정을 2일 정도 내복했다. 내복 총량은 1개월 사이에 30정(베타메타손 7.5mg)이었다. 두드러기가 처음으로 나오고 나서 6주일 후 감기에 걸린 후, 전신 권태감이 강해져 모 내과 의원에서 진찰받았더니 저나트륨혈증이 있어 필자에게 소개되었다. 말초 혈중 호산구가 증가해 있어 부신부전이 의심되었다. 뇨중 17-

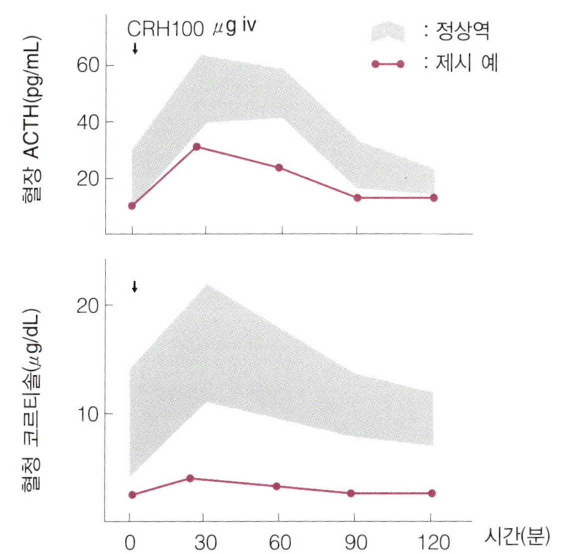

12-1 소량의 스테로이드 투여로 부신부전을 나타낸 증례의 CRH 시험검사 성적

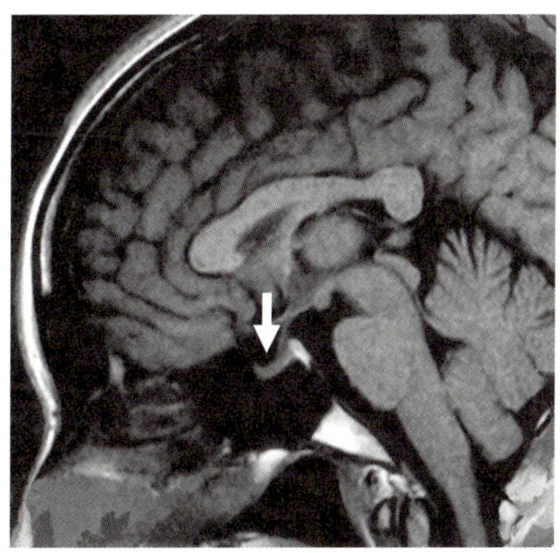

12-2 소량의 스테로이드 투여로 부신부전을 나타낸 증례의 두부 MRI 화상(T1 강조, 시상단)
뇌하수체 전엽은, 불완전형 빈안장(empty-sella)을 나타낸다.

OHCS 및 17-KS 가 모두 낮고, 혈장 ACTH 및 혈청 코르티솔은 저치였다. CRH(부신피질자극호르몬 방출호르몬) 시험(사람 CHR 100 g 정맥주사 법)을 실시했더니 혈장 ACTH 및 혈청 코르티솔은 저반응이며(12-1), ACTH 결핍이 있어, 2차성 부신피질 기능 저하증을 초래했다고 생각된다. 그 외의 뇌하수체 전엽 기능 검사에서는 GH, TSH, LH, FSH 및 프로락틴 분비는 정상적이었다. 두부 MRI 에서는 불완전형 빈안장(empty sella)이 되어 있어(12-2) ACTH 결핍이라고 생각된다.

제2예는 42세의 남성 예이다. 결혼한 지 10년이 되었지만 아이가 없어 남성 불임이 의심되고 있었다. 감기형 증상 후, 양 하지에 저림이 나타나, 중추 측으로 퍼져서 모 병원 내과에서 진찰을 받았는데 Guillain-Barré 증후군이라고 진단되었다. 프레드니솔론 20mg/일을 14일간 경구투하여 증상이 개선했으므로 10mg/일에 감량되고 또 1주일 후에 5mg/일에 감량된 시점에 부신부전을 일으켜 필자의 병원에 소개되었다. 내분비 검사에서 LH 및 FSH 결핍증이 있어 CRH 시험(사람 CRH 100μg 정맥주사법)에서 혈중 ACTH 및 코르티솔의 기초치가 낮고 무반응이었다. 따라서 본 증례에는 스테로이드 투여 전부터 아마 뇌하수체 기능 저하가 있어 스테로이드 투여 후에 현성화했다고 생각되었다.

이러한 2예는 스테로이드 호르몬 투여 개시 전부터 ACTH를 포함한 뇌하수체 전엽 기능 저하증이 있었기 때문에 소량의 스테로이드 투여를 받은 후의 중지 시에 부신부전이 출현했다는 것도 생각할 수 있다.

이와 같은 증례는 많은 가능성이 있어 스테로이드 투여 개시 전에 CRH시험을 시행할 수 있으면 이탈이 어려워지거나 스테로이드 감량 시 또는 종료 후의 부신부전을 회피할 수 있다.

[Ojima Motoko]

13 전신홍반루푸스의 정신 신경증상과 스테로이드요법과의 관련

SLE 치료 중에 CNS 장애가 생기는 경우가 있다

전신홍반루푸스(SLE)에 있어서 스테로이드를 개시 또는 증량한 후에 중추신경계(CNS) 장애를 일으키는 것은 자주 경험된다. 이러한 장면에서는 SLE의 활동성이 충분히 억제되어 있지 않기 때문에 나타나는 증상 발현이며 더욱 증량 또는 면역억제제 등을 병용해야 할 것인지 또는 스테로이드의 부작용으로서 증상이 발현하고 있으므로 스테로이드는 역으로 감량해야 하는지라고 하는 딜레마에 빠진다.

스테로이드요법 자체에서도 CNS에 장애가 생긴다

스테로이드 수용체는 해마(海馬)나 median prefrontal cortex를 시작으로 한 CNS에 발현하고 있어 리간드가 되는 스테로이드와의 결합율의 변화에 의해 시냅스 전달, 신경의 흥분성, 글루타민산의 국소 농도, 글루코오스의 혼잡 등이 주요한 신경 기능이 수식을 받는다. 그리고 스테로이드의 장기 대량요법의 결과로서는 해마의 위축에 의한 행동이나 기억의 장애 등이 생기는 것이 알려져 있다.

SLE에 특이적인 정신 신경 증상을 볼 수 있다

SLE와 동등의 스테로이드 대량요법을 실시하지만 원병에 관련한 정신 신경 증상은 거의 없다고 여겨지는 다발근육염 · 피부근육염(PM/DM)과의 비교에서 의식 장애를 수반하는 정신 신경 증상, 뇌혈관 장애, 말초 신경장애 등이 SLE에 특이적으로 나타난 것에 비해, 정동장애는 SLE와 PM/DM에서 동일한 정도로 나타났다. 이것으로부터 SLE에 대해도 정신 · 행동장애의 상당수는 스테로이드의 부작용으로서 또는 난치성 만성 질환 관련의 스트레스 등에 의해 출현하는 것이라고 이해된다.

CNS 루푸스 발현은 스테로이드와 SLE의 상승(相承)효과인가?

CNS 루푸스의 증상 발현으로부터 완화에 이를 때까지의 스테로이드 투여량과 SLE 활동성의 변화를 상세하게 검토한 연구로부터, SLE의 정신 신경 증상 중 급성 착란 상태, 사이코시스, 불안장애, 정동장애는 스테로이드의 증량과 관련해 발현하는 것이 많고 한편, 뇌혈관 장애, 간질 발작(혼수를 수반하지 않는다)은 관계없다는 것이 분명해졌다. 급성 착란 상태나 사이코시스 등 의식 장애를 수반한 정신 신경 증상을 나타내는 예의 대부분은 스테로이드 증량으로부터 비교적 단기간으로 SLE 활동성이 충분히 억제되어 있지 않은 시기에 생겨 그 40%의 증례에서 스테로이드를 더욱 증량해 완화했다. 한편, 정신 · 행동 장애 등 분명한 의식 장애를 수반하지 않는 정신 신경 증상의 예에서는 SLE 활동성에 대한 스테로이드 증량으로부터 극소인 시간이 경과해 활동성이 저하했던 시기에 정신 신경 증상이 발현하고 있어 스테로이드 감량과 향정신제로 개선했다. 더욱이 SLE 활동성의 항진으로부터 스테로이드 증량까지의 기간과 스테로이드 증량으로부터 의식 장애를 수반하는 정신신경증상 발현까지의 기간을 비교하면 동일한 정도의 SLE 활동성이 지속하고 있는 기간 중 스테로이드 증량의 며칠 후에 발증의 집적 경향이 나타났다. 이것은 의식장애를 수반하는 정신 신경 증상은 SLE 활동성이 관여하지만, 스테로이드 증량이 그 발증 계기가 되기 쉽다는 것을 나타낸다. 즉 SLE인가 스테로이드인가가 아니라, 그 상승효과에 의해 CNS 증상이 발현하는 경우가 적지 않다고 생각하는 것이 타당할 것이다.

CNS 루푸스 발현 후는 SLE 활동성과 의식 장애의 정도로부터 스테로이드 투여량을 결정한다

이미 말한 것과 같이 CNS 루푸스의 모든 것이 SLE의 활동성에 수반해 발현하는 것은 아니다. 그러므로 스테로이드 투여량의 결정에 가장 중요한 것은, 전신적인 SLE 활동성의 평가이다. 이와 함께 중요한 것은 의식 장애의 유무이다. 얼핏 보면 유사한 정신 신경 증상을 나타내는 경우에도, 의식 장애가 나타나지 않는 것과 경도로부터 중등도의 의식 장애를 수반하는 것과는, 후자에 의해 높은 SLE가 나타나는 경우가 많다. 또, 혼수에 이르는 것 같은 위독한 의식 장애는 CNS 위기로 불리지만 이것은 매우 높은 SLE 활동성에 수반하는 것이 대부분이다. CNS 루푸스의 병형에 의해 MRI나 뇌파가 유용하지만 SLE와 스테로이드의 관여로 헤매는 경우에 가장 유용성이 높은 검사는 골수액 검사이다. 골수액 중의 단백 증가나 IL-6의 증가가 나타나면 SLE 자체의 관여가 있다고 생각된다. 뇌혈류 신치(SPECT)는 아직 임상적 의의가 확립하고 있지 않다.

이상으로부터 SLE 활동성과 의식 장애라고 하는 밀접하게 관련된 2개의 키워드를 항상 염두에 두는 것이 중요하고 골수액 소견도 참고로 하면서, 스테로이드 투여량을 결정하는 것이 CNS 루푸스에 대한 스테로이드요법의 원칙이 될 것이다.

[Kameda Hideto]

14 교원병 환자에 있어서의 스테로이드 투여와 동맥경화증

스테로이드에 의한 동맥경화의 대응책은 명확하지 않다

강력한 항염증 작용을 갖는 스테로이드는 염증성 질환이나 악성 종양 등이 많은 질환에 대한 치료에 대해 유용성이 높아 최근에도 중심적인 역할을 담당하는 약제이다. 그러나 스테로이드의 장기 투여는, 고혈압이나 당뇨병, 골다공증, 고지혈증, 동맥경화 등의 부작용을 일으키는 것이 알려져 있다. 이러한 부작용을 경감시키기 위해서는 스테로이드의 감량이나 중지가 필요하다. 그러나 교원병 · 류마티스 질환의 치료에 대해서는 급격한 감량이나 투여 중지는 곤란하고 투여를 계속하지 않을 수 없는 것이 현 상황이다. 고혈압이나 당뇨병, 골다공증 등에 대해 유효한 대응책이 있다. 그러나 스테로이드에 의한 동맥경화에 대해서는 병태 생리학적으로도 불명한 점이 많고 대응책도 명확하지 않다. 게다가 진단이나 치료법의 진보에 의해 교원병 환자의 생존율이 연장해 환자의 고령화가 진행되고 있는 것으로부터 동맥경화증을 기반으로 한 혈관병변의 존재가 교원병 환자에서는 문제가 되고 있다.

스테로이드에 의한 지질 대사 이상의 발생 기전은 불명

스테로이드의 투여를 받고 있는 이식 환자에서는 LDL 콜레스테롤(LDL-C)이나 중성 지방의 상승이 나타난다. 또, 일부의 환자에서는 HDL 콜레스테롤(HDL-C)의 상승도 보고되고 있다. 그러나 이식 환자에서는 기초 질환에 가세해 시클로스포린이나 타크로리무스 등의 면역억제제도 동시에 투여되고 있어 스테로이드에만 의한 영향은 명확하지 않다. 염증성 질환에 대해서는, 보고에 의해 지방질 이상의 빈도와 정도는 다르지만, LDL-C, 중성 지방, HDL-C 모두 상승하는 것이 보고되고 있다. 한편, 정상인에서는 스테로이드의 투여 기간은 한정되어 있지만, HDL-C와 중성 지방이 상승한다고 보고되고 있다.

내인성의 당질 코르티코이드 과잉 상태인 쿠싱증후군에서는 총콜레스테롤뿐만 아니라 중성 지방이나 LDL-C, HDL-C, VLDL-C 등도 의미 있게 상승한다.

이와 같이 스테로이드 투여에 의해 고지혈증이 야기되지만 내당능이상이나 리포단백 리파아제의 활성 항진 등의 보고는 있지만 지방질 대사이상의 발생 기전에 대해서는 불명한 점이 남아 있다.

스테로이드 투여는 동맥경화증을 촉진시키는 위험인자

전신홍반루푸스(SLE)나 류마티스관절염(RA) 등의 교원병 질환에서는 스테로이드가 장기간 투여되는 경우가 많다. 이러한 질환에 있어서의 동맥경화증의 합병에 미치는 스테로이드 투여의 영향은 교원병 환자의 장기 예후나 삶의 질을 생각하는 데 매우 중요하다.

SLE 환자에 있어 경동맥 초음파 검사에서 나타나는 플라크 형성이나 내막비후의 출현율은 스테로이드의 투여 기간과 스테로이드의 투여 총량에 비례해 많아지는 것이 보고되고 있다. 또 SLE 환자를 3년 간 추적조사 한 연구에서는 혈청 총콜레스테롤치가 항상 정상 범위인 SLE 환자의 심혈관 장애의 출현 빈도가 3%인 데 비해, 지속적으로 고치인 SLE 환자에서는 27.8%로 고빈도인 것이 나타나고 있다. 한편 SLE 환자에 있어 동맥경화증의 조기 병변을 관동맥의 석회화를 지표로서 해석한 연구에서는 정상인에 비해 SLE 환자에서는 청년기부터 석회화가 의미가 있게 고율이며 연령과 함께 진행한다. 그러나 이 관동맥의 석회화와 스테로이드의 투여량이나 혈청 지방질 레벨과는 상관성을 찾아낼 수 없는 것이 보고되고 있다.

RA 환자에서는 스테로이드의 투여량과 투여 기간에 비례해 경동맥에 있어서의 플라크 형성이나 말초혈관의 경화도가 증가하는 것이 보고되고 있다. 따라서 교원병 환자에 있어서 스테로이드의 투여는 동맥경화증을 진전시키는 위험 인자인 것이 임상적으로도 증명되고 있다.

대응책 : 스테로이드 투여를 필요최소한으로 한다

스테로이드 투여를 하고 있는 교원병 환자에 있어서 동맥경화증의 합병을 경감시키기 위해서는 스테로이드의 투여를 필요최소한으로 하는 것뿐만 아니라, 식사지도, 운동요법, 위험인자(흡연, 비만, 고혈압, 당뇨병 등) 대책, 나아가서는 HMG-CoA 환원 산소 저해제에 의한 고지혈증의 방지 등을 실시하는 것이 필요하다. 그러나 다발근육염 · 피부근육염 등의 근육 장애를 갖는 환자에 있어서는 HMG-CoA 환원효소 저해제가 크레아틴 키나아제(CK)의 상승을 일으킬 가능성도 있어 사용할 때에는 신중한 대응이 요구된다.

[Akaboshi Tooru]

15 부작용의 새로운 전개 – 골괴사, 동맥경화

스테로이드가 임상 응용된 직후부터 그 부작용은 우려되어 왔다. 구체적인 부작용은 다방면에 걸쳐있지만, 그 중 동맥경화, 골 괴사, 골다공증에 관해서는 생각이 최근 변화해 왔다. 본고에서는, 특히 동맥경화와 골 괴사에 대한 최신의 지견을 정리하고 그 대처법에 대해 생각해 본다.

동맥경화

스테로이드의 부작용으로 동맥경화가 일어나는 것으로 되어있다

스테로이드 투여 후에는 혈청 총콜레스테롤치가 상승하는 것, 전신홍반루푸스(SLE)의 비교적 젊은 여성 환자의 부검 예에서 매우 분명한 관동맥 석회화가 나타나는 것, 스테로이드 복용 류마티스관절염 환자에서는 심전도 변화를 나타내는 증례가 많으므로 지금까지 스테로이드의 부작용으로서 동맥경화가 일어난다고 믿어져 왔다.

원병과 동맥경화와의 관련이 시사되었다

그러나 최근 이 스테로이드 복용과 동맥경화 발증의 관련을 의문시하는 데이터가 2개의 그룹으로부터 연달아 New England Journal of Medicine 잡지에 보고되었다. Roman 등은 SLE 증례에서 경동맥 플라크의 유무를 초음파법으로 조사해 어느 연대의 증례에서도 대조군에 비해 의미가 있게 플라크의 존재가 많았던 것을 보고했다(15-1). 그리고 플라크의 존재와 관련된 인자를 검토했는데, 스테로이드의 사용은 관련하고 있지 않았던 것을 찾아냈다. 플라크와 관련하고 있던 것은, 진단 시의 연령이 높은 것, 이병 기간이 긴 것, Damage-Index Score가 높은 것이어서 시클로포스파미드의 사용과 항 Sm 항체의 존재는 오히려 플라크가 존재하지 않는 것과 관련하고 있었다. 한편, Asanuma 등은 관동맥 CT에 의해 석회화를 평가했는데, 역시 어느 연대에서도 SLE 증례에서는 석회화율이 높은 값이었지만, 총스테로이드 복용량과는 관련이 없었던 것뿐만 아니라 혈청 총 콜레스테롤치, HDL 콜레스테롤치와도 관련이 없었던 것을 보고했다(15-2).

원병에 의한 염증이 동맥경화 발증과 관련되어 있다

최근의 동맥경화 발증 기전은, 염증이라고 하는 면으로부터 얻을 수 있게 되었다. 그 관점으로부터 하면 이들 2개의 보고는 함께 원병(SLE)에 의한 혈관벽의 염증이 동맥경화 발증과 관련하고 있는 것을 시사한다. 따라서 염증을 억제한다고 하는 의미에서는 스테로이드는 동맥경화에 대해서 보호적으로 작용하고 있는 것은 아닐까하는 추측도 발생한다.

현재 상태는 HMG-CoA 환원 산소 저해제로 대처한다

스테로이드 투여 시에, 동맥경화를 어떻게 생각하고 어떻게 대처할지는 어려운 문제가 되었다. 과연 상기의 보고는 SLE에만 들어맞는지, 일본인에서도 동일한 것인지, 정말로 스테로이드는 동맥경화를 촉진하지 않는 것인지 등의 문제점은 여전히 남는다. 한편, 스테로이드 복용에 의한 고콜레스테롤 혈증에 대해서 HMG-CoA 환원 효소 저해약이 혈청 총콜레스테롤치를 저하시키는 것도 알려져 있다. 현재 상태로서는 지금까지의 사회적 인지가 있는 것으로부터 스테로이드 복용에 수반하는 지속성의 고콜레스테롤 혈증에 대해서는 지금까지 대로 HMG-CoA 환원 효소 저해제 등에 의한 대처를 해 나가는 것이 현명하다고 생각된다.

골괴사(대퇴골두 괴사)(15-3)

스테로이드 최대 복용량과의 분명한 연관성은 나타나지 않는다

골괴사, 특히 대퇴골두에 나타나는 대퇴골두 괴사는 스테로이드 대량 복용 시에 나타나는 부작용으로서 기술되고 있는 경우가 많다. 그러나 대퇴골두 괴사는 스테로이드 복용 시뿐만 아니라, 알코올 과음자나 잠수부에게도 나타난다. 또, 후생노동성 반회의의 데이터에서는 분명한 스테로이드 최대 복용량과의 관련은 나타나지 않았지만 펄스요법을 실시한 증례와 프레드니솔론 1일 16.6mg 이상의 증례에서는 의미가 있게 많이 나타났다.

발생 기전은 반드시 명확하게 되는 것은 아니다

대퇴골 두부는 해부학적으로 영양 혈관이 한정되어 있어 그 영양 혈관의 폐색에 의해 골두부가 괴사에 빠진다. 폐색의 원인으로서는 지방 등에 의한 색전, 혈전, 혈관 이상 등이 생각되고 있지만, 명확한 것은 아니다. 대퇴골두 이외에도 골 괴사는 보기 드물게 나타나지만, 모두 골단부 등의 영양 혈관이 한정된 부위이다.

골괴사의 병태를 「발생」과 「발증」으로 나누어 생각한다

최근 최대의 진보는 골괴사의 병태를 「발생」과 「발증」으로 나누어 생각할 수 있게 되었다는 점이다. 「발생」은 대퇴골 두부에의 영양 혈관이 폐색 해 그것보다 원위부가 괴사에 빠졌을 때를 가리킨다. 한편 「발증」은 괴사부가 압궤하여 통증이나 보행 장애 등의 자각 증상이 나타나거나 단순 X선에서 압괴상이 나타날 때를 말한다.

발생시기와 발증 시기는 다르다

혈관이 폐색하여 괴사가 되는 「발생」은 스테로이드 복용 후 1개월에서 수개월에서 나타난다고 한다. 그 때에는 무증상인(발생하지 않는) 경우가 많고, 자각 증상이 나타나는 「발증」은 수개월 이상 더 걸린다. 보기 드물게 원병도 완화 해 스테로이드도 감량되어 운동량이 늘어, 수년 후에 자각 증상이 나타나는 경우도 있다.

발생은 MRI로 진단할 수 있다

발생은 단순 X선에서는 찍히지 않지만 MRI에서는 진단할 수 있다. MRI의 T1강조상에서는, 밴드상의 low(흰색)상이 나타나고 이것이 괴사부 근위부의 부종 영역에 일치한다. 이 상이 나타나는 것은 대퇴골두 괴사에 특징

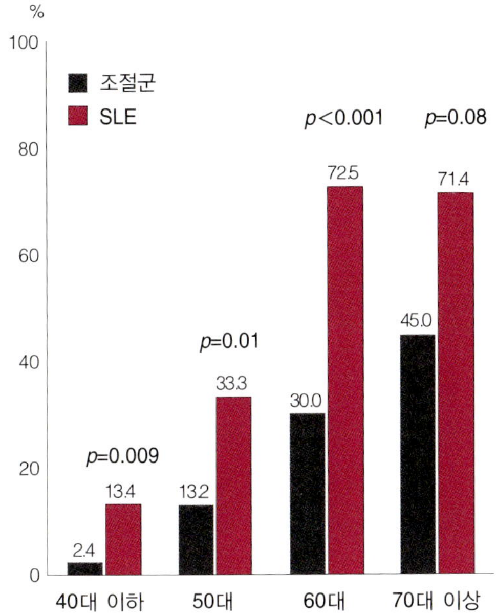

15-1 SLE와 경동맥 플라크

보정 후의 기여인자(SLE에서의 분석)

진단 시 연령(10세 증가)	2.52
이병 기간(10년 마다)	2.14
Damage-Index Score	1.26
시클로포스파미드	0.31
항 Sm항체	0.11

(스테로이드 사용 · 과거 5년간의 1일 투여량 : 의미 있는 기여 인자가 되지 않음)

(Roman MJ : NEJM 2003 ; 349 : 2399-2406)

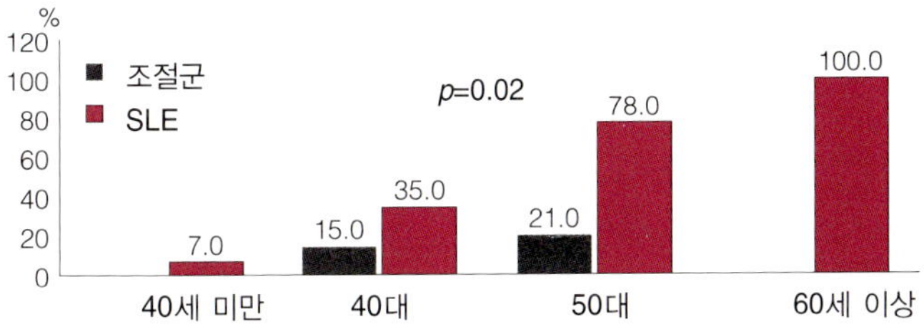

기여 인자(SLE에서의 분석)

	석회화 있음	석회화 없음	보정 전 P	보정 후 P
총 콜레스테롤	179±48	169±53	0.45	0.95
HDL 콜레스테롤	46±18	47±15	0.38	0.38
총 스테로이드 투여량	35±39	35±43	0.68	0.68

15-2 SLE와 관동맥 석회화

(Asanuma Y : NEJM 2003 : 349 : 2407-2415)

골괴사의 발생과 발증은 다르다.

발생은 스테로이드 사용 개시 조기(1개월부터)에 일어난다.

발증(자각증상 · 단순 X선 이상)은 그보다 늦게 일어난다.

발생은 MRI로 판명한다(T1 low, T2 high의 밴드형).

한 번 발생하면 괴사부는 서서히 압괴(단순 X선 이상)

발생기전은 불명

혈관 이상, 지방색전, 혈액응고 이상, 골세포 괴사

예방법으로 확립된 것은 없다.

HMG-CoA 환원 효소 저해제나 항응고제가 검토단계

15-3 스테로이드와 대퇴골두 괴사

적이라고 말해지고 있다. 그 부종상이 어느 정도의 기간 동안 보여질 지는 불명하다.

발생 또는 발증 후의 스테로이드 감량은 효과가 없다

이전에는 대퇴골두 괴사가 발병한 후, 그 진전을 방지하기 위해서 스테로이드의 감량을 생각하고 있었다. 그러나 발생 기전이 상세하게 밝혀지면 발증은 커녕 발생하고 나서 스테로이드를 감량해도 그 부위의 진전은 억제할 수 없게 된다. 진전을 억제할 수 있는 것은 가중의 경감뿐이다. 한편, 대퇴골두 괴사는 한쪽에 일어나는 것이 많다. 따라서 MRI에서 한쪽 편에만 발생하고 있는 것이 확인되면 스테로이드를 감량할 필요는 없어진다. 또 다른 한쪽에 일어날 가능성은 보통 한 번 더 스테로이드를 증량하는 계기가 되는 때라고 생각된다.

한 번 발생해 버리면 재발은 없다

대퇴골두 괴사는 하나 밖에 없는 영양 혈관의 폐색에 의해 일어나기 때문에 한 번 발생해 버리면 재발하는 것은 생각할 수 없다. 따라서 정상 측에 새롭게 일어난다고 하는 면을 제외하고 재발은 없다고 말해지고 있다.

현재로서는 유효한 예방책은 없다

현재로서는 유효한 예방책은 없다. 연구 단계에서는 HMG-CoA 환원 효소 저해약이나 항응고제 등이 검토되고 있는 단계이다. 한 번 발생해 버린 후에는 가중의 경감과 외과적 치료가 된다.

[Oshima Hisaji, Tanaka Ikuko]

16 스테로이드의 부작용과 그 대책

스테로이드를 사용할 때에는 당뇨병, 소화성 궤양, 골다공증, 무균성 골괴사, 기회감염증, 중추신경장애, 고혈압, 백내장, 녹내장 등의 중증 부작용과 다모, 좌창, 보름달형 얼굴, 피하 내출혈, 자반 등의 경증 부작용이 일어나는 일이 있다. 여기서 문제 삼는 것은 생명 예후에 막대한 영향을 미칠 수 있는 중증 부작용이다.

또 급격하게 스테로이드를 감량하는 것으로 나타나는 반도현상이나 갑작스런 중지에 의해 일어나는 금단증후군도 스테로이드의 부작용에 포함할 수 있다.

아래에 스테로이드의 부작용을 경감하는 요령에 대해 말한다.

스테로이드 투여의 적응과 금기를 충분히 검토한다

우선, 해당 증례가 정말로 스테로이드의 적응인지 아닌지를 충분히 생각하는 것이 중요하다. 그러기 위해서는 적절한 진단이 내려져야 할 필요가 있다.

또 스테로이드의 금기가 있는지 없는지에 대해서도 충분히 검토를 한다. 활동성의 감염증이나 소화성 궤양, 녹내장 등이 금기인 것은 말할 것도 없다.

스테로이드의 적응과 금기의 평가가 충분하지 않은 채로 스테로이드를 개시해 그 부작용에 어려움을 겪는 증례를 많이 보는데 유감스러운 일이다 .

부작용은 예지할 수 없으므로 정기적인 모니터링이 필요

현시점에서는 스테로이드의 부작용이 어느 증례에 나타나는지를 예지하는 것은 불가능하다. 또 해당 증례에 언제 출현하는지 예지할 수 없다. 따라서 일단 스테로이드를 개시했을 경우에는 항상 상기의 중증 부작용의 발현이 나타나지 않는지 어떤지를 신중하게 체크하는 자세가 중요하다.

스테로이드의 투여량은 필요최소한으로 한다

스테로이드의 부작용의 출현은 용량 의존성이다. 이 때문에 스테로이드의 효과 발현을 위해서는 충분한 양을 투여하는 것이 요점이지만 그 한편으로 필요최소한의 양을 투여하는 것이 중요하다.

스테로이드의 최적 투여 루트를 검토한다

스테로이드는 원칙으로서 경구투여를 실시하지만 전신 투여는 스테로이드의 부작용을 일으키기 쉬워진다. 기관지천식의 경우에는 흡입, 피부 질환에서는 도포, 관절 질환에서는 관절내 주사 등의 국소 투여를 실시하는 것으로 부작용의 경감을 꾀할 수가 있다.

스테로이드는 효과를 얻을 때까지 균등하게 투여하는 것이 좋다

스테로이드의 효과를 충분히 발휘시키고 싶을 때는 아침, 점심, 저녁으로 하루 3회의 투여를 실시한다. 충분한 효과를 얻을 수 있던 후에는 스테로이드 호르몬의 생리적 변동에 맞추어 아침에 많이 투여한다. 그리고 프레드니솔론 환산으로 15mg/일 이하가 되면 아침 1회 투여로 한다.

스테로이드의 초기투여량을 충분기간 사용한 후에는 점감

스테로이드의 초기 투여량 및 투여 기간은 질환에 따라서 다르지만, 초기 투여량을 막연하게 사용하지 말고 일정기간 후에 점감을 하는 것이 필요하다. 이 경우 효과 판정의 지표(증상, 검사 성적 등)를 설정하는 것에 의해 스테로이드의 부작용을 최소한으로 할 수 있다. 만성 질환에 있어서의 점감의 기준은 2~4주간에 5~10%이다. 그 이상의 속도로 감량을 하면 증상의 악화를 초래한다(반도현상). 급성 질환의 경우에는 3일마다 감량하는 경우도 있을 수 있다.

스테로이드는 급하게 중지하지 않는다

스테로이드를 프레드니솔론 환산으로 총량 1,000mg 이상을 투여한 후에 급격하게 중지를 하면 금단증후군이 일어나는 것으로 되어 있다. 이것은 스테로이드의 장기 투여에 의해 부신피질의 위축이 일어나기 때문이다. 스테로이드의 중지에 의해 급성의 부신부전 상태가 되어 발열, 혈압 저하, 나아가서는 쇼크 상태가 된다. 그 경우에는 즉효성 스테로이드를 경정맥 투여한다.

필요하면 스테로이드는 경정맥적으로 사용한다

장기에 스테로이드 사용 중에 구토, 설사 등이 있는 경우에는 반도현상이나 금단증후군이 나타나는 경우가 있다. 이러한 경우에는 즉효성의 스테로이드를 경정맥적으로 투여한다.

환자 및 가족에게 복약지도를 실시한다

환자는 부작용을 두려워한 나머지, 마음대로 용량을 변경하거나 복약을 중지하는 경우가 있으므로 환자와 그 가족에게 스테로이드 복용의 중요성을 교육함과 함께 일어날 수 있는 부작용에 대해서도 충분히 고지한다. 또 부작용이라고 생각되는 증상이 출현했을 때에는 즉시 의사에게 보고하게 한다.

[Miyasaka Nobuyuki]

찾아보기

ㅇ

ㅈ

ㅊ · ㅋ · ㅌ

ㅍ · ㅎ

A

B · C

D · G · I

J · K · L · N

O · P · R

S · T · V · W